ROSEMERI INÊS DAMS

MICROBIOLOGIA
GERAL E DE ALIMENTOS

Freitas Bastos

Maria Augusta Delgado Livraria, Distribuidora e Editora

Direção Editorial: *Isaac D. Abulafia*
Gerência Editorial: *Marisol Soto*
Diagramação e Capa: *Julianne P. Costa*

Dados Internacionais de Catalogação na Publicação (CIP) de acordo com ISBD

D166m Dams, Rosemeri Inês

Microbiologia geral e de alimentos / Rosemeri Inês Dams. - Rio de Janeiro, RJ : Freitas Bastos, 2023.
360 p. ; 15,5cm x 23cm.

Inclui bibliografia.
ISBN: 978-65-5675-331-7

1. Microbiologia. 2. Alimentos. 3. Microrganismos. I. Título.

2023-2412 CDD 579
CDU 579

Elaborado por Odilio Hilario Moreira Junior - CRB-8/9949

Índices para catálogo sistemático:
1. Microbiologia 579
2. Microbiologia 579

Freitas Bastos Editora
atendimento@freitasbastos.com
www.freitasbastos.com

Sumário

CAPÍTULO 1:

O MUNDO MICROBIANO E OS ALIMENTOS

O microscópio é considerado como uma das grandes invenções da medicina. Em 1674, o naturalista holandês Antony van Leeuwenhoek criou o primeiro microscópio com apenas uma lente e fez as primeiras observações de seres vivos os quais ele chamou de "animálculos". E com essa descoberta iniciou-se a Microbiologia como a conhecemos hoje como ciência.

Antes de sua invenção os microrganismos, assim denominados por não serem vistos a olho nu, mas somente ao microscópio, eram desconhecidos pelos cientistas.

A imagem abaixo mostra a maior bactéria do mundo que pode ser vista a olho nu. *Thiomargarita magnifica* possui pérolas de enxofre em seu interior, e é mais de mil vezes maior do que uma bactéria típica, também é mais longa do que muitos animais multicelulares.

Figura 1. *Thiomargarita magnifica*

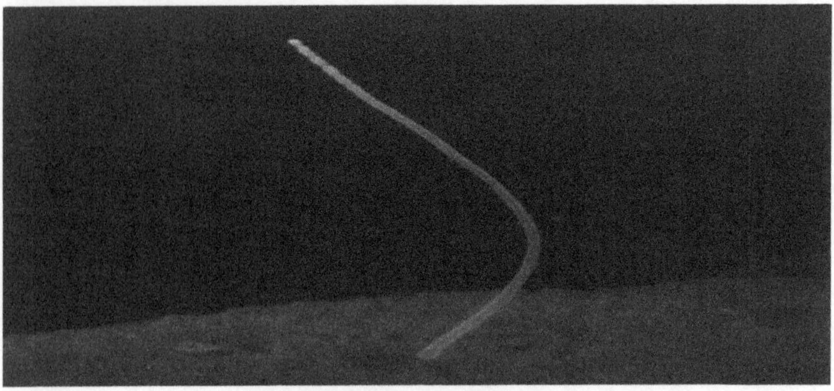

Fonte: Jean-Marie Volland
https://static.nationalgeographicbrasil.com/files/styles/image_3200/public/xbd-202206-068-032.webp?w=380&h=570

A microbiologia é o estudo dos microrganismos, de sua biologia, sua ecologia e suas aplicações. Possui 3 aspectos fundamentais: como a preservação dos alimentos pelo emprego de microrganismos, a detecção e prevenção de intoxicações e infecções produzidas pela ação de microrganismos em alimentos e o controle da transmissão de doenças através deles.

O termo alimento deriva do latim *alimentum* e permite referir-se a cada uma das substâncias sólidas ou líquidas que nutrem os seres humanos, as plantas ou os animais. A OMS define alimento como "Material nutritivo introduzido no organismo e que preenche as necessidades de manutenção, crescimento, funcionamento e restauração dos tecidos" (*Codex Alimentarius*, FAO/OMS, 1962).

Dentro da grande área de Microbiologia, a Microbiologia de Alimentos estuda os processos que influenciam as características dos produtos consumidos tanto por humanos como animais de modo a abranger os aspectos da ecologia microbiana e da biotecnologia para a produção dos alimentos. Os efeitos dos microrganismos sobre os alimentos podem ser tanto de natureza benéfica quanto prejudicial. O estudo da microbiologia de alimentos permite a utilização de diversos processos os quais podem controlar a contaminação dos alimentos, de modo a garantir a qualidade dos produtos alimentícios consumidos.

Os grupos de microrganismos mais importantes estudados na microbiologia de alimentos são os organismos eucariotos e os procariotos. Entre os microrganismos eucariotos estão incluídos os protozoários, fungos e algas. Organismos eucariotos são aqueles em cujas células se pode diferenciar um núcleo delimitado pela membrana nuclear e contém o material genético separado de um citoplasma no qual se encontram diferentes organelas celulares. O grupo de maior importância são os fungos unicelulares (leveduras) e os pluricelulares (mofos) que desempenham um importante papel na produção de alimentos, como a levedura *Saccharomyces,* por exemplo. Nos organismos procarióticos não existe a separação entre núcleo e citoplasma e neste grupo estão incluídas as bactérias as quais são responsáveis pela produção de alimentos como as bactérias lácticas, mas também provocam alterações nos alimentos como as bactérias entéricas e podem ser patogênicas ao causar as doenças de origem alimentar como o botulismo, intoxicação estafilocócica, entre outras.

O tema geral desse livro é a importância dos microrganismos em alimentos do ponto de vista microbiológico: sua estrutura, a importância que exercem nos alimentos seja no aspecto benéfico como a produção de alimentos ou no aspecto negativo quando irão causar toxinfecções alimentares ao se consumir alimentos contaminados. Nesse capítulo apresentaremos os principais grupos de organismos de importância em alimentos, com foque principal em bactérias e fungos. Posteriormente será mostrada a estrutura morfológica e sua relação com as funções celulares.

Palavras-chave: microbiologia de alimentos, mundo microbiano, morfologia microbiana, morfologia fúngica, microrganismos importantes em alimentos.

Veja o mapa do capítulo:

- **ALIMENTOS E MICRORGANISMOS**

  Microrganismos de importância na indústria de alimentos: Fungos

Bactérias
Leveduras.

- **O MUNDO MICROBIANO**
  Morfologia bacteriana: a célula procariota
  Estrutura da célula bacteriana
  Fungos: bolores e leveduras
  Morfologia dos fungos
  Reprodução e condições de crescimento
  Leveduras

ALIMENTOS E O MUNDO MICROBIANO

São três os principais grupos de organismos de importância na microbiologia de alimentos (FRANCO; LAWNDGRAF, 2008, FRAZIER; WESTHOFF; VANITHA N M, 2014):

- Microrganismos que deterioram os alimentos através de alterações químicas, enzimáticas e biológicas prejudiciais, resultando na deterioração microbiana, resultando em alterações de cor, odor, sabor, textura e aspecto do alimento.
- Microrganismos causadores de doenças e que podem apresentar risco à saúde por serem patogênicos e podem afetar tanto o homem como os animais.
- Microrganismos que causam alterações benéficas no alimento ao modificarem as características originais do alimento de forma a transformá-lo em um novo alimento através da fermentação. Neste grupo estão todos os microrganismos utilizados na fabricação de alimentos fermentados como queijos; bebidas lácteas fermentadas; cervejas, vinhos, pães, picles, chucrute, azeitonas etc.

No primeiro sistema de classificação dos seres vivos, o Sistema de Haeckel (1866), os seres vivos eram classificados em *Plantae*, *Animalia* e Protista (organismos unicelulares). Em 1969 Whittaker sugeriu cinco reinos: *Plantae* – *Animalia* – *Monera* – Protista – *Fungi*. No sistema de Whittaker, as bactérias pertenciam ao reino dos procarióticos e os eucarióticos (com núcleos). Mofos e leveduras estavam agrupados como *fungi*. Em 1990, com o desenrolar dos eventos evolutivos, três linhagens principais de células microbianas – *Bacteria, Archaea e Eukarya*, denominados de Domínios foi sugerido por Carl Woese (FADER, 2021) (Fig. 2).

Figura 2. Árvore da vida: classificação dos seres vivos nos 3 domínios.

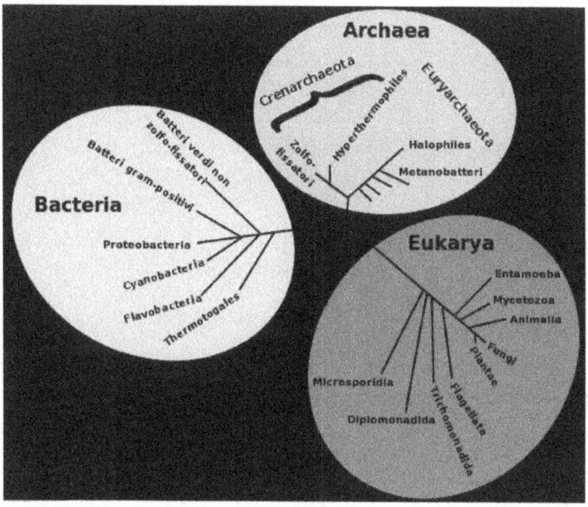

Fonte: https://commons.wikimedia.org/w/index.php?search=three+domains+of+living+organisms&title=Special:MediaSearch&go=Go&type=image

Outra divisão leva em conta a estrutura celular e os seres em acelulares como viroides, os príons e os vírus. Os celulares incluem os procariontes menos complexos (*Archaea* e bactérias) e os eucariontes mais complexos como algumas algas, todos os protozoários e fungos (FADER, 2021) (Fig. 3).

Figura 3. Micróbios acelulares e celulares.

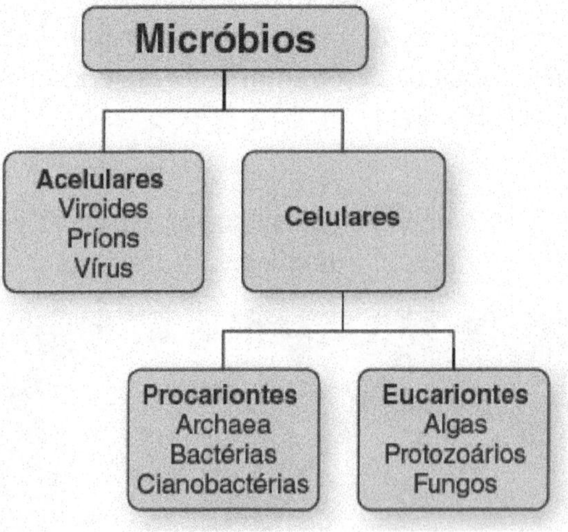

Fonte: FADER, 2021

Os procariotos compõem um vasto grupo de organismos unicelulares muito pequenos, que incluem as bactérias e as arqueias. A maioria dos procariotos faz parte do grupo das bactérias. Embora bactérias e arqueias pareçam semelhantes, a sua composição química é diferente. Os milhares de espécies de bactérias são diferenciadas por muitos fatores, incluindo a morfologia (forma), composição química, necessidades nutricionais, atividades bioquímicas e fontes de energia.

As bactérias são procariontes e são os organismos mais estudados devido a sua importância médica. São unicelulares e podem ser encontrados na forma isolada ou em colônias.

As bactérias foram descobertas por Anton van Leeuwenhoek em 1683 e classificados entre as plantas e posteriormente incluídas no reino Protista por Ernst Haeckele. Atualmente as bactérias compõem um dos três Domínios do sistema de classificação cladístico (Fig. 2).

Os fungos (bolores e leveduras) são seres eucariontes e apresentam grande importância na microbiologia de alimentos por serem produtores de alimentos. Leveduras como *Saccharomyces* são conhecidas na produção de pão, cerveja e vinho. Fungos do gênero *Penicillium* são produtores de queijos como brie, roquefort e gorgonzola.

Contudo, os fungos também produzem micotoxinas e espécies do gênero *Aspergillus* podem produzir aflatoxinas em alimentos que são responsáveis pelas micotoxicoses.

Bactérias e arqueias possuem muitos aspectos estruturais semelhantes, contudo, são filogeneticamente distintas e arqueias são mais estreitamente relacionadas com eucariotos do que com bactérias. Os extremófilos (Fig. 4), pertencentes ao Domínio *Archaea*, são os organismos com habilidade de viverem em ambientes extremos, como as regiões vulcânicas ou os polos, altas concentrações salinas como as encontradas no Mar Morto e não apresentam relevância à microbiologia de alimentos.

Figura 4. ***Pyrococcus furiosus*** **com temperatura ótima de crescimento de 100 °C, tempo de geração 37 min. Um dos poucos organismos com enzimas contendo tungstênio.**

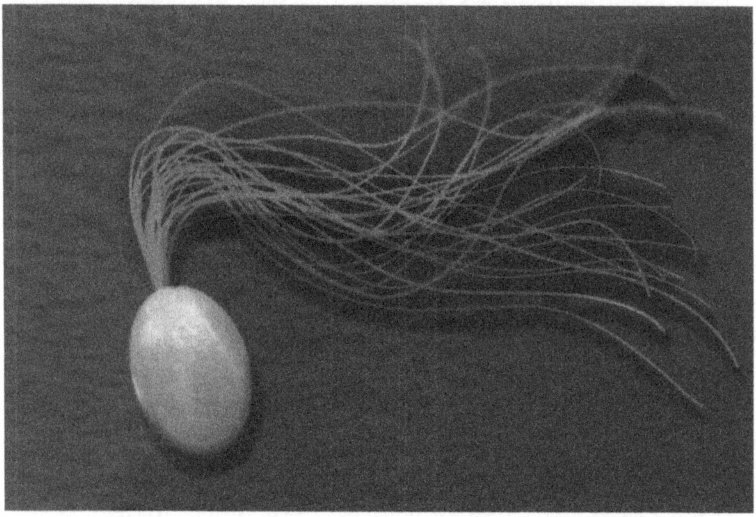

Fonte: https://pt.wikipedia.org/wiki/Ficheiro:Pyrococcus_furiosus.png

As bactérias estão presentes em quase todos os lugares como solos, água, ar, nos organismos e estão classificadas dentro do Domínio *Bacteria*. O domínio *Bacteria* engloba a maioria das bactérias e as cianobactérias que são fotossintetizantes, também conhecidas como algas azuis, pois ao microscópio apresentam uma coloração azul esverdeada.

No domínio *Eukarya* estão incluídos os reinos *Animalia* (Metazoa), *Plantae, Fungi, Protozoa* e *Chromista.* São seres eucariontes por possuírem um núcleo verdadeiro. Fungos e parasitas pertencem ao Domínio *Eukarya* e são responsáveis por muitas doenças de origem alimentar ou deterioração de alimentos.

Os vírus não estão incluídos nessa classificação por serem acelulares.

Os microrganismos são assim chamados por não serem vistos a olho nu (como indivíduos), somente através do microscópio, mas coletivamente formam colônias e estas são visualizadas quando crescem em meios de cultura. Contudo, a ideia geral é a de que os microrganismos somente nos fazem mal quando, na verdade, eles exercem várias funções no meio ambiente quando mantêm o equilíbrio, fazem parte da base da cadeia alimentar de mares e rios. No solo os organismos heterotróficos são responsáveis pela degradação da matéria orgânica e as bactérias nitrificantes fazem a reciclagem do nitrogênio. Os organismos fotossintetizantes, além das plantas, como certas algas e bactérias geram oxigênio para a manutenção da vida na Terra. Sem falar na microbiota natural presente em humanos e animais, a qual exerce papel fundamental no equilíbrio (homeostasia) e proteção do organismo de agentes agressores estranhos. A microbiota intestinal, além de fortalecer e manter a imunidade efetiva, é responsável pela digestão de nutrientes e produção de vitaminas como as do complexo B essenciais ao metabolismo do organismo e a vitamina K, necessária para a coagulação sanguínea.

São muitas as aplicações biotecnológicas dos microrganismos como a produção de inseticidas, vacinas, antibióticos, etanol, ácidos orgânicos, aminoácidos, enzimas, solventes, polissacarídeos, entre outros (FRAZIER; WESTHOFF; VANITHA N M, 2014).

Sendo assim, podemos ver que os microrganismos em sua grande maioria são benéficos, e apenas, uma minoria causa malefícios. Alguns microrganismos são patógenos (primários e/ou oportunistas) e causam infecções em humanos, animais e plantas. Nos alimentos os microrganismos podem levar o alimento à deterioração com alterações em sua estrutura, aspecto, odor, sabor e consequentemente a rejeição por parte do consumidor. Outros causam toxinfecções alimentares, comumente gastroenterites, geralmente autolimitantes. Contudo, fungos também são causadores de micotoxicoses quando alimentos como cereais são mantidos em condições não adequadas de armazenamento.

Microrganismos de importância na indústria de alimentos

Fungos

Os fungos são organismos heterotróficos, eucarióticos e uni ou multicelulares. Os fungos constituem o Reino *Fungi*, no qual se enquadram espécies como os cogumelos, bolores e leveduras. Geralmente quando há o crescimento de fungos nos alimentos, estes são considerados impróprios para o consumo. E normalmente apresentam uma aparência felpuda ou "algodoada" e até algumas vezes coloridos. Contudo, muitos destes fungos são utilizados na produção de alimentos, como os queijos, por exemplo.

Os fungos formam um grupo muito heterogêneo e são divididos em dois grandes grupos: os bolores (fungos filamentosos e carnosos) e as leveduras. Os bolores ou fungos filamentosos são multicelulares enquanto as leveduras são unicelulares. Em termos evolutivos, os fungos já foram considerados plantas e atualmente o reino *Fungi* faz parte do Domínio *Eukarya* e sua origem se deu a partir de eucariotos, assim como as plantas e os animais. O protista que originou as plantas era completamente diferente do que deu origem ao ancestral dos animais e fungos.

Importância dos bolores na indústria de alimentos

O gênero *Mucor* está envolvido tanto na produção de alimentos como na deterioração. Fungo filamento cujas colônias são tipicamente brancas, bege ou cinzentas quando já mais envelhecidas devido ao desenvolvimento dos esporos. Amplamente distribuído na natureza sendo encontrado no solo, esterco, frutas, vegetais, grãos e muitos outros alimentos. As espécies desse gênero são bem conhecidas como produtores de proteinases com amplas utilidades tecnológicas. Espécies como as *M. racemosus* e *M. rouxii* são utilizadas nos processos de amilação para a sacarificação do amido. *M. racemosus* utilizado na produção do queijo camembert. Devido a sua habilidade em produzir grandes quantidades da enzima fitase tem sido muito utilizado industrialmente. Também muito utilizado na manufatura de tofu, na fermentação fúngica de soja e sufu, produto fermentado à base de soja comum na China e Vietnã (FRAZIER; WESTHOFF; VANITHA N M, 2014) (Fig. 5).

Figura 5. Aplicações biotecnológicas de *M. Racemosus*.

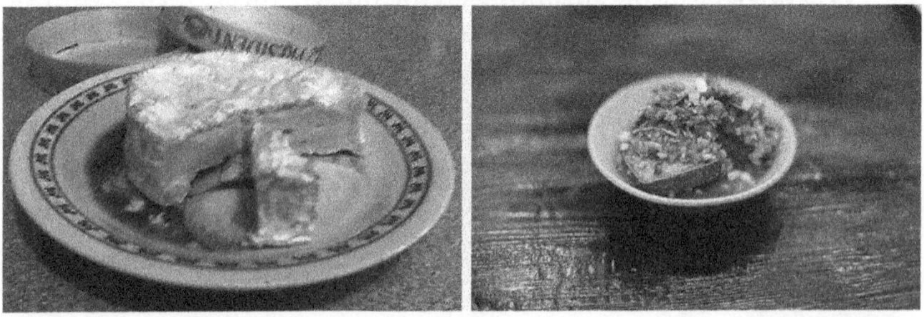

Fonte: https://upload.wikimedia.org/wikipedia/commons/f/f1/Cheese_camembert_on_a_plate_02.jpg
https://upload.wikimedia.org/wikipedia/commons/thumb/5/5b/Doufuru.JPG/800px--Doufuru.JPG

O gênero *Aspergillus* possui mais de 100 espécies e é amplamente encontrado na natureza. Muitas espécies estão envolvidas na produção de ácidos orgânicos e enzimas enquanto muitas espécies são responsáveis pela deterioração de alimentos.

Grupo *Aspergillus*: dentre as espécies desse grupo, o *A. niger* tem grande importância nos alimentos (Fig. 6). Muito utilizado na produção de ácido cítrico, ácido glucônico, pectinases, lipases. Contudo, também muito conhecido como mofo negro responsável pela degradação em grãos, sementes e outros materiais vegetais armazenados, principalmente quando a umidade está elevada (FRAZIER; WESTHOFF; VANITHA N M, 2014).

Figura 6. ***A. niger*** **responsável pelo mofo negro em algumas frutas e legumes como uvas, cebolas e amendoim, e é um contaminante comum de alimentos.**

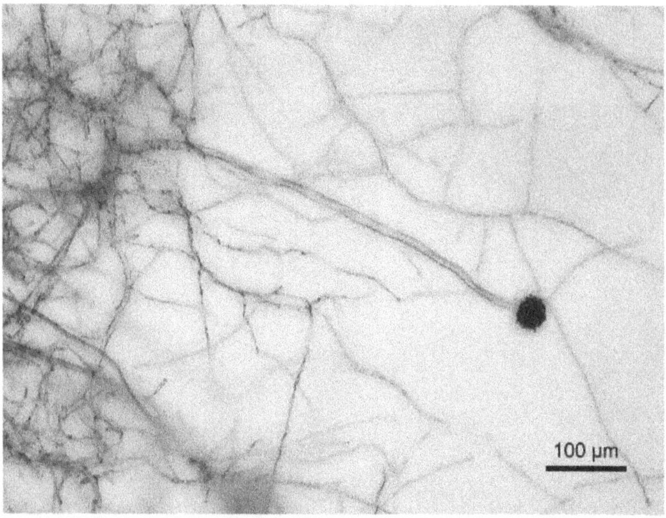

Fonte: https://upload.wikimedia.org/wikipedia/commons/a/ae/Aspergillus_niger_Micrograph.jpg

Grupo *Aspergillus orizae*: espécies como *A. orizae, A. repens* são bolores filamentosos com alta tolerância osmofílica, que varia de acordo com a espécie. Portanto, crescem bem em alimentos com altas concentrações de açúcar e sal e baixo conteúdo em água.

Penicillium – este gênero também de ampla distribuição e importância em alimentos com numerosas espécies. A divisão em grandes grupos baseia-se na ramificação dos esporos.

A espécie *P. expansum*, conhecido como bolor azul, responsável pela deterioração de frutas na fase pós-colheita, principalmente maçãs e peras. *P. digitatum*, bolor verde, ataca principalmente os citros e milho e podem levar à podridão de sementes e a morte de plântulas. Outras espécies são muito utilizadas na produção de queijos, como *P. roqueforti e P. camemberti* (Fig. 7). Seus conídios cinzentos (*P. camemberti*) e azulados no caso do *P. roqueforti* auxiliam na maturação desses queijos.

Figura 7. Queijos produzidos a partir de fungos: O *Penicillium roqueforti* (à esquerda) é um vulgar fungo saprófito, que aparece na natureza e pode ser isolado do solo, degradando substâncias orgânicas e partes vegetais. *Penicillium camemberti* utilizado na fabricação de queijo como nomeadamente o Brie e o Camembert (à direita).

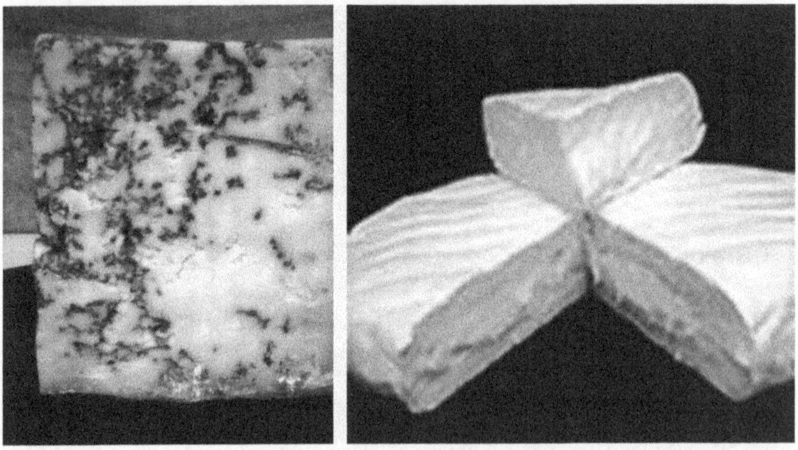

Fonte: https://upload.wikimedia.org/wikipedia/commons/f/f6/Blue_Stilton_Penicillium.jpg
https://upload.wikimedia.org/wikipedia/commons/f/f6/Blue_Stilton_Penicillium.jpg

A tabela 1 apresenta alguns fungos de importância em alimentos. Contudo, muitos outros fungos têm relevância em alimentos, principalmente devido às deteriorações que podem causar em alimentos ou pela produção de micotoxinas:

Tabela 1. Fungos de importância em alimentos.

Gênero	Características	Espécies de importância em alimentos	Importância em alimentos	Fonte
Trichothecium	Fungo filamentoso Reprodução assexuada via conídios Colônias inicialmente brancas tornando-se róseas ou de coloração de pêssego.	*Trichothecium roseum.*	Cresce em madeira, papel, frutas como maçãs e pêssegos e vegetais como pepinos e melões. Embora sejam saprófitos, são conhecidos por causar a podridão rosa de maçãs e muitas outras frutas e legumes.	SHARMA; S. GAUTAM; MISHRA, 2014 FRAZIER; WESTHOFF; VANITHA N M, 2014

Gênero	Características	Espécies de importância em alimentos	Importância em alimentos	Fonte
Geotrichum	Produz ascósporos, e o estado telemórfico é conhecido como *Endomyces geotrichum*. Referido como um fungo leveduriforme porque exibe uma forma dimórfica e rapidamente se fragmenta em artrósporos (unicelulares). Colônias são brancas, macias, cremosas e semelhantes a leveduras.	*G. candidum*; Também conhecido como *Oidium lactis* e *Oospora lactis*	Conhecido como mofo do leite, ataca frutas cítricas e outras frutas principalmente através de lesões na pele, bem como crescer em frutos maduros. Também conhecido como mofo de equipamentos, principalmente no processamento de vegetais.	BULLERMAN, 2003 FRAZIER; WESTHOFF; VANITHA N M, 2014
Sporothrix	Fungo filamentoso		Saprófito. Cresce sobre carnes resfriadas. Causa a mancha branca.	FRAZIER; WESTHOFF; VANITHA N M, 2014

Gênero	Características	Espécies de importância em alimentos	Importância em alimentos	Fonte
Alternaria	Reprodução assexuada com hifas septadas.	Diversas espécies são patogênicas.	Patógeno vegetal. Escurecimento de tecidos em tomates, pimentões, maças e frutas cítricas.	FRANCO; LAWNDGRAF, 2008.
Cladosporium	Colônias aveludadas e verde-oliva a cinza-esverdeado. Verso da planta preto-azulado opalescente a preto-esverdeado.	*Cladosporium herbarum*	Afeta culturas de ervilhas, maracujá feijão e soja. Causador da mancha negra. Também podem causar deterioração em manteiga, margarina e carnes.	FRAZIER; WESTHOFF; VANITHA N M, 2014 FRANCO; LAWNDGRAF, 2008.
Rhizopus	Fungo filamentoso. Produzem esporos sexuais e assexuais, formam micélio cenocítico.		Agentes deteriorantes em alimentos de origem vegetal. Afeta culturas de Cenoura, Figo, Mamão, Pêssego. Causadores de podridão mole pós-processamento. Também afeta pão.	

Bactérias de importância em alimentos

As bactérias de maior importância em alimentos são aquelas deteriorantes de alimentos e as patogênicas, causadoras de toxinfecções.

Características culturais e fisiológicas

O desenvolvimento de bactérias no alimento pode levar a alterações na coloração, textura e aspecto do alimento. Certas bactérias causam a descoloração na superfície de alimentos ou o desenvolvimento de biofilmes. O crescimento de bactérias no alimento também pode acarretar alterações químicas como a hidrólise de carboidratos, proteínas, formação de amônia e aminas (FRAZIER; WESTHOFF; VANITHA N M, 2014). Estas alterações tornam o alimento não atrativo para seu consumo.

Bactérias lácticas

Nas indústrias de alimentos os gêneros mais utilizados são: *Lactobacillus, Streptococcus, Lactococcus e Leuconostoc.*

As bactérias lácticas, também denominadas de bactérias do ácido láctico, são Gram positivas, desprovidas de citocromos e multiplicam-se melhor em condições anaeróbias e convertem o ácido pirúvico em ácido láctico. Estão naturalmente presentes no trato digestivo de humanos e animais, na superfície de plantas e no leite. São utilizadas na indústria alimentícia para a obtenção de muitos produtos, dentre eles queijos, iogurtes, picles e salsichas curadas. O gênero *Leuconostoc* é responsável pela produção do sabor no chucrute, laticínios: iogurtes, leites acidificados, queijos, manteiga; *Leuconostoc, S. lactis, S. diacetilactis* e *L. cremoris*: são usados como fontes de flavorizantes na indústria de lacticínios e são responsáveis pelas diferentes características conferidas à manteiga, queijos e iogurtes (produção de diacetil) (FRAZIER; WESTHOFF; VANITHA N M, 2014).

As bactérias do ácido láctico são consideradas probióticos juntamente com as bifidobactérias. A maioria das bactérias láticas potencialmente probióticas pertence ao filo *Firmicutes,* e que inclui os gêneros *Aerococcus, Enterococcus, Lactobacillus, Lactococcus, Leuconostoc, Oenococcus, Pediococcus, Streptococcus, Carnobacterium, Tetragenococcus, Vagococcus e Weissella.* Estes microrganismos são fastidiosos, ácido-tolerantes e estritamente fermentativos, e seu produto principal é o ácido láctico (RIBEIRO, 2018).

Embora o gênero *Bifidobacterium* compartilhe algumas características típicas como a produção de ácido lático, as bifidobactérias pertencem ao filo *Actinobacteria*, são anaeróbias, Gram-positivas, não formadoras de esporos, sem motilidade e catalase-negativa, com uma via metabólica que permite que esses microrganismos produzam ácido acético e ácido lático na proporção molar de 3:2. Assim como as bactérias lácticas, os membros do gênero *Bifidobacterium* são fastidiosos, o isolamento e a multiplicação dessas bactérias em laboratório pode apresentar dificuldades (RIBEIRO, 2018).

De acordo com o metabolismo de carboidratos, as bactérias do ácido láctico podem ser divididas em dois grandes grupos (FRANCO; LAWNDGRAF, 2008):

1. Homofermentativos – fazem parte desse grupo espécies dos gêneros *Lactococcus, Pediococcus, Enterococcus*, *Streptococcus* e alguns lactobacilos que utilizam a via Embden-Meyerhof-Parnas (glicolítica) para transformar a fonte de carbono em ácido lático;
2. Heterofermentativos – bactérias que produzem quantidades equimolares de lactato, gás carbônico, etanol ou acetato a partir da glicose por meio da via da fosfoacetolase.

Fazem parte deste grupo espécies dos gêneros *Leuconostoc*, *Weissella* e alguns lactobacilos como *Lactobacillus brevis* e *Lactobacillus fermentum*.

Gênero *Lactobacillus*

Os lactobacilos são bastonetes, Gram positivos, longos e delgados e formam cadeias (Fig. 8). A maioria é microaerofílica, alguns são anaeróbios estritos. O principal produto da fermentação de açúcares é o ácido láctico nas espécies homofermentativas e pequenas quantidades de ácido acético, dióxido de carbono e alguns produtos residuais. As espécies heterofermentativas produzem, além do ácido láctico, quantidades apreciáveis de produtos voláteis como álcool (FRAZIER; WESTHOFF; VANITHA N M, 2014).

Figura 8. Lactobacilos produtores de ácido lático.

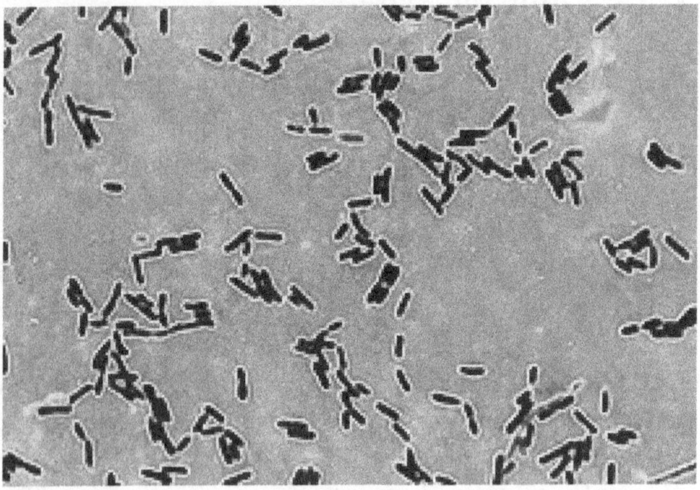

Fonte: https://upload.wikimedia.org/wikipedia/commons/5/5f/Lattobacilli.jpg

Os lactobacilos são muito utilizados na indústria de produtos lácteos devido a sua capacidade de fermentar açúcares com uma considerável produção de ácido láctico. Contudo, podem estar envolvidos na deterioração de vinho e cerveja, por exemplo. Outra característica importante destes organismos é a produção de gás e produtos voláteis pelas espécies heterofermentativas. Em queijo suíço, vinhos, por exemplo, esta característica pode resultar em danos a estes produtos. A maioria dos lactobacilos são termorresistentes e, portanto, sobrevivem a pasteurização e outros processos térmicos utilizados no processamento do queijo suíço e similares (FRAZIER; WESTHOFF; VANITHA N M, 2014).

Gênero *Leuconostoc*

Membros desse gênero fermentam açúcares e produzem consideráveis quantidades de ácido láctico, além de ácido acético, álcool etílico e dióxido de carbono. *L. dextranicum* e *L. cremoris* são considerados culturas "*starter*" devido a sua habilidade em fermentar ácido cítrico do leite e produzir *flavour* desejável, o diacetil, e estimular os estreptococos lactobacilos em manteiga e queijos. (FRAZIER; WESTHOFF;

VANITHA N M, 2014; FRANCO; LAWNDGRAF, 2008).

A Tabela 2 apresenta alguns gêneros de maior importância na bacteriologia de alimentos.

Tabela 2. Principais gêneros bacterianos de importância em alimentos.

Gênero	Características	Importância/alimentos envolvidos	Referências
Acetobacter	Bacilos Gram negativos Aeróbios Móveis Oxida álcool etílico ácido acético Alta tolerância à acidez	Produção industrial de vinagre Alteração bebidas alcoólicas Frutas/vegetais	FRAZIER; WESTHOFF; VANITHA N M, 2014
Aeromonas	Bastonetes Gram negativos Anaeróbios facultativos Móveis	Patógenos oportunistas Emergentes: toxinfecções alimentares (produção de enterotoxinas) Presente em solo e ambientes aquáticos Queijo minas frescal Ostras e água Pescado fresco	CERESER *et al.*, 2013 SUAREZ Q.; HERRERA A., 2011.

Gênero	Características	Importância/alimentos envolvidos	Referências
Arthrobacter	Corinebactéria Pleomórfica Apresentam forma variável: Bacilos na forma exponencial e cocos na fase estacionária Gram positivos Aeróbios obrigatórios	Encontrado em solo Produção industrial de glutamato	FRAZIER; WESTHOFF; VANITHA N M, 2014

Gênero	Características	Importância/alimentos envolvidos	Referências
Bacillus	Bastonetes Gram positivos Espécies mesófilas/termófilas Espécies aeróbias/anaeróbias facultativas Espécies proteolíticas/não proteolíticas	*B. cereus:* Esporulado (esporos termotolerantes) Gastroenterite alimentar: enterotoxinas emética e diarreica Anaeróbio facultativo Produção das toxinas: melhor em aerobiose *B. subtilis* e *B. licheniformis* Toxinas eméticas semelhantes às produzidas por *B. cereus.* *B. subtilis:* produção de produtos fermentados, adoçantes, aditivos na indústria animal Produção de antibióticos, vitaminas, enzimas, biorremediação, inseticidas *B. coagulans:* produtor de ácido láctico.	HELGASON *et al.*, 2000 SILVA; RODRIGUES; ULIAN, 2021 SHIH IL, VAN YT, YEH LC, LIN HG, 2001 *KORENBLUM et al.*, 2005 CISCO *et al.*, 2017.

Gênero	Características	Importância/alimentos envolvidos	Referências
Brochotrix	Bacilos Gram positivos filamentosos	Deteriorantes em carnes e produtos cárneos quando armazenados aerobicamente ou em embalagens a vácuo sob refrigeração.	FRAZIER; WESTHOFF; VANITHA N M, 2014
Campylobacter	Inicialmente descrita como vibrião Gram negativos Microaerofílicos (preferem tensão reduzida de oxigênio) Espiralados Móveis	Gastroenterite	CISCO *et al.*, 2017 FRAZIER; WESTHOFF; VANITHA N M, 2014

Gênero	Características	Importância/alimentos envolvidos	Referências
Clostridium	Fonte primária; solo Outras fontes: rações, esterco, silagem Diferentes espécies podem ser mesófilas/termófilas Proteolíticas ou não proteolíticas Formam endósporos Muitas espécies fermentam carboidratos produzindo ácido butílico	*C. thermosaccharolyticum:* Termófilo obrigatório sacarolítico: causador de degradação gasosa em vegetais enlatados *C. lentoputrescens/C. putrefaciens* – espécies putrefativas/proteolíticas *C. perfringens* "fermentação tumultuosa" em leite (reação turva com coagulação e produção de gás).	HANIF *et al.*, 2020 MCCLANE; ROBERTSON; JIHONG LI, 2012 FRAZIER; WESTHOFF; VANITHA N M, 2014
Desulfotomaculum	Bacilo Gram negativo Forma endósporo	Habitantes comuns em solo, água e rúmen. *D. nigrificans* Alimentos enlatados: deterioração sulfídrica	FRAZIER; WESTHOFF; VANITHA N M, 2014 HANIF *et al.*, 2020

Gênero	Características	Importância/alimentos envolvidos	Referências
Escherichia	Bacilo Gram negativo	Comensal do trato digestivo Pode se tornar patógeno oportunista Indicador qualidade de água e alimentos Possui espécies patogênicas (enteroinvasivas e hemorrágicas)	FRAZIER; WESTHOFF; VANITHA N M, 2014
Flavobacterium.	Bacilo Gram negativo Espécies móveis e não móveis Encontrados em solo e água fresca Conhecida como bactéria amarela: pigmento amarelado a alaranjado	Descoloração na superfície de carnes Deterioração de moluscos, aves, ovos, manteiga e leite Algumas espécies psicrotróficas.	FRAZIER; WESTHOFF; VANITHA N M, 2014
Microbacterium	Bacilos Gram positivos Imóveis Aeróbios Homofermentativos (produtores de ácido láctico).	Termorresistentes. Sobrevivem à pasteurização	FRAZIER; WESTHOFF; VANITHA N M, 2014

Gênero	Características	Importância/alimentos envolvidos	Referências
Micrococcus	Formas esféricas, irregulares, tétrades ou aglomeradas.	Maioria das espécies presente em alimentos: Gram positivas, aeróbias. Algumas características das diversas espécies: Utilização de amônia como fonte de nitrogênio Produção de ácidos, Tolerância ao sal e crescem bem em salmouras de cura de carne, tanques de salmoura. Muitas são termodúricas e resistem à pasteurização de leite. Pigmentadas: descoloração em alimentos Psicrófilas.	FRAZIER; WESTHOFF; VANITHA N M, 2014

Gênero	Características	Importância/alimentos envolvidos	Referências
Pseudomonas	Bacilos Gram negativos Geralmente móveis Móveis	Gênero de Gram negativos com maior número de espécies (144). Algumas Características das diversas espécies Possuem habilidade em utilizar uma grande variedade de compostos Afetam de forma deletéria o *flavour* de alimentos Atividade proteolítica e lipolítica Crescimento aeróbio rápido com produção oxidativa e limosa na superfície de alimentos Crescem bem em baixas temperaturas Produção de pigmentos: *Pseudomonas fluorescens* outros pigmentos: branco, creme, negro (*P. nigrifaciens*) Resistência a muitos desinfetantes e sanitizantes usados na indústria alimentícia.	GOMILA *et al.*, 2015 TAM *et al.*, 2020 GUERRA *et al.*, 2006 FRAZIER; WESTHOFF; VANITHA N M, 2014

Leveduras de importância industrial

Gênero *Saccharomyces*: As espécies desse gênero reproduzem-se de forma sexuada e assexuada. Em meio rico em nutrientes como nas fermentações industriais a reprodução é realizada por processo assexuado (brotamento ou gemulação), do qual resultam células filhas, inicialmente menores que a célula-mãe. Nesse processo são formados os ascósporos, que são esporos contidos no interior de um asco. Predominam as formas ovaladas, esféricas e alongadas. As células de leveduras apresentam diâmetro de 1 a 5 μm e comprimento de 5 a 30 μm. As leveduras de interesse industrial podem ser divididas em dois grandes grupos, as linhagens verdadeiras, nas quais há formação de ascos contendo esporos sexuados, e linhagens falsas que não produzem ascósporos ou qualquer outro tipo de ascósporo sexuado. Apresentam algumas características fisiológicas e de modo geral requerem menos umidade do que a maioria das bactérias e mais umidade que a maioria dos bolores. Seu crescimento é favorecido em pH ácido, crescem bem em temperaturas entre 25 °C e 30 °C. Açúcares são a melhor fonte de energia, mas leveduras oxidativas são capazes de oxidar ácidos orgânicos e álcool.

A espécie líder desse gênero e muito empregada na indústria alimentícia é a S. *cerevisiae* (Fig. 9) na produção de pão, cervejas, vinhos e álcool. *S. cerevisiae* var. *ellipsoideus* apresenta um alto rendimento alcoólico e é usada para produzir álcool, vinhos e licores destilados. *S. uvarum*, é usada na fabricação de cerveja. *S. fragilis* e *S. lactis*, devido a sua capacidade de fermentar a lactose, podem ser importantes em produtos lácteos (FRAZIER; WESTHOFF; VANITHA N M, 2014).

Figura 9. *Saccharomyces cerevisiae:* muito utilizada na indústria panificadora e de bebidas alcoólicas.

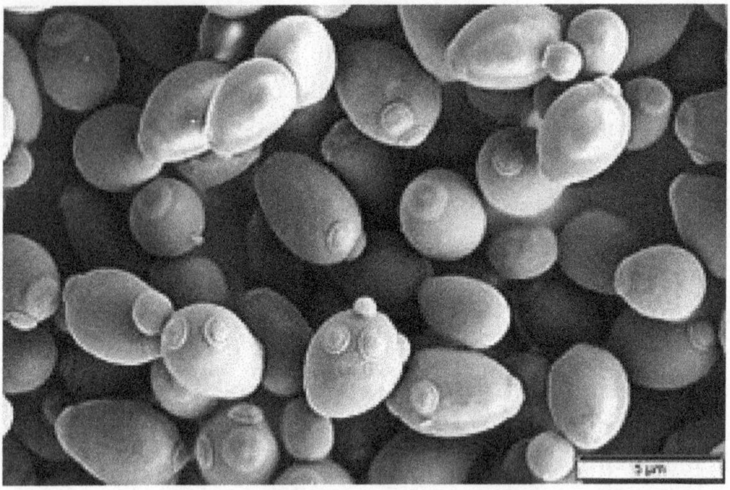

Fonte: https://upload.wikimedia.org/wikipedia/commons/thumb/9/95/Saccharomyces_cerevisiae_SEM.jpg/640px-Saccharomyces_cerevisiae_SEM.jpg

Gênero *Candida*: as espécies desse gênero não produzem esporos assexuados e produzem pseudomicélio, embora algumas espécies produzam micélio verdadeiro. Muitas formam biofilmes e são capazes de deteriorar alimentos ricos em ácidos e sal como a espécie *C. lipolítica,* deteriorante de manteiga e margarina (FRAZIER; WESTHOFF; VANITHA N M, 2014).

Gênero *Torulopsis*: Apresentam morfologia de arredondada a ovalada com brotamento multilateral e causam sérios problemas em cervejarias e em vários outros alimentos. *T. sphaerica* fermenta a lactose e pode deteriorar leite (FRAZIER; WESTHOFF; VANITHA N M, 2014).

Leveduras deteriorantes de alimentos

Muitas leveduras são produtoras de biofilmes e são deteriorantes de alimentos, pois crescem na superfície de produtos ácidos, como chucrute e picles, oxidam os ácidos orgânicos permitindo assim que organismos menos tolerantes a ácidos deem continuidade à deterioração. Os gêneros *Pichia e Hansenula* são tolerantes a altas concentrações de álcool podendo oxidá-lo nas bebidas alcoólicas como cervejas e vinhos. O gênero *Debaryomyces*, é muito tolerante ao sal e pode crescer em salmouras de queijo com até 24% de sal. Espécies do gênero *Pichia* também causam deterioração em laticínios e leite (FRAZIER; WESTHOFF; VANITHA N M, 2014).

Leveduras osmofílicas: *Saccharomyces rouxii* e *S. millis*. Estas leveduras crescem bem em ambientes com alta pressão osmótica e causam a deterioração de frutas secas, sucos concentrados de frutas, mel, xaropes de glicose e outras soluções com altas concentrações de açúcar. Leveduras tolerantes ao sal: estas leveduras crescem bem em salmoura, carnes e pescados salgados, molho de soja, pastas de soja. As espécies mais tolerantes pertencem ao gênero *Debaryomyces*, pois toleram concentrações de sal de 18 a 20% (FRAZIER; WESTHOFF; VANITHA N M, 2014).

Rodhotula mucilaginosa: produtora de carotenoides de coloração amarela a vermelha e tem sido associada à alteração de cor em carnes, laticínios e produtos fermentados (FRAZIER; WESTHOFF; VANITHA N M, 2014).

O mundo microbiano

Como vimos no início desse capítulo, os seres vivos estão classificados em 3 Domínios, mas basicamente a classificação dos seres vivos está dividida no tipo celular, se a célula é eucariota ou procariota. Essa divisão baseia-se nas características funcionais e estruturais. No mundo microbiano, bactérias e arqueias são procariotas, enquanto fungos, protozoários e algas são eucariotos.

Os organismos procariontes (ou procarióticos) são aqueles que não possuem uma diferenciação entre os componentes celulares por não possuírem uma membrana nuclear e seu material genético encontra-se disperso no citoplasma. Nos organismos eucariontes (ou eucarióticos) por sua vez as organelas celulares estão organizadas e diferenciadas nitidamente no citoplasma (possuem um núcleo verdadeiro).

Morfologia bacteriana: a célula procariota

O tamanho das bactérias pode variar entre 0,2 a 2 μm de diâmetro e de 2 a 8 μm de comprimento. A maioria dos bacilos cultivados em laboratório possuem 0,5 a 4 mm de largura, e menos de 15 mm de comprimento. Contudo, alguns procariotos apresentam tamanhos muito grandes, como *Epulopiscium fichelsoni* (bactéria encontrada no intestino do peixe marinho tropical, conhecido como peixe-cirurgião). Possui múltiplas cópias de seu genoma, o que talvez explique seu volume celular tão grande (FORSYTHE, 2013; MADIGAN, MICHAEL T.; MARTINKO, JOHN M.; BENDER, 2016).

Mas a maior bactéria até o momento descoberta é a T*hiomargarita magnifica* que pode ser vista a olho nu. Sua estrutura é longa e filamentosa, e muito mais complexa do que qualquer outra bactéria já descoberta e armazena seu DNA em pequenos pacotes organizados (VOLLAND *et al.*, 2022)(Fig. 1).

Forma das bactérias

As bactérias são organismos unicelulares. Sua morfologia varia conforme o tipo de organismo e, em menor extensão, com as condições de crescimento. As três formas gerais de morfologia das bactérias são os cocos (redondos), bacilos (bastonetes) e espiraladas (FADER, 2021) (Fig. 10).

Figura 10. Formas gerais de bactérias.

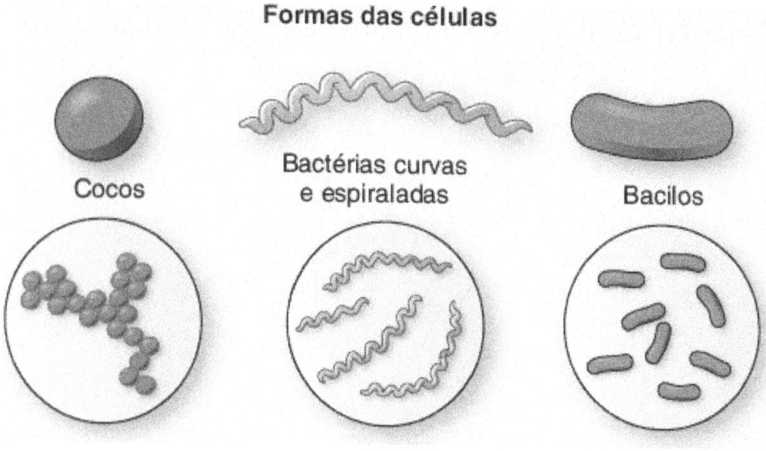

Fonte: FADER, 2021.

Cocos: dependendo da espécie específica e do modo pelo qual as células se dividem eles podem estar isolados, em pares (diplococos), em grupos de oito, em cadeias (estreptococos) ou em cachos (estafilococos). A figura 11 apresenta os arranjos morfológicos de cocos. Quando os cocos se dividem para se reproduzir, as células podem permanecer ligadas umas às outras.

Figura 11. Arranjos morfológicos de cocos.

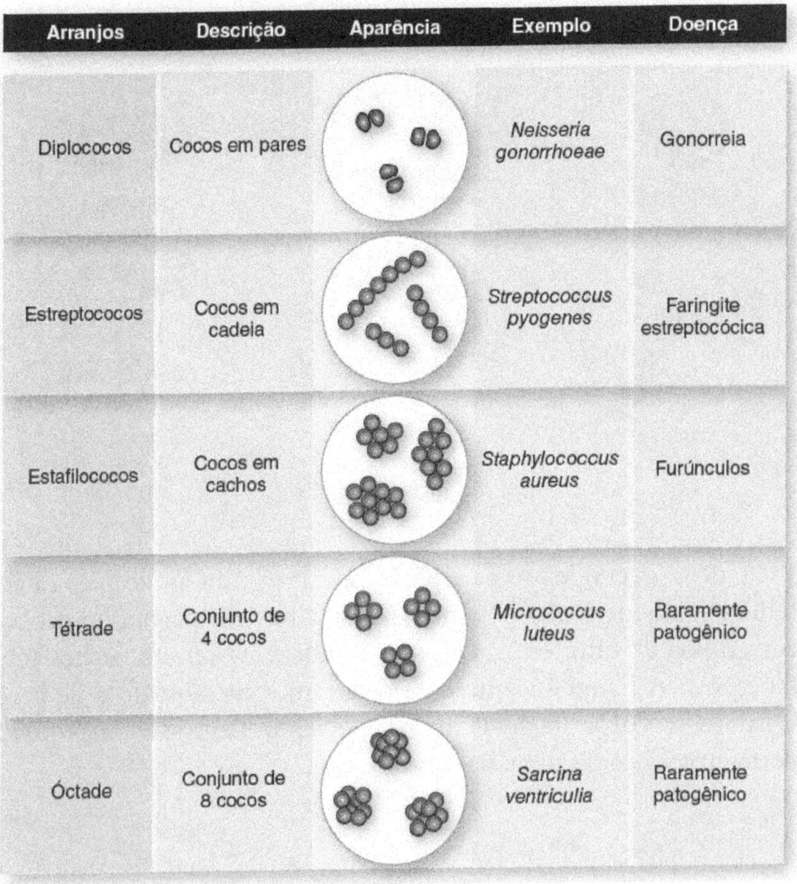

Arranjos	Descrição	Aparência	Exemplo	Doença
Diplococos	Cocos em pares		*Neisseria gonorrhoeae*	Gonorreia
Estreptococos	Cocos em cadeia		*Streptococcus pyogenes*	Faringite estreptocócica
Estafilococos	Cocos em cachos		*Staphylococcus aureus*	Furúnculos
Tétrade	Conjunto de 4 cocos		*Micrococcus luteus*	Raramente patogênico
Óctade	Conjunto de 8 cocos		*Sarcina ventriculia*	Raramente patogênico

Fonte: (FADER, 2021)

Staphylococcus aureus, assim denominado devido a sua formação em cachos de uva (Fig. 12), produz uma toxina responsável pela intoxicação estafilocócica.

Figura 12. *Staphylococos aureus*

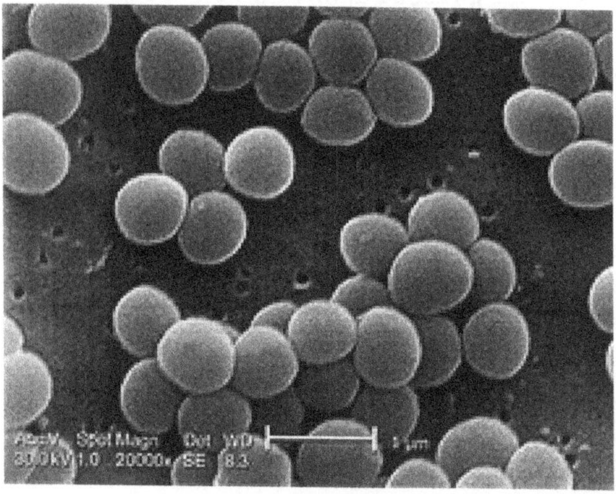

Fonte: https://upload.wikimedia.org/wikipedia/commons/thumb/d/d3/Staphylococcus_aureus_VISA_2.jpg/640px-Staphylococcus_aureus_VISA_2.jpg

Bacilos: ao contrário dos cocos, os bacilos não apresentam diferentes arranjos. Os bacilos (frequentemente designados como bastonetes) podem ser curtos ou longos, espessos ou finos e pontiagudos ou com extremidades curvas ou rombas. Podem ser encontrados isoladamente, em pares (diplobacilos), em cadeias (estreptobacilos), em longos filamentos ou ramificados. Alguns bastonetes são muito curtos e se assemelham a cocos alongados; por isso, são denominados cocobacilos (FADER, 2021). Alguns cocobacilos têm grande importância em alimentos como a *Listeria monocytogenes* (Fig. 13).

Figura 13. *Listeria monocytogenes* agente responsável pela infecção alimentar listeriose.

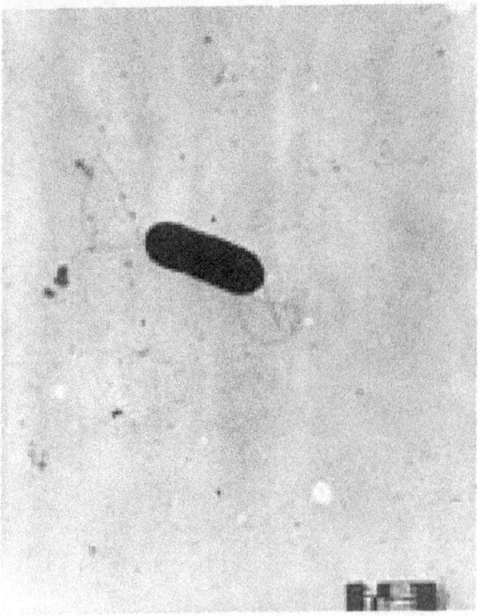

Fonte: https://upload.wikimedia.org/wikipedia/commons/thumb/7/74/Listeria_monocytogenes_PHIL_2287_lores.jpg/640px-Listeria_monocytogenes_PHIL_2287_lores.jpg

Alguns bacilos ficam empilhados próximos uns aos outros em forma de paliçada como *Corynebacterium diphtheriae* (Fig. 14). Outros bacilos Gram negativos têm grande importância em alimentos devido ao fato de causarem as doenças de veiculação alimentar como *Salmonella enteritidis* e *Salmonella typhimurium* (Fig. 15) responsável por causar salmonelose e *Escherichia coli* 0157:H7 e *Shigella dysenteriae* produtoras da toxina de Shiga. A grande maioria dos bacilos são Gram negativos, contudo, alguns bacilos são Gram positivos como os do gênero *Bacilus* e *Clostridium* (Fig. 16).

Figura14. Gram positiva *Corynebacterium diphtheriae*, agente etiológico da difteria causada pelas cepas toxigênicas e transmitida através de gotas aéreas respiratórias e contato direto. Afeta as membranas mucosas do trato respiratório (difteria respiratória), a pele (difteria cutânea) e ocasionalmente outros sítios anatômicos.

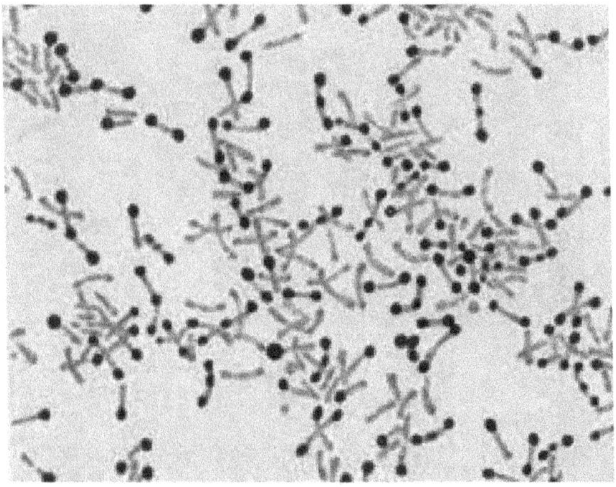

Fonte: Google imagens

Figura 15. *Salmonella typhimurium* (*Salmonella* enterica subsp. enterica serovar *Typhimurium*).

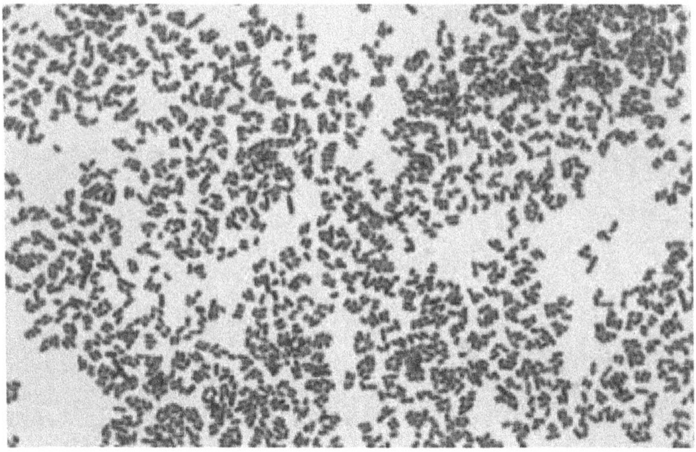

Fonte: Google imagens

Figura 16. Cultura pura de *Clostridium perfringens* mostrando Bacilos de coloração violeta purpura Gram positivos.

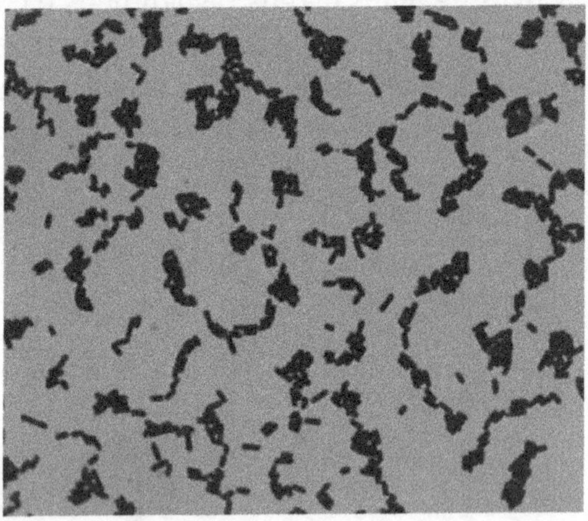

Fonte: HABIB WANI *et al.*, 2017

Espiralados: as bactérias que apresentam a forma espiralada são denominadas de espiroquetas, sua forma é helicoidal e flexível, movimentam-se através de filamentos axiais, os quais lembram um flagelo, mas estão contidos dentro de uma bainha externa flexível. Exemplos de espiroquetas são o *Treponema pallidum* (Fig. 17) (Sífilis), espécies de *Borrelia* (Doença de Lyme).

Figura 17. *Treponema pallidum*, agente etiológico da Sífilis.

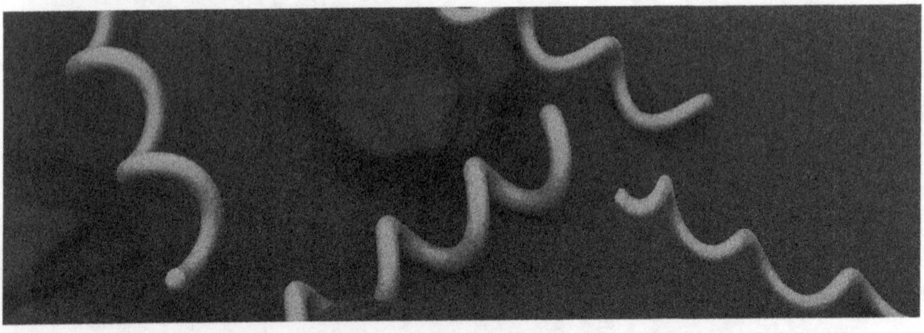

Fonte: https://www.cdc.gov/std/syphilis/images/syph-4.jpg?_=63159

Vibriões: Bactérias que se assemelham a bastões curvos, ou bastonetes recurvos, em formato de vírgula, podendo ainda se ligar a outra formando a letra S. Movimentam-se de forma ativa e espontânea com gasto de energia. Possuem um único flagelo, não são esporulados. São bacilos Gram negativos e podem crescer em condições de aerobiose ou anaerobiose e sua estrutura de membrana se assemelha àquela de outros bacilos Gram negativos. As espécies de vibrião como *Vibrio cholerae*, *V. parahaemolyticus V. vulnificus* possuem relevância clínica devido a sua virulência e patogenicidade. *Vibrio cholerae* é fortemente associado à falta de saneamento básico e conhecido como vibrião colérico, e responsável por várias epidemias e conhecido pela humanidade há muito tempo. *V. parahaemolyticus* e *V. vulnificus* são responsáveis por gastroenterites e os principais alimentos associados são os de origem do mar, como ostras, mariscos entre outros quando consumidos crus ou mal cozidos. *V. parahaemolyticus* (Fig. 18) encontra-se em águas marinhas, costeiras ou salobras. Algumas cepas patogênicas podem levar a uma reação chamada de fenômeno de Kanagawa que consiste em hemólise em ágar.

Figura 18. Espécies de vibrião causadoras de vibrioses pelo consumo de água e alimentos contaminados, especialmente alimentos de origem marinho, quando crus ou malcozidos.

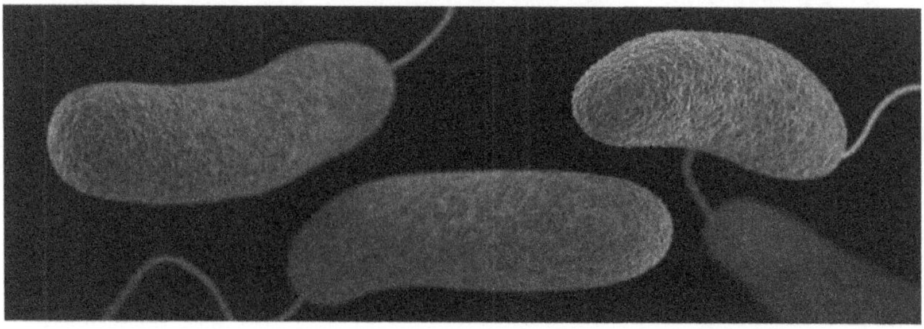

Fonte: https://www.cdc.gov/vibrio/images/vibrio.jpg

Estrutura da célula bacteriana

Os procariontes são células muito simples, mas são capazes de realizar os processos necessários para a vida. Sua reprodução ocorre por divisão binária onde a célula mãe se divide em duas após a replicação do DNA, formação de uma membrana e uma parede celular que separam as células. Em seu citoplasma encontram-se um cromossomo, ribossomos e outras partículas citoplasmáticas. Estruturas como a membrana celular, uma parede celular e, algumas vezes, por uma cápsula ou camada fazem parte do envoltório da célula bacteriana. Outras estruturas também poderão estar presentes como flagelos, fímbrias, pili ou ambos na parte externa do envoltório da célula (FADER, 2021) (Fig. 19).

Figura 19. Célula procariótica típica.

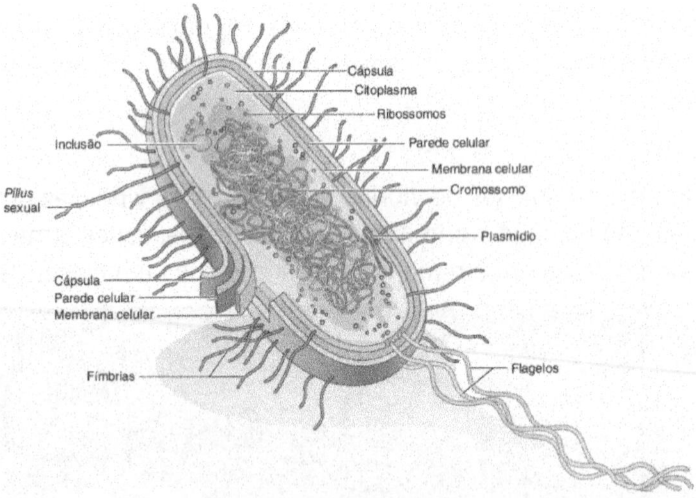

Fonte: FADER, 2021.

Membrana celular

A estrutura da membrana celular, também chamada de membrana plasmática, possui a mesma estrutura geral que as membranas de todas as outras células. É uma membrana dinâmica e em constante mudança, e estabelece a divisão entre a célula e o seu meio ambiente. Os fosfolipídios na membrana estão em um estado fluido, enquanto as proteínas estão dispersas entre as moléculas de lipídios, formando um padrão em mosaico. Uma das funções mais importantes da membrana plasmática é a sua permeabilidade seletiva, pois serve como barreira seletiva para a entrada de materiais na célula e a saída de materiais da célula. E assim proteínas, por exemplo, por serem moléculas grandes não podem passar através da membrana plasmática, enquanto moléculas menores, como a água, o oxigênio, o dióxido de carbono e alguns açúcares simples conseguem atravessá-la com facilidade. A membrana é composta principalmente de fosfolipídeos que permite a passagem de substâncias que se dissolvem facilmente em lipídeos. Outras funções incluem a digestão de nutrientes e produção de energia. Proteínas carreadoras são responsáveis pelo transporte de substâncias que acarreta gasto de energia (BLACK; BLACK, 2021; TORTORA; FUNKE; CASE, 2017).

Estrutura interna

Citoplasma

O citoplasma é constituído de uma substância semifluida dentro da membrana celular, cerca de um quinto de substâncias como enzimas e outras proteínas, carboidratos, lipídios e uma variedade de íons inorgânicos estão dissolvidas ou suspensas em cerca de quatro quintos de água. Muitas reações químicas (anabólicas e catabólicas) ocorrem no citoplasma (BLACK; BLACK, 2021).

Região nuclear

A região nuclear nas bactérias é denominada de nucleoide de localização central, constituído principalmente em DNA, dupla-fita, frequentemente arranjada em forma circular, denominada cromossomo bacteriano. Contém também um pouco de RNA e proteínas associadas. O genoma bacteriano assim constituído carrega todas as informações necessárias para as estruturas e as funções celulares. O nucleoide pode ser esférico, alongado ou em forma de halteres.

Algumas bactérias também contêm plasmídeos que são moléculas circulares menores de DNA, e a informação genética nos plasmídios, elementos genéticos extracromossômicos, replicam-se independentemente do DNA cromossômico e suplementam a informação existente no cromossomo que está fixado à membrana plasmática. Os plasmídeos podem ser transferidos de uma bactéria para outra e assim transferem genes de resistência aos antibióticos, tolerância a metais tóxicos, produção de toxinas e síntese de enzimas (BLACK; BLACK, 2021).

Ribossomos

No interior do citoplasma estão os ribossomos em abundância e frequentemente agrupados em longas cadeias, denominadas polirribossomos. Atuam como locais para a síntese de proteínas, normalmente são quase esféricos, coram-se densamente e contêm uma subunidade maior e uma subunidade menor. A célula procariótica contém em seu citoplasma dezenas de milhares de ribossomos, responsável pela aparência granular. Os ribossomos procarióticos são denominados ribossomos 70S (BLACK; BLACK, 2021).

Inclusões: grânulos e vesículas ou vacúolos

As inclusões são pequenos corpos localizados no interior do citoplasma, algumas são denominadas de grânulos. Os grânulos não se dissolvem com facilidade por estarem densamente compactadas e contêm uma substância específica, como glicogênio (utilizado para a obtenção de energia) ou o polifosfato utilizado em vários processos metabólicos. Os grânulos que contêm polifosfato são denominados volutina, ou grânulos metacromáticos os quais exibem diferentes intensidades de cor e desaparecem durante períodos de escassez de alimentos. As bactérias que obtêm energia pelo metabolismo do enxofre podem conter grânulos de reserva de enxofre em seu citoplasma (BLACK; BLACK, 2021).

As vesículas ou vacúolos são estruturas especializadas envoltas por uma membrana, e algumas bactérias fotossintéticas aquáticas e cianobactérias possuem vacúolos rígidos cheios de gás. Outro tipo de vesícula, encontrado apenas nas bactérias, depósitos de lipídios que funcionam como armazéns de energia e como fontes de carbono para a síntese de novas moléculas (BLACK; BLACK, 2021).

Parede celular bacteriana

As funções da parede celular são proporcionar rigidez, resistência e proteção. A parede celular semirrígida situa-se do lado externo da membrana celular em quase todas as bactérias e dá forma às células bacterianas. Confere proteção, pois impede o rompimento da célula quando ocorre um fluxo de líquido para o seu interior por osmose. É quimicamente complexa quando comparada com a parede celular de outras células eucarióticas, como os fungos e protozoários que são relativamente muito mais simples.

Componentes das paredes celulares

O principal constituinte da maioria das paredes celulares bacterianas é o peptideoglucano (ou mureína) sendo encontrado apenas nas bactérias. (Fig. 20). O peptideoglucano é composto de muitas cadeias polissacarídicas ligadas entre si por pequenas cadeias de peptídeos e uma rede de sustentação ao redor da bactéria (FADER, 2021).

As bactérias são divididas em dois grandes grupos: as Gram positivas e as Gram negativas e esta divisão baseia-se na espessura da parede celular. As bactérias Gram positivas apresentam uma parede celular mais espessa e as bactérias Gram negativas apresentam uma parede células mais delgada, porém mais complexa.

Figura 20. Estrutura do peptideoglucano.

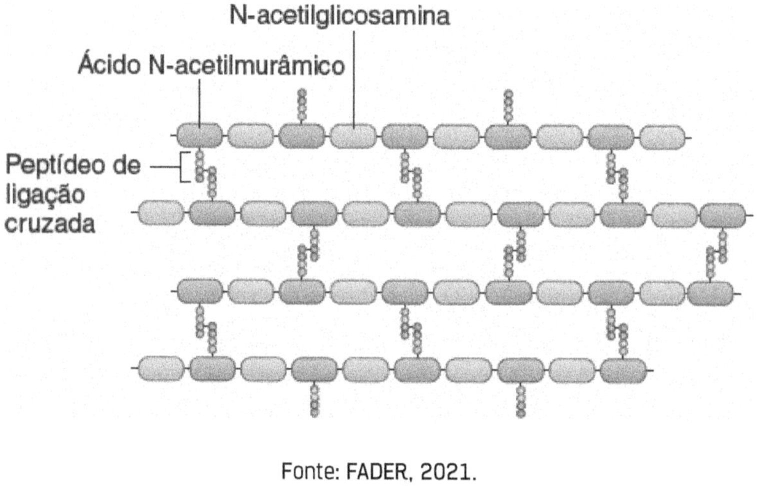

Fonte: FADER, 2021.

As bactérias Gram positivas apresentam em sua parede celular o ácido teicoico, que consiste em polímeros de até 30 unidades de comprimento e se estendem além da parede celular e até mesmo além da cápsula nas bactérias encapsuladas. As funções do ácido teicoico consistem em fornecer sítios de ligação para bacteriófagos (vírus que infectam bactérias) e atuar no movimento de íons para dentro e para fora da célula (BLACK; BLACK, 2021).

A estrutura é rígida e espessa devido às várias camadas de peptideoglucano. O espaço periplasmático (espaço entre a parede celular e a membrana plasmática) de uma bactéria Gram-positiva contém a camada granular, a qual é composta de ácido lipoteicoico. Os ácidos teicoicos, constituídos principalmente em um álcool, como o glicerol ou ribitol e fosfato também fazem parte da parede celular das bactérias Gram positivas. O ácido lipoteicoico atravessa a camada de peptideoglucano, que está ligada à membrana plasmática. Os ácidos teicoicos se ligam e regulam o movimento de cátions para dentro e para fora da célula devido à sua carga negativa que é proveniente dos grupos fosfato. Além disso, exercem influência no crescimento celular, impedindo a ruptura extensa da parede e a possível lise celular, e fornecem especificidade antigênica da parede e com isso permitem a identificação de bactérias Gram-positivas (BLACK; BLACK, 2021, TORTORA; FUNKE; CASE, 2017, MADIGAN, MICHAEL T.; MARTINKO, JOHN M.; BENDER, 2016).

Membrana externa

As bactérias Gram negativas possuem uma parede celular com uma ou poucas camadas de peptideoglucano e uma membrana externa. O espaço periplasmático (ou periplasma) é a região entre a membrana externa e a membrana plasmática. Local que contém alta concentração de enzimas de degradação e proteínas de transporte. Devido ao fato de conterem menos peptideoglucano, as bactérias Gram negativas são mais suscetíveis ao rompimento mecânico. Os ácidos teicoicos não estão presentes.

A membrana externa é encontrada somente nas bactérias Gram negativas (Fig. 21). É a camada mais externa do envoltório bacteriano, está ligada covalentemente ao peptideoglucano por uma camada quase contínua de pequenas moléculas de lipoproteínas que se encontram inseridas na membrana externa. As porinas formam canais através da membrana externa e dessa forma controla o transporte de determinadas proteínas provenientes do meio. É através das porinas que moléculas, como nucleotídeos, dissacarídeos, peptídeos, aminoácidos, vitamina B12 e ferro passam para o interior da célula (TORTORA; FUNKE; CASE, 2017).

A membrana externa da célula Gram-negativa consiste em lipopolissacarídeos (LPS), lipoproteínas e fosfolipídeos com várias funções especializadas. Uma delas é a evasão da fagocitose e das ações do complemento (que causa a lise de células e promove a fagocitose). Outra ação que a membrana externa exerce é a barreira contra a ação de detergentes, metais pesados, sais biliares, determinados corantes, antibióticos (p. ex., penicilina) e enzimas digestórias como a lisozima (FORSYTHE, 2013).

As bactérias Gram negativas produzem em grande abundância enzimas betalactamases que são responsáveis pela inativação enzimática dos antimicrobianos betalactâmicos e se encontram no espaço periplasmático, e assim são menos sensíveis a estes antimicrobianos. Encontram-se na superfície externa da membrana externa antígenos de superfície e receptores e determinados vírus podem ligar-se a alguns destes receptores como primeira etapa na infecção da bactéria. No entanto, a membrana externa não fornece uma barreira para todas as substâncias do ambiente, pois parte da permeabilidade da membrana externa é devida a proteínas na membrana, denominadas porinas, que formam canais (BLACK; BLACK, 2021) (TORTORA; FUNKE; CASE, 2017).

Componente de Membrana externa: LPS

O LPS (lipopolissacarídio), também denominado endotoxina, é um importante componente da membrana externa. O LPS somente é liberado com a lise celular. Sua constituição consiste em polissacarídios e lipídio A, o qual é responsável pelas propriedades tóxicas de infecções por bactérias Gram negativas. A endotoxina causa febre e dilata os vasos sanguíneos, resultando em queda acentuada da pressão arterial. O tratamento com antimicrobianos quando administrados tardiamente pode agravar os sintomas ou mesmo levar a óbito, pois a endotoxina é liberada principalmente quando há morte celular e desse modo aumentar a concentração da endotoxina (FADER, 2021).

Figura 21. Diferenças entre as paredes celulares de bactérias Gram-negativas e Gram-positivas. A parede celular de bactérias Gram negativas é mais delgada por conter uma camada mais delgada de peptideoglucano, porém é mais complexa. A parede das bactérias Gram positivas é mais espessa por conter mais camadas de peptideoglucano.

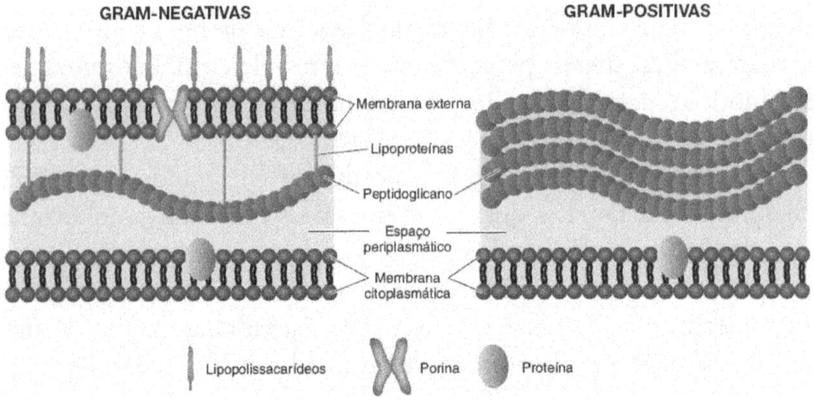

Fonte: FADER, 2021

Bactérias deficientes em parede celular

A grande maioria das bactérias possui parede celular, mas existem exceções. Algumas bactérias, especialmente as do gênero *Mycoplasma* são desprovidas de parede celular enquanto nas *Archaea* suas paredes celulares não possuem peptidoglicano. Outras perderam a capacidade de produzir paredes celulares e são designadas como bactérias em forma de "L" ou deficientes em parede celular (DPC). Estima-se que mais de 50 espécies diferentes de bactérias são capazes de se transformar em bactérias DPC (FADER, 2021).

Micoplasmas: embora as bactérias pertencentes ao gênero *Mycoplasma* não possuam parede celular, sua proteção se deve à turgidez e ruptura provindas da pressão osmótica e por uma membrana celular fortalecida que contém esteróis, componentes típicos dos eucariontes e raramente encontradas nos procariontes. Em laboratório, os micoplasmas necessitam de meios especiais para o seu crescimento e, com frequência aparecem como filamentos finos e ramificados e exibem extremo pleomorfismo.

Formas L: as espécies bacterianas assim denominadas em Formas L podem desempenhar um papel relevante em doenças crônicas ou recorrentes uma vez que o tratamento com antibióticos que afetem a síntese da parede celular terá efeito sobre a grande maioria das bactérias que possuem a parede celular, porém algumas células bacterianas poderão sobreviver como formas L. E com a interrupção do tratamento as formas L podem voltar a sintetizar paredes celulares, voltando a crescer para formar uma população infectante. Uma complicação que poderá ocorrer é a associação de *Mycobacterium paratuberculosis* com a doença de Crohn, um distúrbio crônico do intestino (FADER, 2021).

Archaea: alguns organismos *Archaea* são totalmente desprovidos de paredes celulares, enquanto outros possuem paredes que não possuem peptideoglucano verdadeiro e possuem um composto semelhante, denominado pseudomureína.

Estrutura externa

Flagelos

Os flagelos são apêndices longos, finos, helicoidais e filamentosos que realizam a propulsão da bactéria permitindo movimentar-se com velocidade. E podem ser de vários tipos: Filamentos helicoidais, tendo cada um na sua base um motor proteico rotativo que pode girar no sentido horário ou anti-horário (TORTORA; FUNKE; CASE, 2017).

Monotríquio quando o flagelo é único e polar; Anfitríquio: quando ocorre um flagelo em cada extremidade; Lofotríquio quando dois ou mais flagelos em um polo da célula e Peritríquio quando os flagelos estão distribuídos por toda a célula. Espécies de *Salmonella*, por exemplo, são flageladas (Fig. 22).

Figura 22. *Salmonella typhi* flagelar.

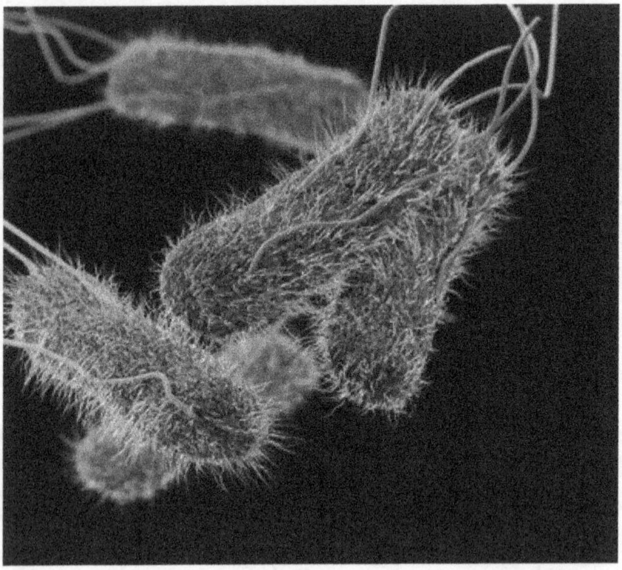

Fonte: https://www.cdc.gov/media/releases/2014/images/p0326-salmonella-data.jpg

Glicocálice: cápsula e camada limosa

É o termo designado às substâncias que contêm polissacarídios e se encontram externamente ao envoltório celular, desde as cápsulas mais espessas até as camadas limosas mais delgadas. Nem todas as bactérias são encapsuladas, mas todas as bactérias possuem pelo menos uma camada limosa delgada (MADIGAN, MICHAEL T.; MARTINKO, JOHN M.; BENDER, 2016, BLACK; BLACK, 2021).

Cápsula: certas bactérias apresentam uma estrutura que confere resistência em condições adversas como o calor ou substâncias químicas, além de permitir o escape da fagocitose pelo sistema imune quando elas invadem os tecidos do hospedeiro. No alimento as bactérias encapsuladas conferem um aspecto viscoso ou elástico. A cápsula normalmente está firmemente ligada à parede celular ou até mesmo covalentemente ligada ao peptideoglucano. Sua constituição é formada por uma série de polímeros orgânicos, glicoproteínas e polissacarídeos. A cápsula assim como outras estruturas bacterianas como a parede celular, lipopolissacarídeos, flagelo, fímbria são antígenos que o sistema imune é capaz de reconhecer. No entanto, a cápsula também é uma forma de escape da fagocitose sendo considerada por isso como fator de virulência. Espécies encapsuladas são consideradas mais virulentas, e nem todas as espécies de um mesmo gênero são capazes de formar a cápsula. Sem a cápsula as bactérias são mais sensíveis à destruição. E a composição química de cada cápsula é exclusiva da cepa da bactéria que a secretou (MADIGAN, MICHAEL T.; MARTINKO, JOHN M.; BENDER, 2016,TORTORA; FUNKE; CASE, 2017, BLACK; BLACK, 2021).

Camada limosa: A camada limosa, ao contrário da cápsula liga-se frouxamente ao envoltório celular podendo ser facilmente perdida da superfície celular. Contudo, exerce a função de proteção à desidratação, auxilia na captura de nutriente e pode também fazer a ligação das células umas as outras. Com a camada limosa as bactérias conseguem fazer sua aderência a objetos em seus ambientes e assim permanecer próximas de fontes de nutrientes ou oxigênio. Essa capacidade de formar biofilme as protege de substâncias químicas do ambiente ou substâncias sintetizadas pelo homem por estarem localizadas na parte inferir dessas substâncias. A cárie dentária é um biofilme que permanece fortemente ligado à superfície do dente e se não removido regularmente pela escovação, só poderá ser removido pela raspagem. (MADIGAN, MICHAEL T.; MARTINKO, JOHN M.; BENDER, 2016, TORTORA; FUNKE; CASE, 201, BLACK; BLACK, 2021)

Fímbria e Pili

São apêndices filamentosos, constituídas de pilina, que se projetam a partir da superfície celular e que podem apresentar várias funções. Fímbrias e pili possuem funções diferentes. As fímbrias são encontradas principalmente nas bactérias Gram negativas. Estão envolvidas na formação de biofilmes devido à tendência de se aderirem umas as outras e às superfícies de líquidos, ou vidro, rochas entre outras superfícies. Contudo, são fatores de virulência, pois conferem às células capacidade de se aderirem a superfícies como os tecidos de hospedeiros quando infectados por algum agente patogênico (Fig. 23) ou levam à formação de películas sobre superfícies líquidas. Também podem contribuir para a hemaglutinação. Mas diferentemente dos flagelos, as fímbrias não possuem motilidade. (MADIGAN, MICHAEL T.; MARTINKO, JOHN M.; BENDER, 2016;.TORTORA; FUNKE; CASE, 2017; BLACK; BLACK, 2021). Bactérias Gram negativas como a *Neisseria gonorrhoeae* (Fig. 23) e *Escherichia coli*. 0157 (Fig. 24) são produtoras de fímbrias em suas superfícies:

Figura 23. *Neisseria gonorrhoeae*, diplococo, agente causador da gonorreia. Observam-se a fímbrias em sua superfície que auxiliam a bactéria a colonizar as membranas mucosas.

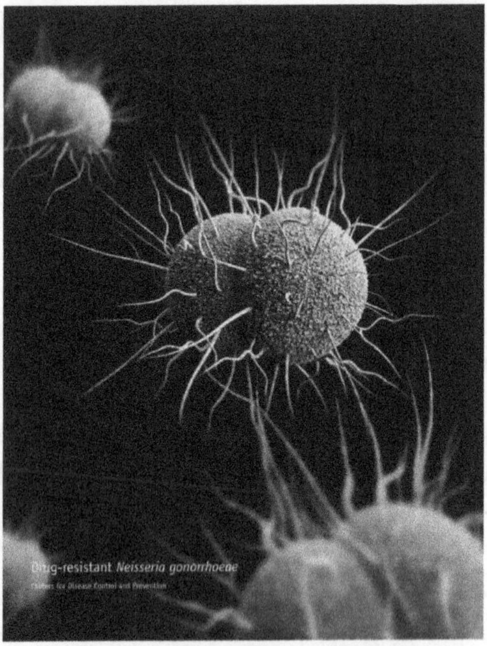

Fonte: https://upload.wikimedia.org/wikipedia/commons/thumb/c/c0/16874_lores.jpg/640px-16874_lores.jpg

Figura 24. *Escherichia coli.* As fímbrias presentes na *E. coli* 0157 permite sua adesão ao revestimento do intestino delgado, onde causa uma diarreia aquosa severa.

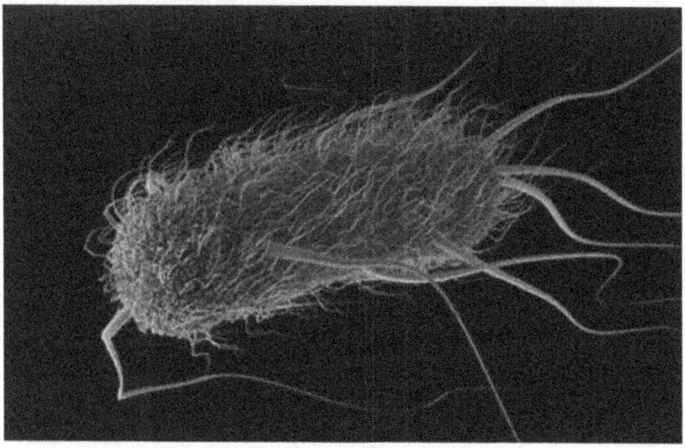

Fonte: https://upload.wikimedia.org/wikipedia/commons/thumb/9/90/Escherichia_coli_2.jpg/640px-Escherichia_coli_2.jpg

Pili: Servem para a fixação das bactérias às superfícies e não estão envolvidos no movimento. Determinados grupos de bactérias apresentam os pili de conjugação ou pili sexual que fazem a ligação entre duas células a qual poder servir de via para a transferência de material genético, o DNA. Esse processo de conjugação proporciona uma grande variedade genética às bactérias, inclusive a transferência da resistência bacteriana pode ser adquirida através do pili sexual. Embora a grande maioria das bactérias que apresentam pili sejam Gram negativas, alguns patógenos Gram positivos como *Streptococcus pyogenes* também apresentam pili.

Algumas espécies bacterianas apresentam uma pili (presente somente em um dos polos) que além de auxiliar na adesão celular, permite uma motilidade pulsante, deslizante em um movimento ao longo da superfície solida. Em um movimento de extensão e retração faz com que a célula se arraste ao longo de uma superfície sólida com gasto de energia, proveniente do ATP. *Pseudomonas aeruginosa, Neisseria gonorrhoeae* e em algumas linhagens de *E. coli.* são exemplos de bactérias que possuem esse tipo de movimento pulsante (BLACK; BLACK, 2021, TORTORA; FUNKE; CASE, 2017).

Formação de endósporos: certos gêneros de bactérias formam esporos que conferem proteção às bactérias frente a condições adversas, como a desidratação e altas temperaturas. A esporulação é um processo em que certas espécies bacterianas produzem endósporos que são estruturas de resistência e permitem à célula bacteriana sobreviver a condições adversas no meio ambiente. Sendo assim, a célula esporulada é capaz de sobreviver por longos períodos, meses ou até mesmo anos, em extremos de temperatura, dessecamento ou carência nutricional. Os endósporos são considerados como células dormentes especializadas, desidratadas e com paredes espessas e camadas adicionais e são formados internamente à membrana. Os endósporos são, portanto, considerados como um estágio latente no ciclo de vida bacteriano e quando as condições são restabelecidas, a célula volta a germinar (célula vegetativa) e se as condições tornarem-se adversas há formação do esporo bacteriano (forma esporulada). Espécies do gênero como o *B. cereus* (intoxicação alimentar e *B. anthracis* (antraz), e do gênero *Clostridium* causam doenças como a gangrena, o tétano (*Clostridium tetani*), o botulismo e a intoxicação alimentar (*Clostridium botulinum*) são importantes espécies esporuladas. Estas espécies encontram-se predominantemente no solo. A esporulação normalmente aparece no final da fase exponencial, provavelmente devido à escassez de nutrientes que ocorre nessa fase final e também pelo acúmulo de produtos. Embora se saiba que a germinação é favorecida quando as condições de crescimento estão favoráveis, ela acontece também em condições não tão favoráveis, como a refrigeração. Mistura de aminoácidos, certos íons como magnésio e manganês, glicose ou calor são capazes de ativar as enzimas dormentes (BLACK; BLACK, 2021) TORTORA; FUNKE; CASE, 2017).

Fungos: bolores e leveduras

Os fungos fazem parte de um grupo muito grande e heterogêneo, amplamente distribuído na natureza e consistem em bolores, cogumelos e leveduras. Normalmente suas exigências nutricionais são simples e a maioria é aeróbia, contudo, alguns são anaeróbios facultativos. Alimentam-se de matéria orgânica (são heterotróficos) constituída de polissacarídeos ou proteínas através da secreção de enzimas extracelulares as quais geram monômeros que são assimilados como fonte de carbono e energia. São considerados decompositores por fazerem a digestão de animais mortos e material vegetal (MADIGAN, MICHAEL T.; MARTINKO, JOHN M.; BENDER, 2016).

Morfologia dos fungos

Morfologicamente os fungos apresentam-se sob duas formas: as leveduras (unicelulares) que se caracterizam por formato esférico a elipsoide e os fungos filamentosos (multicelulares) denominados de bolores por formarem colônias filamentosas. Contudo, alguns fungos, os patogênicos, são dimórficos, pois em temperatura ambiente são filamentosos e em temperatura corporal, ou seja, nos tecidos, são leveduras.

A unidade estrutural dos bolores é representada pela hifa que forma um conjunto denominado micélio o qual consiste em uma massa de filamentos ramificados e entrelaçados denominados de hifas (hifas singulares). Hifas septadas possuem septos transversais, ou seja, há uma divisão e apresentam várias unidades celulares uninucleares. As hifas asseptadas (multinucleadas) são denominadas de cenocíticas e decorrem de divisões celulares repetidas, sem a formação de paredes transversais, septos ou membranas que separem os respectivos núcleos das células-filhas adjacentes (FRAZIER; WESTHOFF; VANITHA N M, 2014) (Fig. 25).

O crescimento das hifas acarreta a formação do micélio, que é formado por um conjunto de hifas compactadas macroscopicamente, visíveis e que crescem quando as condições ambientais estão favoráveis. O micélio vegetativo promove a assimilação e fixação do bolor ao substrato e o micélio reprodutivo faz a reprodução através dos esporos. O aspecto característico do bolor se deve ao micélio.

A parede celular da maioria dos fungos é constituída de quitina, formando uma parede de estrutura grossa e resistente. A quitina normalmente está presente como constituinte principal (90%), mas outros polissacarídeos, como mananas e galactomananas ou mesmo a celulose, podem estar associados juntamente com uma pequena quantidade de proteínas, lipídeos, polifosfatos e íons inorgânicos.

Estes constituintes formam a matriz de cimentação da parede (FRAZIER; WESTHOFF; VANITHA N M, 2014).

Figura 25. Estrutura morfológica fúngica.

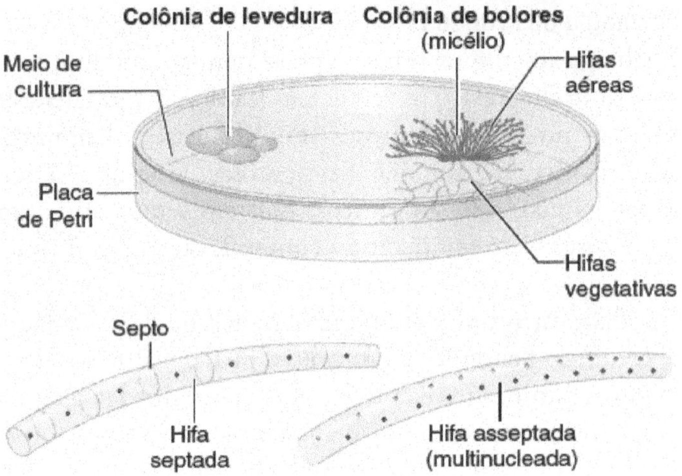

Fonte: FADER, 2021.

Macroscopicamente os bolores formam colônias de acordo com a altura de suas hifas aéreas, podendo ser algodonosas, aveludadas ou granulares (Fig. 26), mas podem também não apresentar micélio aéreo, e nesse caso é denominado de glabra.

Figura 26. Colônias de bolores em placa de Petri.

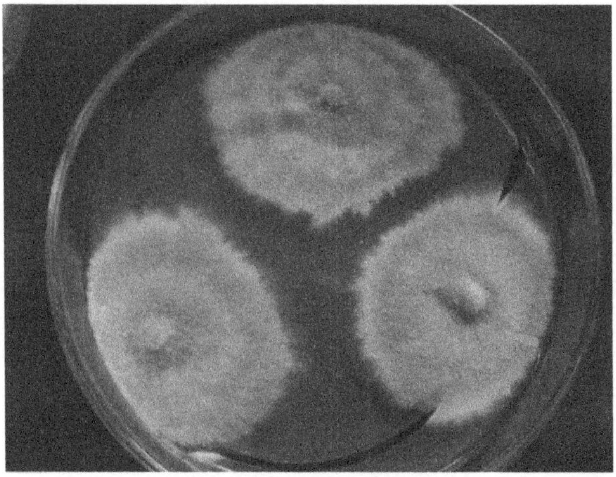

Fonte: CHANQUEO *et al.*, 2009

Em relação à topografia da colônia, esta poderá ser rugosa, quando apresenta sulcos originados do centro (Fig. 27), ou umbilicada com elevação central ou então verrucosa quando a superfície é franzina e retorcida.

Figura 27. Colônia característica de bolor em placa de Petri.

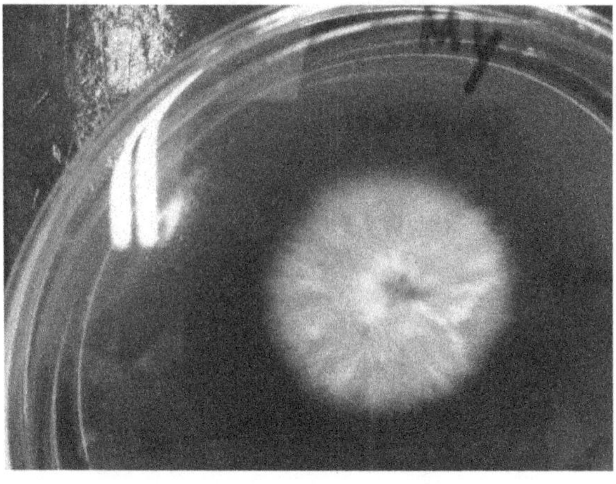

Fonte: Waller *et al.*, 2014

Os esporos circulantes no ar caem sobre o alimento e as hifas podem crescer acima da superfície ou poderão crescer dentro do alimento, ficando submersas. A maioria das hifas aéreas é fértil, as quais estão envolvidas principalmente na nutrição do mofo e na produção de partes reprodutivas (FRAZIER; WESTHOFF; VANITHA N M, 2014).

Microscopicamente é possível visualizar as hifas as quais poderão ser septadas ou não septadas denominadas de cenocítica. Os esporos são formados a partir das hifas e são responsáveis pela multiplicação dos fungos (fig. 28).

Figura 28. Microscopia de fungo mostrando hifas septadas e hialinas com presença de macroconídios fusiformes.

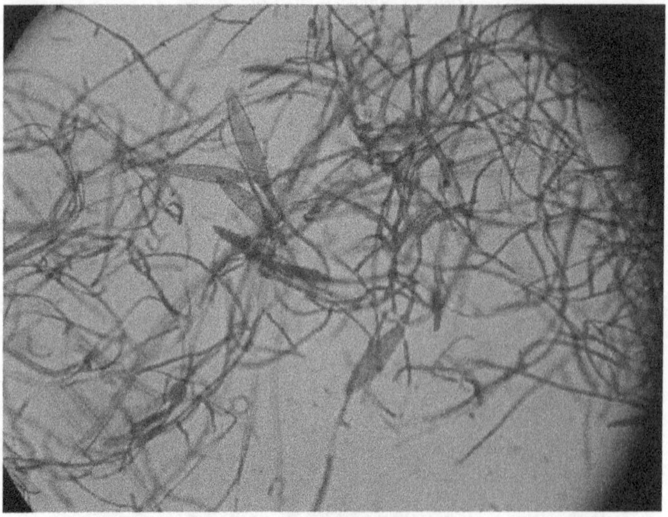

Fonte: WALLER *et al.*, 2014.

Figura 29. Hifas aéreas e conídiosporos (Fig. a) e colônias de Aspergillus niger (b) crescendo em placas de ágar glicose.

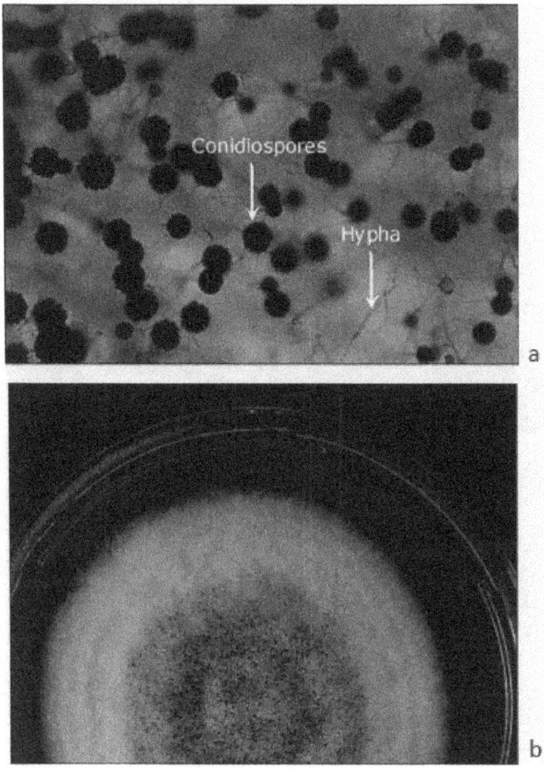

Fonte: https://accounts.smccd.edu/case/biol230/ex3a.html+

Nas hifas septadas as paredes permitem a divisão em células enquanto nas hifas não septadas estas são constituídas de cilindros sem a divisão por paredes. O tipo de crescimento nas hifas septadas depende do tipo do bolor.

As hifas aéreas são assim denominadas, pois se projetam sobre o meio na qual estão crescendo e muitas vezes sustentam os esporos reprodutivos. A hifa vegetativa é a que contém os nutrientes. E quando as condições de crescimento são favoráveis, as hifas crescem e formam uma massa filamentosa, o micélio e que pode ser visto a olho nu (Fig. 29).

Reprodução e condições de crescimento

A reprodução dos fungos pode ocorrer tanto de forma sexuada como de forma assexuada. Contudo, alguns só se reproduzem de modo assexuado. Nas leveduras a reprodução ocorre por brotamento, como mostrado na figura 30. O brotamento envolve uma divisão celular mitótica (FRAZIER; WESTHOFF; VANITHA N M, 2014).

Figura 30. Levedura em brotamento. As cicatrizes circulares na superfície da célula à direita representam locais de brotamento anterior (6.160×). Depois de 20 a 30 divisões, as cicatrizes recobrem toda a superfície da célula, que não pode mais se dividir.

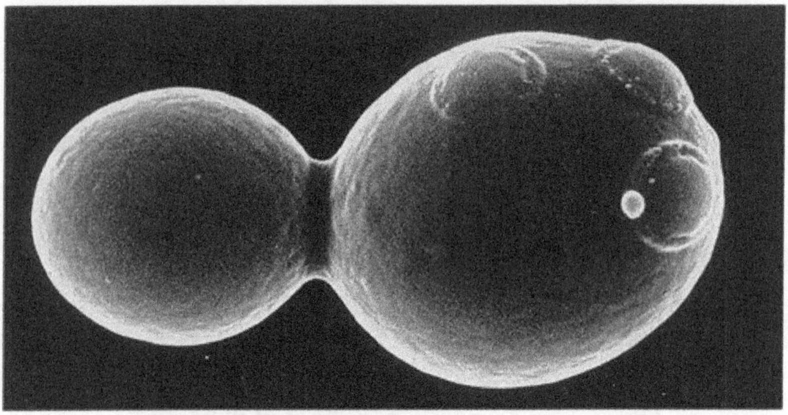

Fonte: BLACK; BLACK, 2021

A reprodução sexuada pode ocorrer por plasmogamia (Fig. 31), processo no qual os gametas haploides unem-se, e os seus citoplasmas se misturam, mas se não houver união dos núcleos, forma-se uma célula dicariótica ("dois núcleos"), e isso pode persistir por várias divisões celulares. Com a fusão dos núcleos, processo denominado de cariogamia, forma-se a célula diploide e estas células ou sua progênie produzem posteriormente novas células haploides. Os fungos habitualmente passam pelas fases haploide, dicariótica e diploide em seu ciclo de vida (BLACK; BLACK, 2021).

Figura 31. Reprodução sexuada nos fungos. Os organismos haploides podem se manter por meio da formação assexuada de esporos (fundo amarelo) ou por brotamento.

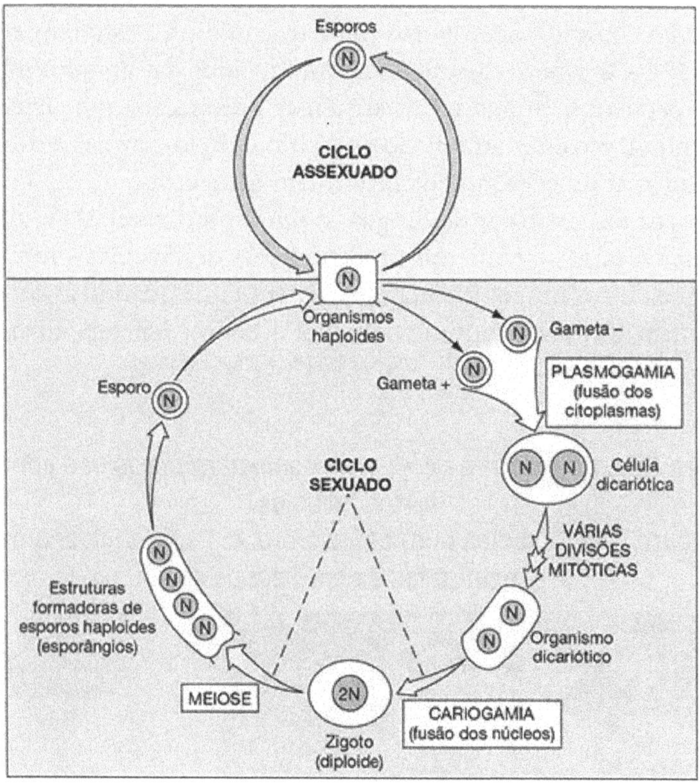

Fonte: BLACK; BLACK, 2021

A reprodução de bolores ocorre principalmente de forma assexuada pela formação de esporos. Estes são considerados por alguns autores como "perfeitos" e são classificados como Oomicetos ou Zigomicetos quando não são septados ou Ascomicetos ou Basidiomicetos se forem septados. Enquanto os bolores considerados "imperfeitos" são tipicamente septados por possuírem somente esporos assexuados. O termo imperfeito se deve ao fato de não haver nenhuma observação sobre estágio sexuado em seus ciclos de vida e dessa forma não estão classificados em grupo taxonômico. Muitos destes fungos pertencem ao grupo dos ascomicetos de acordo com suas características vegetativas e na produção de esporos assexuados (FRAZIER; WESTHOFF; VANITHA N M, 2014, BLACK; BLACK, 2021).

Existem três tipos principais de esporos assexuais: os conídios (com um conídio), artrósporos (ou artroconidio), e esporangiosporos (Fig. 32). Os esporos assexuais são produzidos em grandes números e são pequenos, brilhantes e resistentes a dessecamento. Podem facilmente se espalhar através do ar e pousar. E iniciar um novo bolor quando as condições são favoráveis. Um quarto tipo de esporo é formado por muitos tipos de fungos. É um esporo vegetativo, grande e de paredes largas e pode resistir a condições desfavoráveis muito melhor que outros fungos filamentosos e mais tarde quando as condições se tornam favoráveis novamente volta a crescer em um novo fungo (FRAZIER; WESTHOFF; VANITHA N M, 2014).

Figura 32a: Conidióforo de *Hyaloperonospora parasitica* contendo vários conídios.
Figura 32b: Conídios num conidióforo. c: Esporangiosporos e esporângios de *Rhizopus* sp.

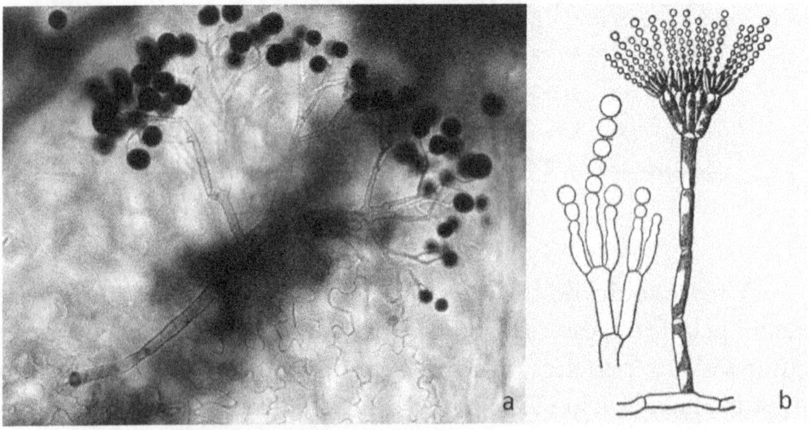

Fonte: https://upload.wikimedia.org/wikipedia/commons/9/95/Hyaloperonospora-parasitica-conidiophore.jpg
Fonte: https://upload.wikimedia.org/wikipedia/commons/thumb/1/12/Conidium.png/320px-Conidium.png

Figura 32c: Esporangiosporos e esporângios de *Rhizopus* sp.

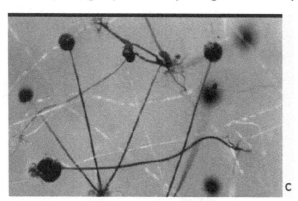

Fonte: https://www.researchgate.net/profile/Juliatti-Cezar/publication/232754455/figure/fig2/AS:444244809785344@1482927625006/Figura-1-A-Esporangiosporos--e-esporangios-de-Rhizopus-sp-B-conidios-de-Alternaria.png

Alguns fungos produzem esporos sexuados e estes são classificados de acordo com a formação e os tipos de esporos que são formados. Os Oomicetos (não septados) produzem oósporos e são principalmente aquáticos. Contudo, neste grupo também estão incluídos importantes patógenos de plantas, como o míldio que ataca preferencialmente folhas, podendo ocorrer também em ramos e frutos de algumas culturas como sorgo e milho. Zigomicetos são formados pela união de pontas de duas hifas que podem vir do mesmo micélio ou diferentes micélios. Ambos, ooporos e zigospórios, podem sobreviver por longos períodos de seca devido à espessa camada que os recobre (FRAZIER; WESTHOFF; VANITHA N M, 2014; BLACK; BLACK, 2021).

Dentre os zigomicetos, encontra-se o bolor negro do pão, o *Rhizopus nigricans*. Os zigósporos sexuados que são as estruturas pretas e espinhosas (Fig. 33) germinam para produzir um esporângio, que, por sua vez, produz muitos esporos assexuados. Seus micélios são complexos, pois suas hifas não septadas possuem paredes quitinosas as quais crescem rapidamente ao longo de uma superfície e dentro do substrato. Os esporos são facilmente transportados por correntes de ar e quando atingem substrato adequado germinam para produzir novas hifas (BLACK; BLACK, 2021).

Figura 33. Zigósporos de *Rhizopus* spp.

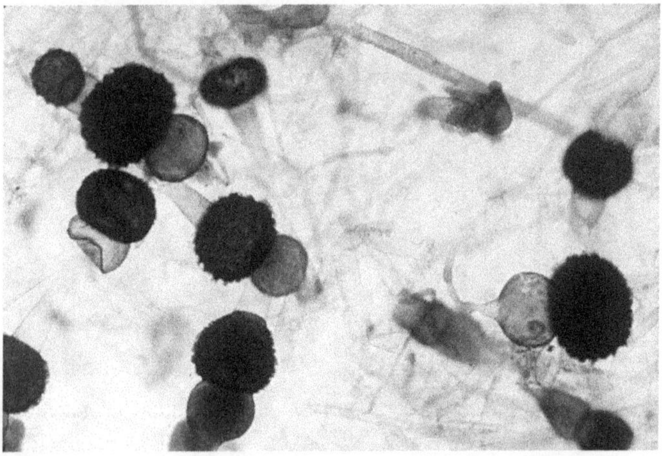

Fonte: https://upload.wikimedia.org/wikipedia/commons/thumb/7/7f/Rhizopus_zygospores.jpg/800px-Rhizopus_zygospores.jpg?20120611215840

Ascósporos são esporos sexuais formados após a união de duas células do mesmo micélio ou de dois micélios separados de ascomicetos. Os ascósporos normalmente estão contidos no asco ou saco em número de 8. Os ascomicetos formam um grupo diverso e nele estão incluídas as leveduras. As paredes celulares destes fungos possuem quitina e os esporos não possuem flagelo. Na maioria dos fungos (à exceção de algumas leveduras) as hifas são septadas com um poro central. Nos fungos que apresentam fase sexuada e assexuada, a fase assexuada produz esporos, os conídios nas extremidades de hifas modificadas. Na fase sexuada ocorre a fusão de núcleos com a formação do zigoto, este se divide levando a formação de oito núcleos em cada asco. Cada asco forma oito ascósporos, que algumas vezes são expelidos vigorosamente (BLACK; BLACK, 2021).

Um quarto tipo de esporo sexual são os basidiomicetos os quais incluem os cogumelos, os cogumelos venenosos, as ferrugens e as fuligens. Estes fungos são assim denominados de basidiomicetos devido à forma de clava. Alguns cogumelos venenosos, como *Amanita,* produzem toxinas que podem ser letais para os seres humanos. A ferrugem e a fuligem parasitam plantas e provocam danos significativos em culturas (BLACK; BLACK, 2021).

Os cogumelos são aclorofilados, pois possuem pigmentos que não estão relacionados à fotossíntese e sua parede celular constitui-se basicamente em glucanos e quitina. Cogumelos representam as frutificações visíveis do micélio (Fig. 34).

Figura 34. Cogumelo com seu corpo frutífero carnudo crescendo acima do solo, no solo ou em alguma fonte de alimento.

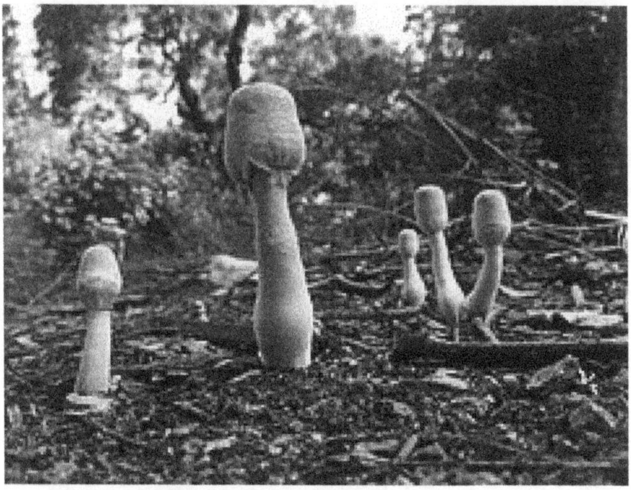

Fonte: https://upload.wikimedia.org/wikipedia/commons/thumb/9/93/Mushroom_21.jpg/640px-Mushroom_21.jpg

Leveduras

As leveduras são não filamentosas, unicelulares podendo ser esféricas, cilíndricas ou mesmo triangulares. Algumas leveduras alongadas podem formar hifas semelhantes a filamentos dos bolores. Sua reprodução ocorre por brotamento ou fissão. O brotamento inicia-se com um deslocamento ou movimento lateral ou terminal do crescimento de uma nova parede celular que irá aumentar durante o processo de mitose. Os núcleos replicados penetram no broto nascente formando um septo que irá separar-se da célula – mãe. Também poderá ser formada uma pseudo hifa quando o broto não se separa da célula mãe (Fig. 35). As colônias das leveduras são opacas, de cor creme e tamanho variando de 1 a 3 mm. Muitas espécies são morfologicamente muito semelhantes e a identificação pode ser feita através de testes fisiológicos (FRAZIER; WESTHOFF; VANITHA N M, 2014).

Figura 35a: Formação de pseudohifas de *Candida albicans*.
Figura 35b: Reprodução de *Candida albicans* por brotamento.

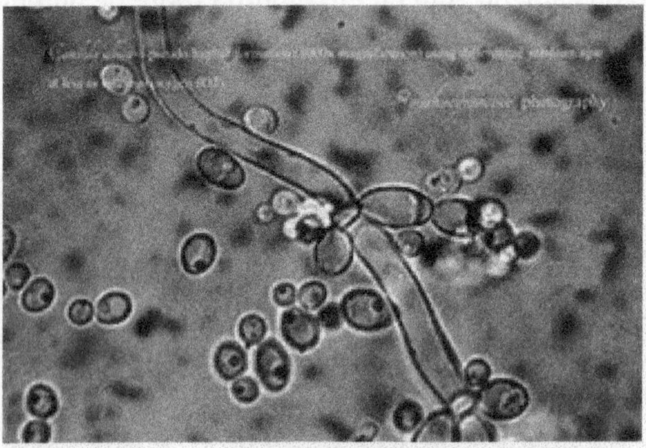
a

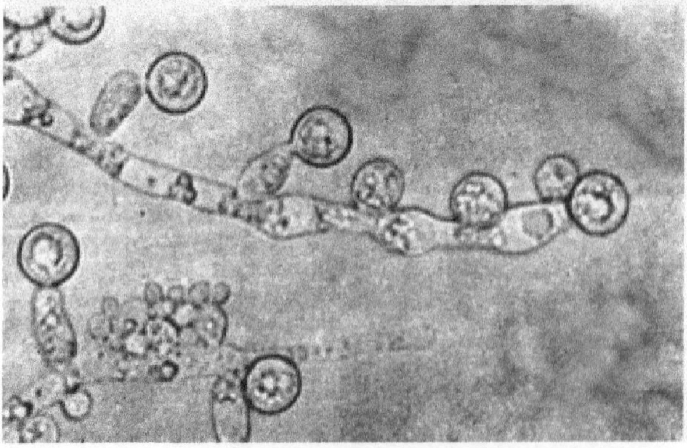
b

Fonte: https://commons.wikimedia.org/w/index.php?search=Candida+albicans&-title=Special:MediaSearch&type=image.
Fonte: https://commons.wikimedia.org/w/index.php?search=Candida+albicans&-title=Special:MediaSearch&type=image

Na reprodução por fissão, a célula mãe se alonga, seu núcleo divide-se, e duas células-filhas são produzidas. As colônias de leveduras em meio sólido são muito similares às colônias de bactérias (Fig. 36). Outra característica das leveduras é sua capacidade de crescimento em anaerobiose facultativa permitindo sua sobrevivência em vários ambientes. Em aerobiose fermentam carboidratos e produzem etanol e dióxido de carbono. Essa habilidade de fermentar é muito utilizada na fabricação de cervejas e vinho e na panificação. *Saccharomyces cerevisae*, por exemplo, é uma das leveduras muito utilizadas pela indústria de alimentos.

A aparência do crescimento de leveduras em alimentos é importante quando causa manchas coloridas. A distinção de crescimento de levedura em placas com bactérias pode ser difícil e sua identificação mais apropriada é através da microscopia. As colônias jovens nas placas apresentam um aspecto viscoso e úmido, podendo também ser farináceo, de coloração esbranquiçada, de cor creme ou rósea (FRAZIER; WESTHOFF; VANITHA N M, 2014).

Sua presença em alimentos pode ser benéfica ou danosa. As leveduras são muito usadas na produção de alimentos através da fermentação na obtenção de produtos como pães, cerveja, vinho, queijos, entre outros.

Figura 36. Crescimento de *Candida albicans* em Agar Saboraud.

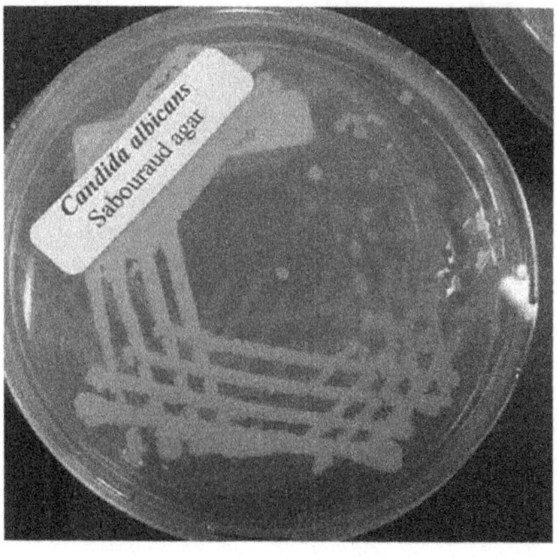

Fonte: https://commons.wikimedia.org/w/index.php?search=Candida+albicans&title=Special:MediaSearch&type=image

Referências bibliográficas

BLACK, Jacquelyn G.; BLACK, Laura J. **Microbiologia - Fundamentos e Perspectivas.** 10ª edição ed. São Paiulo: Guanabara Koogan, 2021.

BULLERMAN, L. B. SPOILAGE: Fungi in Food – An Overview. *In*: **Encyclopedia of Food Sciences and Nutrition.**Benjamin Caballero, 2003.

CERESER, N. D.; ROSSI JÚNIOR, O. D.; MARTINELI, T. M.; SOUZA, V.; RODRIGUES, L. B.; KERKOFF, J. Resistance profile of Aeromonas spp. isolated in dairy products industry / Perfil de resistência de Aeromonas spp. isolada no fluxograma de produção do queijo minas frescal industrial e artesana. **Ars Veterinaria**, v. 29, n. 1, p. 30-36, 2013. DOI: 10.15361/2175-0106.

CHANQUEO, Leonardo; GUTIÉRREZ, Catalina; TAPIA, Cecilia; SILVA, Víctor; RAZETO, Leopoldo; MISAD, Carlos. Infección rinosinusal por Scedosporium apiospermum en un hospedero inmunocompetente / Scedosporium apiospermum rhinosinusal infection in an immunocompetent host., p. 453-456, 2009.

CISCO, Isabel Cristina; TEDESCO, Denise; PERDONCINI, Gustavo; SANTOS, Suelen Priscila; RODRIGUES, Laura Beatriz; SANTOS, Luciana Ruschel Dos. Campylobacter jejuni e Campylobacter coli em carcaças de frango resfriadas e congeladas. **Ciência Animal Brasileira**,v. 18, n. 0, p. 1-6, 2017. DOI: 10.1590/1089-6891v18e-42481.

Codex Alimentarius Commission 01/10/1962. Disponivel em: https://www.fao.org/fao-who-codexalimentarius/publications/en/. Acesso em 12/11/2022.

FADER, Robert C. **Burton - Microbiologia para as Ciências da Saúde**. São Paulo: Guanabara Koogan, 2021.

FORSYTHE, Stephen J. **Microbiologia da Segurança dos Alimentos**. Segunda ed. Porto Alegre: Artmed, 2013.

FRANCO, Bernadete D. de Melo; LAWNDGRAF, Marisa. **Microbiologia dos alimentos**. São Paulo: Atheneu, 2008.

FRAZIER, William C.; WESTHOFF, Dennis C.; VANITHA N M. **Food Microbiology**. fifth ed. New Delh: McGraw Hill Education (India) Private Limited, 2014.

GOMILA, Margarita; PEÑA, Arantxa; MULET, Magdalena; LALUCAT, Jorge; GARCÍA-VALDÉS, Elena. Phylogenomics and systematics in Pseudomonas. **Frontiers in Microbiology**, v. 6, n. MAR, p. 1-13, 2015. DOI: 10.3389/fmicb.2015.00214.

GUERRA, Natália Maria Maciel; OTENIO, Marcelo Henrique; SILVA, Marie Eliza Zamberian; GUILERMETTI, Marcio; NAKAMURA, Celso Vataru; UEDA-NAKAMURA, Tânia; DIAS FILHO, Benetido Prado. Ocorrência de Pseudomonas aeruginosa em água potável. **Acta Scientiarum. Biological Sciences**, v. 28, n. 1, 2006. DOI: 10.4025/actascibiolsci.v28i1.1053.

HABIB WANI, Aasim et al. Isolation, identification and molecular characterization of Clostridium perfringens from poultry in Isolation, identification and molecular characterization of Clostridium perfringens from poultry in Kashmir valley, India. **Journal of Entomology and Zoology Studies**, v. 5, n. 5, p. 409-414, 2017. Disponível em: https://www.researchgate.net/publication/319651311.

HANIF, Muhammad Touqeer; ABBAS, Waseem; NADEEM, Syeda Fatima; ALI, Sikander. Fermentative products industrial applications of genus for various industrial applications., v. 17, n. 3, p. 437-444, 2020.

HELGASON, Erlendur; ØKSTAD, Ole Andreas; CAUGANT, Dominique A.; JOHANSEN, Henning A.; FOUET, Agnes; MOCK, Michéle; HEGNA, Ida; KOLSTØ, Anne Brit. Bacillus anthracis, Bacillus cereus, and bacillus thuringiensis - One species on the basis of genetic evidence. **Applied and Environmental Microbiology**, v. 66, n. 6, p. 2627-2630, 2000. DOI: 10.1128/AEM.66.6.2627-2630.2000.

KORENBLUM, E.; VON DER WEID, I.; SANTOS, A. L. S.; ROSADO, A. S.; SEBASTIÁN, G. V.; COUTINHO, C. M. L. M.; MAGALHÃES, F. C. M.; DE PAIVA, M. M.; SELDIN, Lucy. Production of antimicrobial substances by Bacillus subtilis LFE-1, B. firmus H2O-1 and B. licheniformis T6-5 isolated from an oil reservoir in Brazil. **Journal of Applied Microbiology**, v. 98, n. 3, p. 667-675, 2005. DOI: 10.1111/j.1365-2672.2004.02518.x.

MADIGAN, MICHAEL T.; MARTINKO, JOHN M.; BENDER, Kelly S. et al. **Microbiologia de Brock**. Porto Alegre: Artmed, 2016.

MCCLANE, Bruce A.; ROBERTSON, Susan L.; LI, Jihong. Clostridium perfringens. *In*: 4TH (org.). **Food Microbiology: Fundamentals and Frontiers,** (eds M. P. Doyle and R.L. Buchanan), 2012. DOI: https://doi.org/10.1128/9781555818463.ch18.

RIBEIRO, Bernardo. **Microbiologia Industrial - Alimentos**. v. 2 ed. São Paulo: Guanabara Koogan, 2018.

SHARMA, A.; S. GAUTAM; MISHRA, B. B. Trichothecium. *In*: **Encyclopedia of Food Microbiology**. Carl A. Batt, Mary Lou Tortorello, 2014.

SHIH IL, VAN YT, YEH LC, LIN HG, Chang YN. Production of a biopolymer flocculant from Bacillus licheniformis and its flocculation properties. **Bioresour Technol**, v. 78, n. 3, p. 267-272, 2001.

SILVA, Maria Eduarda da Costa; RODRIGUES, Renata Bazante; ULIAN, Andressa Alarice. REVISÃO DAS PROPRIEDADES METABÓLICAS DO BACILLUS SUBTILIS E SUAS APLICAÇÕES BIOTECNOLÓGICAS FAVORÁVEIS À BIOCENOSE. **Revista Multidisciplinar Em Saúde,** v. 2, n. 2, p. 01, 2021. DOI: https://doi.org/10.51161/rems/1157.

SUAREZ Q., William; HERRERA A, Fanny. Aislamiento de Aeromonas spp. en muestras de pescado fresco comercializado en pamplona (norte de santander). **rev.udcaactual.divulg.cient**, v. 14, n. 2, p. 7-13, 2011.

THI, Minh Tam Tran; WIBOWO, David; REHM, Bernd H A. Pseudomonas aeruginosa Biofilms Minh. **International Journal of Molecular Sciences**, v. 21, p. 8671, 2020.

TORTORA, Gerard J.; FUNKE, Berdell R.; CASE, Christine L. **Microbiologia**. 12ª ed. Porto Alegre: Artmed, 2017.

VOLLAND, Jean Marie et al. A centimeter-long bacterium with DNA contained in metabolically active, membrane-bound organelles. **Science**, v. 376, n. 6600, p. 1453-1458, 2022. DOI: 10.1126/science.abb3634.

WALLER, Stefanie Bressan; DOS REIS-GOMES, Angelita; CABANA, Ângela Leitzke; DE FARIA, Renata Osório; MEIRELES, Mário Carlos Araújo; DE MELLO, João Roberto Braga. Microsporose Canina E Humana – Um Relato De Caso Zoonótico. **Science And Animal Health**, v. 2, n. 2, p. 137, 2014. DOI: 10.15210/sah.v2i2.4129.

CAPÍTULO 2:

FATORES QUE AFETAM O CRESCIMENTO DE MICRORGANISMOS

São vários os fatores considerados como fatores de risco à segurança dos alimentos, desde sua produção, transporte, o tratamento industrial que sofrem, seu armazenamento e embalagens. A contaminação microbiana dos alimentos, seja de origem animal ou vegetal, pode acontecer através dos mais variados tipos de microrganismos, cujas fontes podem ser externas ou podem fazer parte da microbiota natural do alimento. Mas para que estes microrganismos possam crescer eles necessitam de certas condições que sejam favoráveis ao seu crescimento no alimento. E estas condições são representadas por múltiplos fatores, os quais são classificados em intrínsecos e extrínsecos sendo que existe uma interação entre eles e muitas vezes um fator poderá afetar outro.

Da mesma forma que estes fatores são essenciais e necessários ao crescimento microbiano no alimento, estes mesmos fatores podem ser usados para evitar a multiplicação no alimento e dessa forma evitar a contaminação do alimento.

Os fatores intrínsecos são aqueles fatores inerentes ao próprio alimento os quais poderão promover ou facilitar a multiplicação microbiana ou então prevenir ou retardar a multiplicação.

Os fatores intrínsecos são os fatores do meio ambiente externo que também terão este efeito: ou irão promover a multiplicação microbiana ou irão retardar/prevenir a multiplicação microbiana.

Palavras-chave: crescimento microbiano em alimentos, fatores intrínsecos, fatores extrínsecos.

Veja o mapa do capítulo:

- **FATORES INTRÍNSECOS E EXTRÍNSECOS**
  Fatores intrínsecos
  pH
  Atividade de água (Aw)
  Potencial de Oxirredução – Redox (Eh)
  Composição química: Nutrientes
  Fatores de crescimento e fatores antimicrobianos
  Interação entre os microrganismos
- **FATORES EXTRÍNSECOS**
  Temperatura ambiental
  Umidade Relativa do Ar (UR)
  Atmosfera gasosa
  Fatores intrínsecos e extrínsecos

Fatores intrínsecos e extrínsecos são aqueles fatores que determinam se os microrganismos terão condições de crescer ou não nos alimentos. Fatores intrínsecos são determinados pelo próprio alimento e os fatores extrínsecos são determinados pelo ambiente no qual o alimento é armazenado (RAY; BHUNIA, 2014).

Tabela 1. Fatores intrínsecos e extrínsecos que afetam o crescimento microbiano.

Fatores intrínsecos	Fatores extrínsecos
pH	Temperatura
Atividade de água (Aw)	Umidade relativa
Potencial de óxidorredução (Eh)	Composição gasosa atmosférica
Composição química: nutrientes	
Fatores antimicrobianos	
Interação entre microrganismos	

Fonte: Adaptado de RAY; BHUNIA, 2014

Embora cada fator seja discutido em separado, deve-se lembrar que em um sistema complexo como o alimento, estes fatores estão presentes em conjunto e exercem essa influência sobre os microrganismos em combinação seja de forma favorável ou não.

As condições favoráveis para a que a velocidade de multiplicação dos microrganismos seja maior incluem os nutrientes, a temperatura, a presença de oxigênio e água, e o teor de acidez.

Fatores intrínsecos

1. pH

O pH indica a concentração hidrogeniônica em um sistema e é expresso como o logarítmico negativo (–log [H+) do íon hidrogênio ou concentração de próton. Varia de 0 a 14, sendo o pH 7,0 como valor neutro.

O crescimento e metabolismo microbiano sofrem uma grande influência do pH devido ao efeito da acidez e alcalinidade do meio ambiente sobre a estabilidade e atividade de macromoléculas, como enzimas.

Cada microrganismo possui um valor mínimo, máximo e ótimo para crescimento. O pH do alimento afeta de forma significativa as células microbianas por não possuírem mecanismos de ajuste do pH interno (FRAZIER; WESTHOFF; VANITHA N M, 2014). Em geral, bolores e leveduras crescem em pH mais baixo que bactérias, bactérias Gram negativas são mais sensíveis a pH ácidos do que as Gram positivas (FRAZIER; WESTHOFF; VANITHA N M, 2014, RAY; BHUNIA, 2014). Contudo, espécies diferem individualmente em seu limite mínimo para crescer. Em geral, bactérias crescem mais rapidamente em uma faixa de pH entre 6,0-8,0, leveduras entre 4,5 e 6,0 e fungos filamentosos entre 3,5-4,0. Contudo, existem exceções, como os lactobacilos e bactérias acéticas cujo pH ótimo está entre 5,0 e 6,0 (ADAMS; MOSS, 2008).

Embora a maioria dos alimentos possua um pH neutro ou ácido, o pH inerente dos alimentos varia muito. Alimentos que possuem um pH baixo (<4,5) normalmente não são prontamente degradados por bactérias, mas são mais susceptíveis a bolores e leveduras. A ecologia microbiana é grandemente afetada pela acidez do alimento assim como nas taxas e características da deterioração.

Alguns alimentos como frutas, refrigerantes, leites fermentados, chucrute e picles por possuírem um pH restritivo muito ácido mantêm excelente qualidade. Frutas, por exemplo, devido ao baixo pH o crescimento bacteriano é limitado e a deterioração por bolores e leveduras predominam (ADAMS; MOSS, 2008). Alimentos fermentados, por sua vez, possuem pH ácido devido à formação de ácido láctico durante a fermentação (FRAZIER; WESTHOFF; VANITHA N M, 2014). A tabela 2 apresenta os valores das faixas de crescimento de pH para os microrganismos, contudo, os valores de pH são afetados por outros fatores que agem simultaneamente. Por exemplo, lactobacilos requerem um pH mínimo para sua multiplicação a qual depende do tipo de ácido usado na acidificação (FRANCO; LAWNDGRAF, 2008).

Tabela 2. Faixa de pH de crescimento microbiano

Microrganismo	faixa de pH
Bolores	1,5 – 9,0
Leveduras	2,0 – 8,5
Bactérias Gram +	4,0 – 8,5
Bactérias Gram -	4,5 – 9,0

Fonte: Adaptado de RAY; BHUNIA, 2014.

Com a redução do pH a níveis abaixo do mínimo para o crescimento microbiano, as células perdem a viabilidade e param de crescer. Aparentemente este efeito é mais evidenciado com ácidos fracos, com uma constante de dissociação (pKa) alto como ácido acético (valor pKa 4,8) e ácido lático (valor de pKa 3,8). Em um mesmo pH, ácido acético possui mais moléculas dissociadas do que o ácido lático. E as moléculas dissociadas por serem lipofílicas entram na célula (passam livremente pela membrana) e geram H^+ no citoplasma, reduzindo assim o pH interno e destruindo o gradiente de prótons entre o meio intra e extracelular (RAY; BHUNIA, 2014). A célula então tenta manter seu pH interno neutralizando ou expelindo prótons e isso irá retardar seu crescimento, pois desvia a energia necessária para as funções de crescimento. Se o pH externo é suficientemente baixo e a concentração extracelular de ácido alta, a carga sobre a célula torna-se tão grande que o pH do citoplasma diminui a um nível onde o crescimento não é mais possível e a célula eventualmente morre (ADAMS; MOSS, 2008).

Leveduras, por sua vez, não crescem bem em substratos alcalinos. pH neutro favorece a maioria das bactérias, e bactérias formadoras de ácido são favorecidas em meio levemente ácido. Enquanto bactérias proteolíticas crescem em pH alcalino (FRAZIER; WESTHOFF; VANITHA N M, 2014). Os compostos tamponantes presentes nos alimentos permitem resistir às mudanças no pH (capacidade tamponante) assim possuem a habilidade em ser especialmente efetivo dentre uma certa faixa de pH. Tampões permitem que uma fermentação ácida proceda por mais tempo e com uma produção maior dos produtos que de outra forma não seria possível. Na fermentação de chucrute ou picles, por exemplo, na fase inicial da fermentação ocorre uma pequena quantidade de ácidos produzidos por bactérias lácticas, pois os sucos de vegetais possuem um baixo poder tamponante o que permite uma queda apreciável no pH. E isso permite que o ácido láctico suprima os organismos competidores proteolíticos e hidrolíticos de pectina. Assim, um baixo poder tamponante permite rapidamente o surgimento de uma sucessão de microrganismos durante a fermentação do que um alto poder tamponante. O leite, por outro lado, é um bom tamponante e assim permite um considerável crescimento e produção de ácido láctico pelas bactérias lácticas na produção de leites fermentados antes que a cultura "*starter*" seja finalmente suprimida (FRAZIER; WESTHOFF; VANITHA N M, 2014).

Alimentos como carnes e produtos marinhos são altamente susceptíveis à proliferação microbiana devido ao pH. No caso das carnes, as carnes provenientes de animais fatigados deterioram-se mais rapidamente por apresentarem um pH mais alto do que as carnes provenientes de animais descansados. Após a morte, o glicogênio é transformado em ácido láctico abaixando o pH de 7,4 para cerca de 5,6 (dependendo do tipo de animal). A metabolização do glicogênio antes de sua morte ocorre devido ao estresse que o animal é submetido antes do abate, reduzindo a quantidade de ácido láctico produzido após a morte do animal e desse modo produz uma carne com pH mais alto (FRANCO; LAWNDGRAF, 2008).

Pescados se deterioram mais rapidamente que carnes sob refrigeração. O pH no *rigor mortis* do pescado está entre 6,2 e 6,5, que é mais alto no músculo de mamíferos (5,6) o que contribui para um armazenamento mais longo de carnes do que do pescado (ADAMS; MOSS, 2008).

Não só a taxa de crescimento microbiano é afetada pelo pH, mas também as taxas de crescimento durante o armazenamento, aquecimento e outras formas de processamento. Assim como, mesmo se o pH inicial é adequado, com a presença de organismos competidores ou o próprio crescimento microbiano, o pH pode tornar-se desfavorável. Por outro lado, da mesma forma se o pH inicialmente é restritivo com o crescimento microbiano, este poderá alterar o pH para uma faixa que seja mais favorável para o crescimento de muitos outros microrganismos (FRANCO; LAWNDGRAF, 2008). O pH afeta também a respiração de microrganismos pela ação enzimática e no transporte de nutrientes para dentro da célula microbiana, assim como o pH desfavorável provoca o prolongamento da fase lag da multiplicação microbiana (FRANCO; LAWNDGRAF, 2008).

A tabela 3 apresenta a classificação dos alimentos de acordo com sua acidez.

Tabela 3. Classificação dos alimentos de acordo com sua acidez.

Alimentos	pH
Baixa acidez	>4,5
Ácidos	entre 4,0 e 4,5
Muito ácidos	< 4,5

Fonte: Adaptado de FRANCO; LAWNDGRAF, 2008

> Baseada no pH mínimo para crescimento e produção de toxina pelo *Clostridium botulinum* (4,5) e no pH mínimo para multiplicação da grande maioria das bactérias (4,0).

De acordo com essa classificação, os alimentos de baixa acidez com pH >4,5 são os mais susceptíveis ao crescimento microbiano tanto de organismos patogênicos como deteriorantes. Nos alimentos ácidos com pH entre 4,0 e 4,5 predominam os bolores e leveduras, algumas espécies de bactérias lácticas e algumas espécies de *Bacillus*. Nos alimentos muito ácidos, o crescimento microbiano fica restrito quase exclusivamente a bolores e leveduras.

Podemos concluir então que ter conhecimento sobre os efeitos do pH sobre a viabilidade microbiana nos alimentos é importante no sentido de se desenvolver métodos que previnam a proliferação de organismos indesejáveis no alimento.

Tabela 4. pH de alimentos.

Alimentos	Faixa aproximada de pH
Vegetais	
Abóbora	5,0 – 5,4
Alface	6,0
Azeitona	3,6 – 3,8
Beterraba	4,2 – 4,4
Brócolis	6,5
Cebola	5,3 – 5,8

Alimentos	Faixa aproximada de pH
Cenoura	4,9 – 6,0
Feijão	4,6 – 6,5
Milho	7,3
Tomate	4,2 – 4,3
Frutas	
Ameixa	2,8 – 4,6
Banana	4,5 – 4,7
Suco de laranja	3,6 – 4,3
Maçã	2,9 – 3,3
Uva	3,4 – 4,5
Carnes	
Bovina (moída)	5,1 – 6,2
Frango	6,2 – 6,4
Presunto	5,9 – 6,1
Pescados	
Atum	5,2 – 6,1
Camarão	6,8 – 7,0
Peixe fresco (maioria)	6,6 – 6,8
Laticínios	
Creme de leite	6,5
Leite	6,3 – 6,5
Manteiga	6,1 -6,4
Queijo	4,9 – 5,9

Fonte: Adaptado de FRANCO; LAWNDGRAF, 2008.

2. Atividade de água (Aw)

A água necessária ao metabolismo e multiplicação microbiana deverá estar disponível no alimento. A água que está ligada por forças físicas às macromoléculas não está livre para participar das reações químicas ou para agir como solvente. Sendo assim, a água ligada não pode ser aproveitada pelos microrganismos.

As reações ocorrem em um ambiente aquoso, o citoplasma que é rodeado pela membrana citoplasmática que por sua vez é permeável a moléculas de água. As moléculas de água passam do citoplasma para o meio extracelular e desse para o citoplasma. Para um crescimento microbiano o citoplasma deve estar na fase líquida. Muitos organismos podem sobreviver, mas não crescer quando seu citoplasma está completamente seco (ADAMS; MOSS, 2008).

A atividade de água é um parâmetro pelo qual é possível entender o movimento da água de meio ambiente para o citoplasma e vice-versa, ou seja, sua disponibilidade.

Atividade de água é a relação existente entre a pressão parcial de vapor da água contida na solução ou alimento (P) e a pressão parcial de vapor da água pura (P_0), a uma dada temperatura:

$$Aw = P/P_o$$

A Aw é uma propriedade coligativa, isto é, depende do número de moléculas ou íons presentes na solução e não de seu tamanho. Compostos como o cloreto de sódio, por exemplo, é mais efetivo em reduzir a atividade da água do que sucrose. Isso porque o cloreto de sódio se dissocia em dois íons na solução, enquanto que sucrose é molécula baseada na molaridade (ADAMS; MOSS, 2008). Outros compostos como açúcares e glicerol e processos como a desidratação e congelamento também promovem a redução da atividade de água.

Pressão osmótica x Atividade de água

A pressão osmótica é a força por unidade de área necessária para parar o fluxo das moléculas de água de uma região de alta Aw para outra com baixa Aw. O citoplasma é uma solução aquosa e deve possuir uma Aw menor que a água pura. Dessa forma, um microrganismo em um ambiente de água pura irá passar por um fluxo de moléculas de água para o citoplasma. Se este microrganismo não puder controlar este fluxo, irá aumentar de tamanho e sofre lise. Bactérias, fungos e algas toleram bem a pressão osmótica devido a sua parede celular (ADAMS; MOSS, 2008).

Solutos compatíveis como polióis de glicerol, arabitol, manitol produzidos por fungos e aminoácidos (ou derivados) por bactérias são produzidos para aumentar a concentração de solutos de modo a manter a Aw ainda menor ou sua pressão osmótica alta, condição essa essencial para a célula. Estes compostos não interferem com a função do citoplasma (ADAMS; MOSS, 2008).

Os valores de Aw variam de 0 a 1. Os alimentos frescos possuem em sua grande maioria valores de Aw superior a 0,95. Assim como os demais fatores, os microrganismos possuem valores de Aw mínimo, máximo e ótimo para sua multiplicação. O valor máximo para o crescimento microbiano é ligeiramente menor de 1,0, mas o comportamento dos microrganismos em relação a Aw é bastante variável (FRANCO; LAWNDGRAF, 2008).

Os valores mínimos de Aw nos quais crescimento ocorre é apresentado na tabela 5.

Tabela 5. Valores mínimos de Aw para o crescimento ativo microbiano.

Microrganismos	Valor mínimo de Aw
Maioria das bactérias Gram positivas	0,90
Maioria das bactérias Gram negativas	0,97
Maioria das bactérias das leveduras	0,88
Bactérias halofílicas*	0,75
Fungos xerofílicos**	0,61

Fonte: Adaptado de ADAMS; MOSS, 2008

*Bactérias halofílicas: crescem em altas concentrações de sais acumulando cátions, como o potássio e/ou produzindo metabólitos que ajudam na adaptação ao ambiente. (HEIGL; FERNANDES; JR, 2006)

**Fungos xerofílicos: conseguem crescer em condições mínimas de Aw em substratos secos ou concentrados e na presença de concentração elevada de açúcar ou sal (MAIRA *et al.*, 2015).

A maioria das bactérias cresce bem em um meio com Aw próxima de 1,00 (0,995 a 0,998), ou seja, crescem bem em concentrações baixas de açúcar ou sal. Os meios de cultura contêm em sua formulação normalmente 0,85% de cloreto de sódio (solução fisiológica) e não mais que 1% de açúcar, pois concentrações altas de açúcar e 1 a 2% de sal pode inibir o crescimento microbiano.

Fungos variam muito em sua Aw ótima assim como a Aw para germinação dos esporos sexuais. A faixa para a germinação do esporo é maior a temperaturas próximas do ótimo para germinação. A mínima Aw para a germinação do esporo relatado foi de 0,62 para alguns mofos e 0,93 para outros como *Mucor, Rhizopus,* e *Botrytis.* (FRAZIER; WESTHOFF; VANITHA N M, 2014).

Tabela 6. Aw ótima e inibitória para alguns fungos.

Fungo	Aw ótima
Rhizopus	0,98-0,99
Penicillium sp.	0,99
	Aw inibitória
Rhizopus	0,94
Aspergillus spp.	0,85

Fonte: Adaptado de FRAZIER; WESTHOFF; VANITHA N M, 2014

Aw abaixo de 0,62 inibe o crescimento de fungos e a redução da Aw abaixo do ótimo para o fungo retarda a germinação de esporos reduzindo sua taxa de crescimento.

À medida que a Aw é reduzida abaixo do nível ótimo, há um aumento da fase lag do crescimento, uma diminuição na taxa de crescimento e uma diminuição na quantidade de substâncias sintetizadas. Estas alterações variam de acordo com o organismo e com o soluto empregado para reduzir a Aw. (FRAZIER; WESTHOFF; VANITHA N M, 2014).

A maioria das bactérias deteriorantes não se multiplica em Aw menor de 0,91, mas fungos deteriorantes podem se multiplicar em Aw de até 0,80. Bactérias patogênicas como *Staphylococcus aureus* podem tolerar Aw de até 0,86 para seu crescimento, *Clostridium perfrin-*

gens não se multiplica em Aw menor de 0,94. O valor mínimo para o crescimento microbiano (qualquer microrganismo) considerado é o de 0,60 (FRANCO; LAWNDGRAF, 2008, ADAMS; MOSS, 2008). Fatores como pH do meio, potencial de oxirredução e a presença de substâncias antimicrobianas naturais ou intencionalmente adicionadas também podem influenciar a Aw limitante para o crescimento de determinado microrganismo.

Alguns fatores são importantes na redução da Aw:

Tipo de soluto empregado para reduzir a Aw: leveduras, por exemplo, a Aw mínima de crescimento independe do tipo de soluto. Outros organismos possuem um valor limitante de Aw menor com alguns solutos do que com outros. Cloreto de potássio geralmente é menos tóxico do que o cloreto de sódio.

Valor nutritivo do meio de cultura: geralmente o melhor meio de cultura apresenta um valor limitante baixo.

Temperatura: a maioria dos organismos tem maior tolerância à baixa Aw na sua temperatura ótima de crescimento.

Fornecimento de Oxigênio: o crescimento de aeróbios ocorre em baixa Aw na presença do ar do que na sua ausência, e o reverso ocorre com os anaeróbios.

pH: a maioria dos organismos são mais tolerantes à baixa Aw em valores próximos da neutralidade do que em pH ácido ou alcalino.

Inibidores: a presença de inibidores estreita a faixa de Aw para o crescimento microbiano.

Os microrganismos podem ser agrupados de acordo com sua tolerância a altas concentrações de solutos. Halotolerantes são aqueles que crescem na presença de altas concentrações de sal. Osmotolerantes crescem na presença de altas concentrações de compostos orgânicos não ionizados como açúcares. E xerotolerantes crescem em alimentos secos.

Tabela 7. Principais grupos de alimentos e sua Aw.

Alimento	valor de Aw
Carnes, aves e pescado frescos, leite	>0,98
Frutas e vegetais frescos	>0,97
Pão, carnes curadas, queijos processados	0,93 a 0,98
Ovos	0,97
Presunto cru, leite condensado	0,85 – 0,93
Bolo assado	0,90 – 0,94
Geleias	0,75 – 0,80
Frutas secas, cereais, farinhas, alguns queijos maturados	0,60 – 0,85
Chocolate, mel, biscoitos, leite em pó.	<0,60

Fonte: Adaptado de FRAZIER; WESTHOFF; VANITHA N M, 2014, FRANCO; LAWNDGRAF, 2008.

3. Potencial de Oxirredução – Redox (Eh)

A reação de oxidação-redução (redox) ocorre como resultado da transferência de elétrons entre átomos ou moléculas. Nas células vivas, uma sequência ordenada de reações de transferência de elétrons e hidrogênio caracteriza a fosforilação oxidativa.

O termo Potencial de Oxirredução ou Redox é a tendência de um meio em aceitar ou doar elétrons, ou seja, em oxidar ou reduzir.

Oxidação e Redução são processos contrários

Oxidação: a espécie química perde elétrons para outra, ficando com a carga mais positiva, isto é, o seu Nox (Número de oxidação) aumenta.

Redução: ganho de elétrons de uma espécie química, com a consequente diminuição do Nox.

Em uma reação de oxirredução, uma substância é oxidada e a outra é reduzida simultaneamente. Nesse processo, ocorre a perda de elétrons da substância reduzida (que é oxidada) e o ganho de elétrons de uma substância oxidada (que é reduzida). Quando ocorre essa transferência de elétrons de um composto para outro se estabelece uma diferença de potencial que pode ser medida por instrumentos. É expressa em volts (V) ou milivolts (mV).

Nos sistemas biológicos, a oxidação e redução de substância é a fonte primária de geração de energia e se oxigênio livre está presente irá atuar com aceptor de elétrons e na ausência desse, o oxigênio se liga a algum outro componente como NO_3 e SO_4, que então irá aceitar o elétron (RAY; BHUNIA, 2014).

O potencial de oxirredução (Eh) de um alimento é determinado pelo Eh característico do alimento original, a capacidade de equilíbrio (resistência à mudança do potencial) do alimento, a tensão de oxigênio da atmosfera ao redor do alimento e o acesso que a atmosfera tem ao alimento (FRAZIER; WESTHOFF; VANITHA N M, 2014).

O substrato altamente oxidado possui um Eh positivo e o substrato reduzido tem um Eh negativo. Organismos aeróbios como bacilos, micrococos, pseudomonas, a maioria dos bolores, leveduras oxidativas, alguns patógenos como *Bacillus* spp. requerem um Eh positivo para sua multiplicação. Organismos anaeróbios como clostrídios e bacteroides requerem um Eh negativo. Nesse grupo estão incluídos alguns patógenos como o *Clostridium botulinum* e espécies deteriorantes (FRANCO; LAWNDGRAF, 2008).

A maioria dos alimentos vegetais frescos e de origem animal frescos possuem um Eh baixo ou em equilíbrio devido à presença de substâncias redutoras como o ácido ascórbico, açúcares redutores e proteínas contendo o grupo SH-. Enquanto as células da planta ou animal respiram e permanecem ativas, o sistema tende a resistir ao efeito do oxigênio se difundindo do lado de fora. Quando a respiração das células no alimento para, o oxigênio se difunde para o interior e muda o Eh. Portanto, um pedaço de carne fresca, ou a fruta inteira terá condições aeróbias somente na superfície ou próximo à superfície. O crescimento aeróbio de bactérias formadoras de limo na superfície de carne, por exemplo, poderá ocorrer ao mesmo tempo em que a putrefação anaeróbia ocorre no interior. Processos de controle microbiano, como o aquecimento, poderá evitar esta situação ao destruir ou alterar as substâncias redutoras e oxidantes e permitindo uma difusão mais rápida do oxigênio para dentro. Um alimento armazenado ao ar tem um Eh maior (+mV) do que quando armazenado no vácuo ou em uma atmosfera modificada como o CO_2 ou N_2 (FRAZIER; WESTHOFF; VANITHA N M, 2014; RAY; BHUNIA, 2014).

O crescimento microbiano no alimento reduz seu Eh devido à combinação de depleção de oxigênio (principal mecanismo) e a produção de compostos redutores como o hidrogênio pelos microrganismos. À medida que o conteúdo de oxigênio de um meio diminui, o Eh diminui de um valor aproximado de 400 mV para 60 mV para cada redução decimal na pressão parcial de oxigênio (RAY; BHUNIA, 2014). A Tabela 8 apresenta alguns alimentos e seus valores de Eh.

Tabela 8. Valores de Eh de alimentos.

Alimento	Valor Eh (mV)
de origem vegetal	+300 a +400
Carnes em pedaços	- 200
Carne moída	+ 200
Queijos	- 20 a -200

Fonte: Adaptado de FRANCO; LAWNDGRAF, 2008

Potencial Redox e Crescimento microbiano

Os microrganismos são classificados de acordo com seu crescimento na presença e ausência de oxigênio livre. Dessa forma, os microrganismos são classificados em aeróbio, anaeróbios estritos, anaeróbios facultativos ou microaerófilos.

Os microrganismos aeróbios necessitam do oxigênio livre para atuar como aceptor final de elétrons através da cadeia respiratória. Microrganismos aeróbios, portanto, requerem um valor de Eh alto e predominam na superfície de alimentos expostos ao ar ou se o ar é facilmente disponível. Bacilos Gram negativos, como espécies de *Pseudomonas* spp. crescem bem entre Eh +100 a +500 mV e produzem limo na superfície de carnes e odores desagradáveis. Espécies de *Acinetobacter* quando crescem na superfície de bebidas alcoólicas oxidam etanol a ácido acético levando à deterioração ou produção de vinagre (ADAMS; MOSS, 2008).

Os microaerófilos crescem melhor na presença de menos oxigênio. Os anaeróbios facultativos podem gerar energia se o oxigênio livre está disponível ou podem utilizar o oxigênio ligado a compostos como NO_3 ou SO_4 como aceptores finais de elétrons através da respiração anaeróbia. Na fermentação (anaeróbia) outros compostos como o $NADH_2$ (na produção de lactato pelo piruvato) são usados como aceptores de elétrons ou hidrogênio. Somente através da fermentação que anaeróbios e anaeróbios facultativos podem transferir elétrons (RAY; BHUNIA, 2014).

Os anaeróbios estritos ou obrigatórios não podem crescer na presença de oxigênio, mesmo que em pequenas quantidades de oxigênio livre. Eles não possuem a enzima dismutase superóxido (SOD), necessária para eliminar os radicais livres tóxicos de oxigênio. (RAY; BHUNIA, 2014).

Espécies anaeróbias como os clostrídios tem o potencial de crescer em condições anaeróbias como no interior dos tecidos de carnes, nas embalagens a vácuo e alimentos enlatados. *Clostridium botulinum* é considerado de maior preocupação na saúde pública pelo botulismo.

A tabela 9 apresenta a faixa de Eh na qual os microrganismos crescem e são capazes de gerar energia através de reações metabólicas específicas, as quais dependem do potencial Redox. Os valores de Eh variam muito de acordo com a concentração de componentes redutores no alimento e a presença de oxigênio.

Tabela 9. Faixa de Eh de diferentes grupos de microrganismos.

Grupos de microrganismos	Faixa de Eh (mV)
Aeróbios	+500 a +300
Anaeróbios facultativos	+ 300 a + 100
Anaeróbios	+ 100 a -200 (ou menos)

Fonte: Adaptado de RAY; BHUNIA, 2014

Bolores, leveduras, gêneros *Bacillus, Pseudomonas, Moraxella* e *Micrococcus* são exemplos de microrganismos aeróbios.

Bactérias lácticas, enterobactérias como *Salmonella, Escherichia coli*, e *Yersinia* spp. são exemplos de anaeróbios facultativos.

Em alimentos, o anaeróbio *Clostridium botulinum* é considerado de maior importância devido ao botulismo.

Campylobacter jejuni é exemplo de microaerófilo, sendo considerado um patógeno alimentar emergente.

4. Composição química: Nutrientes

Dos alimentos e seus nutrientes são derivados os elementos químicos que constituem a biomassa microbiana, que são as moléculas essenciais ao crescimento e que os organismos não podem sintetizar e o substrato que é usado como fonte de energia.

Considerando-se que o alimento é substrato para os microrganismos, os nutrientes presentes nos alimentos são a fonte de nutrientes e energia necessários para a síntese dos componentes celulares. Todos os alimentos contêm os cinco grandes grupos principais de nutrientes: carboidratos, proteínas, lipídios, minerais e vitaminas sejam de forma natural ou adicionada. A água, embora não seja considerada um nutriente, é essencial para as reações bioquímicas acontecerem (RAY; BHUNIA, 2014).

Se um organismo não possui a habilidade de utilizar algum desses nutrientes principais, isso irá limitar seu crescimento e estará em desvantagem com aqueles que o possam fazê-lo. Assim, por exemplo, a habilidade em sintetizar enzimas amilolíticas (degradadoras de amido) irá favorecer o crescimento de um organismo em cereais e outros produtos farináceos. A adição de açúcares em iogurtes irá favorecer o desenvolvimento da deterioração por leveduras pela variada disponibilidade de carboidratos (ADAMS; MOSS, 2008).

Em termos de necessidades nutricionais, as bactérias são mais exigentes que leveduras e bolores. Os microrganismos também variam quanto à habilidade em utilizar carboidratos complexos como amido e celulose, proteínas como caseína e lipídios. Enzimas específicas extracelulares (exoenzimas) e enzimas hidrolíticas são capazes de degradar moléculas complexas a moléculas mais simples antes de transportá-las para fora da célula. Esta habilidade fornece uma excelente oportunidade a algumas espécies a crescerem dentre uma população mista mesmo quando são incapazes de metabolizar as moléculas complexas. Além disso, as células microbianas após a morte e lise celular liberam endotoxinas, que também podem degradar moléculas complexas a moléculas mais simples as quais podem ser utilizadas por outros microrganismos (RAY; BHUNIA, 2014).

Em relação aos alimentos, os tipos e a proporção de nutrientes presentes são importantes para se determinar quais organismos que provavelmente irão crescer no alimento (FRAZIER; WESTHOFF; VANITHA N M, 2014):

Dessa forma, podemos então categorizar os alimentos em:

Alimentos como fonte de energia

Alimentos como fonte de crescimento

Substâncias acessórias ou vitaminas.

Alimentos como fonte de energia

Embora os açúcares normalmente sejam utilizados como fonte de energia, outros compostos de carbono como ésteres, álcoois, peptídeos e ácidos orgânicos e seus sais podem ser usados como fonte de energia. Poucos organismos conseguem utilizar carboidratos complexos como a celulose e somente um limitado número de organismos consegue hidrolisar o amido. Enquanto muitos organismos não conseguem utilizar a lactose e, portanto, não crescem bem no leite. A maioria dos organismos utiliza a glicose.

A obtenção de energia a partir de gorduras é limitada a alguns tipos de microrganismos, mas somente se uma fonte de energia usável como açúcares está ausente. Primeiro a gordura deve ser hidrolisada por uma lipase a glicerol e ácidos graxos que então servirá de fonte de energia para organismos hidrolisantes e outros organismos. Os organismos aeróbios normalmente estão mais envolvidos na decomposição de gorduras do que os anaeróbios, e os organismos lipolíticos geralmente são também proteolíticos (FRAZIER; WESTHOFF; VANITHA N M, 2014).

Outra fonte de energia para muitos organismos proteolíticos pode ser a hidrólise de proteínas, peptídeos e aminoácidos quando uma fonte de carboidratos melhor esteja faltando. Espécies proteolíticas, por exemplo, como *Pseudomonas* spp. decompõem carnes com o sucessivo crescimento de espécies fracamente proteolíticas ou mesmo não proteolíticas que poderão utilizar os produtos da proteólise (FRAZIER; WESTHOFF; VANITHA N M, 2014).

Alimentos como fonte de crescimento

Carboidratos

A habilidade dos microrganismos em utilizar os carboidratos difere muito devido à incapacidade de certos microrganismos em transportar monossacarídeos e dissacarídeos específicos para a célula e incapacidade de hidrolisar polissacarídeos fora da célula. Bolores são os organismos mais capazes de utilizar polissacarídeos (RAY; BHUNIA, 2014).

A metabolização dos carboidratos presentes nos alimentos fornece produtos que são usados para a síntese de componentes celulares. Mas também subprodutos, como o CO_2, (associado à deterioração) são produzidos ou a produção de ácido lático nos produtos fermentados. Ácidos orgânicos também são produzidos durante esta metabolização como ácido acético, ácido propiônico e butírico os quais podem ter um efeito antagônico ao crescimento e sobrevivência de muitas bactérias. (RAY; BHUNIA, 2014).

Monossacarídeos podem ser polimerizados levando à produção de carboidratos como dextranas, materiais capsulares ou da parede celular, membrana externa nas bactérias Gram negativas. Nestas, a endotoxina produzida, o Lipopolissacarideo (LPS) pode causar septicemia.

Proteínas

As proteínas estão presentes em maiores quantidades nos alimentos de origem animal do que nos alimentos de origem vegetal. Porém, certos alimentos como nozes e legumes são ricos em proteínas.

A utilização de compostos de nitrogênio como fonte de crescimento varia muito entre os organismos. Muitos organismos não têm a habilidade de hidrolisar proteínas e dessa forma não conseguem obter o nitrogênio sem a ajuda de organismos proteolíticos, pois a hidrólise de proteínas fornece peptídeos e aminoácidos. Peptídeos, aminoácidos, ureia, amônia são disponíveis para alguns organismos, mas não para todos.

Muitos fungos são proteolíticos, mas são poucos os gêneros e espécies de bactérias e muito poucas leveduras são ativamente proteolíticas. Geralmente, as bactérias proteolíticas crescem melhor em pH próximo da neutralidade e são inibidos pela acidez. Contudo, algumas bactérias ácido-proteolíticas são capazes de hidrolisar proteínas enquanto produzem ácido (FRAZIER; WESTHOFF; VANITHA N M, 2014).

A maioria dos microrganismos transporta aminoácidos e pequenos peptídeos para as células os quais serão hidrolisados intracelularmente. Também proteinases extracelulares e peptidases podem ser produzidas que têm a capacidade de hidrolisar grandes proteínas e peptídeos em pequenos peptídeos e aminoácidos antes que sejam transportados para a célula (RAY; BHUNIA, 2014).

Os principais componentes proteicos nos alimentos são as proteínas simples, proteínas conjugadas, peptídeos e compostos nitrogenados não proteicos como aminoácidos, ureia, amônia, creatinina e trimetilamina (RAY; BHUNIA, 2014).

Proteínas solúveis, como a albumina, são mais susceptíveis à ação hidrolítica do que as insolúveis, como o colágeno. Proteínas simples como albuminas, presentes em ovos, por exemplo, globulinas, presentes em leite, glutelinas em cereais, prolaminas (zeína em grãos) são polímeros de aminoácidos e diferem muito em sua solubilidade que irá determinar a habilidade dos microrganismos em utilizá-los. Por outro lado, a hidrólise de alimentos contendo proteínas conjugadas produz metalproteínas como a hemoglobina e mioglobina.

Poucos microrganismos são capazes de hidrolisar colágenos (insolúvel em água)	Muitos microrganismos hidrolisam albumina (solúvel em água)

Contudo, a hidrólise de proteínas nos alimentos pode ser desejável quando há a produção de *flavours* em queijos, por exemplo, ou indesejável com a perda da textura em carnes ou produção de odores desagradáveis. A metabolização intracelular de aminoácidos gera componentes celulares, energia e vários subprodutos como NH_3 e H_2S que promovem a deterioração do alimento. Toxinas e aminas biológicas como histamina produzidas na metabolização podem ter efeito deletério sobre a saúde (RAY; BHUNIA, 2014).

Lipídeos

Os lipídeos presentes nos alimentos incluem os ácidos graxos livres (AGL), glicerídeos, fosfolipídeos, ceras e esteróis. São relativamente em maiores quantidades em alimentos de origem animal do que os de origem vegetal. Contudo, nozes, oleaginosas, cocos, azeitonas e abacate possuem altos teores de lipídeos. Alimentos processados ou preparados variam grandemente em seus teores de lipídeos. Alimentos de origem animal ou contendo ingredientes de origem animal terão em sua composição o colesterol.

Mas os lipídeos normalmente são menos preferidos como substrato pelos microrganismos para a produção de energia ou síntese de compostos. Enzimas extracelulares como oxidases lipídicas podem ser produzidas por alguns microrganismos, especialmente bolores, levando à produção de aldeídos e acetonas. Embora certos gêneros bacterianos como *Pseudomonas, Achromobacter*, e *Alcaligenes* também produzam estas enzimas. A lise celular microbiana libera lipases e oxidases intracelulares que por sua vez no meio externo irão desencadear reações. A ação destas enzimas pode estar associada à rancidez, por exemplo, ou com a produção de *flavours* desagradáveis (RAY; BHUNIA, 2014).

Substâncias acessórias ou vitaminas

A necessidade microbiana em termos de nutrientes é bastante variável. Os microrganismos necessitam diversos elementos em pequenas quantidades, como fósforo, cálcio, magnésio, enxofre, manganês e potássio. A maioria dos alimentos contém estes elementos em quantidades suficientes (RAY; BHUNIA, 2014).

A composição nos alimentos em termos de vitaminas é variável. Sendo assim, carnes, por exemplo, são ricas em vitaminas do complexo B enquanto frutas são ricas em ácido ascórbico. Embora ovos sejam ricos em biotina, está ligada à avidina, tornando-a não acessível aos microrganismos deteriorantes que necessitam dela para sua multiplicação (FRAZIER; WESTHOFF; VANITHA N M, 2014).

O processamento de alimentos reduz os teores de vitaminas como timina, ácido pantatênico, ácido fólico e ácido ascórbico, pois estas vitaminas são termolábeis. O armazenamento por longos períodos em altas temperaturas também poderá reduzir o teor de certos fatores de crescimento.

Bactérias variam muito em termos de necessidade vitamínica. *Staphylocococcus aureus*, por exemplo, é capaz de sintetizar parte dessa necessidade, enquanto outras como *Pseudomonas* ou *E. coli* são capazes de sintetizar todos os fatores necessários. Enquanto que muitos patógenos necessitam do fornecimento de vitaminas e fatores de crescimento (FRAZIER; WESTHOFF; VANITHA N M, 2014).

5. Fatores de crescimento e fatores antimicrobianos

Os alimentos possuem fatores que ou estimulam ou inibem o crescimento microbiano que estão naturalmente presentes em alguns alimentos. Estes fatores podem ser adicionados na matéria-prima durante o processamento do alimento ou em meios de cultura, por exemplo, no isolamento de organismos fastidiosos de alimentos.

Barreiras físicas antimicrobianas (estruturas biológicas)

As partes internas, inteiras e saudáveis dos tecidos de plantas e animais vivos ou são estéreis ou possuem um conteúdo microbiano muito baixo e, portanto, a não ser que seja permitida a entrada de organismos deteriorantes, a deterioração não ocorrerá tão facilmente. Normalmente os alimentos possuem uma camada protetora seja natural ou artificial. Ovos, por exemplo, possuem a casca, aves são recobertos pela pele, a carne por uma camada de gordura, pescados por escamas, a casca ou pele em frutas e vegetais. A proteção física promove a preservação e determina o tipo, a taxa e o curso da deterioração. Por outro lado, ações como o descascamento, filetagem, remoção da pele, moer ou triturar, ou seja, ao se aumentar a área de superfície de exposição promove a distribuição de organismos deteriorantes e também a liberação de sucos contendo os materiais do alimento aos organismos invasores (FRAZIER; WESTHOFF; VANITHA N M, 2014).

A **primeira linha de defesa** é o tegumento que consiste em uma barreira física a infecções como a casca, pele, concha e outras estruturas externas. Normalmente composto de macromoléculas relativamente resistentes à degradação, além disso, fornecem um ambiente inóspito aos microrganismos devido à baixa atividade de água, pouco suprimento de nutrientes disponíveis e muito frequentemente compostos antimicrobianos. Alguns desses compostos antimicrobianos são os ácidos graxos de cadeia curta sobre a pele do animal, óleos essenciais presentes na superfície de plantas (ADAMS; MOSS, 2008).

O dano físico ao tegumento permite a invasão microbiana aos tecidos ricos em nutrientes, frutas e vegetais que são danificados deterioram-se mais rapidamente do que os produtos inteiros, e o processo inicia-se no local da injúria.

Como resultado do dano físico a concentração local de componentes antimicrobianos presentes nos tecidos aumenta e esta se constitui na **segunda linha de defesa**. Nas plantas, por exemplo, a injúria pode romper células que contêm óleos essenciais ou juntar enzimas e substrato que estavam separados no tecido intacto. Isso ocorre em plantas como mostarda, rabanete, agrião, repolho que produzem isotiocianatos. Em alho, cebola e alho-poró são produzidos alicinas (ADAMS; MOSS, 2008).

Substâncias antimicrobianas: Constituintes naturalmente presentes nos tecidos de plantas como pigmentos, alcaloides e resinas possuem propriedades antimicrobianas. Sendo assim, alguns alimentos, como os condimentos, apresentam estabilidade frente ao ataque microbiano devido à presença de substâncias que estão naturalmente presentes nestes alimentos. Por exemplo, tem sido demonstrado que óleo essencial presente em orégano possui atividade antimicrobiana contra *Escherichia coli* em salsichas adicionadas de óleo essencial, cujo principal componente é terpineno (BUSATTA *et al.*, 2007). A tabela 10 apresenta alguns óleos essenciais presentes em alguns condimentos.

Tabela 10. Óleos essenciais presentes em condimentos.

Alimento	Óleo essencial
Cravo/canela	eugenol
Alho	alicina
Canela	aldeído cinâmico
Mostarda	alil-isotiocianato
Orégano	timol/isotimol

Fonte: Adaptado de FRANCO; LAWNDGRAF, 2008

O espectro de ação e potência dos componentes antimicrobianos varia muito assim como sua concentração nos produtos naturais, e normalmente em baixas concentrações que produz pouco efeito. Contudo, muitas substâncias têm seu efeito antimicrobiano.

Cerveja: Lúpulo e seus extratos – além de conferir o gosto amargo à cerveja, a humulona contida na resina do lúpulo possui atividade contra organismos deteriorantes e bactérias lácticas. Contudo, o próprio ambiente da produção da cerveja é considerado como meio de cultura eficiente contra as bactérias que naturalmente são tolerantes à humulona, uma vez que a concentração do lúpulo é relativamente baixa e, na prática, não teria um efeito benéfico, e atuando mais na estabilidade microbiológica (ADAMS; MOSS, 2008).

Ovos: A clara de ovo possui diversas substâncias antimicrobianas como a lisozima que é capaz de destruir a parede celular bacteriana, especialmente das bactérias Gram positivas, pois a parede das células é mais acessível. Mas possui também ação contra as bactérias Gram negativas quando sua membrana externa estiver danificada por alguma razão. Sua ação consiste na hidrólise de ligações glicosídicas no peptideoglucano, responsável pela rigidez da parede celular bacteriana levando à lise da célula bacteriana. A lisozima está presente também no leite (ADAMS; MOSS, 2008, FRANCO; LAWNDGRAF, 2008).

Os ovos possuem também inibidores enzimáticos como a avidina e conalbiumina, A avidina e flavoproteína sequestram biotina e flavina e dessa forma restringe o crescimento de bactérias para as quais são nutrientes essências (ADAMS; MOSS, 2008, FRANCO; LAWNDGRAF, 2008).

Leite: O leite de origem bovina contém substâncias antimicrobianas de ação específica e inespecífica. Dentre os de ação específica incluem as imunoglobulinas, fator complemento, macrófagos e linfócitos. Dentre os de ação inespecífica, o sistema lactoperoxidase (SLP), considerado o mais importante, quebra os peróxidos presentes no leite, que libera oxigênio e este por sua vez oxida grupos SH de enzimas metabólicas vitais para os microrganismos. O SLP depende de substratos oxidáveis como o tiocianato. O tiocianato está naturalmente presente no leite e o peróxido de hidrogênio é gerado por enzimas de atividade endógena ou pelo metabolismo aeróbio de bactérias lácticas. Esta reação gera produtos de oxidação de curta duração como o hipotiocianato e este é bactericida a bactérias Gram negativas e inibe o crescimento de bactérias Gram positivas provavelmente pelo dano causado à membrana citoplasmática bacteriana (ADAMS; MOSS, 2008, FRANCO; LAWNDGRAF, 2008).

Ação bactericida: capacidade de matar ou eliminar irreversivelmente.	**Ação bacteriostática:** capacidade de inibir o crescimento e a reprodução bacteriana sem provocar sua morte imediata. Seu efeito é reversível.

A lactoferrina do leite é uma proteína que inibe o crescimento microbiano devido à retirada de íons de ferro do leite. O ferro é um elemento essencial às bactérias, contudo, muitas desenvolveram compostos ligantes específicos de ferro em um mecanismo de lidar com a falta de ferro. Estes compostos são conhecidos como sideróforos.

Frutas e vegetais: derivados do ácido hidroxicinâmico – agem sobre bactérias e alguns fungos. Taninos – presentes em frutas e sementes. Ácidos orgânicos e óleos essenciais presentes em frutas.

Microrganismos que crescem no alimento poderão produzir ácidos, álcoois, peróxidos e antibióticos que poderão ser inibitórios para outros microrganismos. Por exemplo, o ácido propiônico produzido por bactérias no queijo suíço é inibitório a bolores, o álcool produzido por leveduras no vinho inibe outros organismos competidores.

6. Interação entre os microrganismos

Durante a multiplicação de um determinado microrganismo no alimento ocorre a produção de metabólitos que podem afetar a capacidade de sobrevivência e multiplicação de outros microrganismos presentes nesse alimento. A produção de ácido láctico por bactérias lácticas no leite, por exemplo, altera o pH de forma que a acidez não permite o crescimento de outros microrganismos. Da mesma forma, a formação de compostos alcalinos pela ação de enzimas descarboxilases torna o pH do alimento alcalino, tornando-o propício a proliferação daquelas bactérias anteriormente inibidas pelo pH ácido. Alimentos fermentados, por exemplo, quando contaminados por leveduras que degradam o ácido láctico favorece o crescimento e produção de toxinas por *Clostridium botulinum* (FRANCO; LAWNDGRAF, 2008). A Tabela 10 apresenta algumas possíveis interações ocorridas entre os microrganismos nos alimentos.

Tabela 10. Interações entre microrganismos nos alimentos.

Produtos da metabolização	Produzido por	Efeito sobre
Tiamina e triptofano	*Pseudomonas aeruginosa* (deterioração)	Essencial a *Staphylococcus aureus*
Bacteriocinas	*E. coli* (colicinas) e enterobactérias (*Salmonella, Shigella*)	Bactericida contra algumas cepas de *E. coli*
Nisina	*Lactobacillus lactis* spp. *lactis*	Inibe bactérias Gram Positivas e impede a germinação de esporos (não é efetiva contra Bactérias Gram negativas).

Produtos da metabolização	Produzido por	Efeito sobre
Água oxigenadas	Estreptococos e lactobacilos	Inibe *Pseudomonas* spp. *Bacillus* spp. *Proteus* spp.

Fonte: Adaptado de FRANCO; LAWNDGRAF, 2008

A interação entre os microrganismos pode ser uma forma de se controlar o desenvolvimento de microrganismos patogênicos em alimentos através da estimulação de competição da microbiota residente com a adição de microrganismos inofensivos. Dessa forma, os microrganismos patogênicos podem ficar em desvantagem e serem eliminados ou ter sua população reduzida. Esse é o princípio da exclusão competitiva que tem sido muito utilizada no controle da contaminação de aves com patógenos como *Salmonella, Campylobacter* (FRANCO; LAWNDGRAF, 2008). Misturas de culturas aeróbias e anaeróbias têm demonstrado efetividade do uso da exclusão competitiva contra espécies de *Salmonella* em frangos de corte, protegendo as aves contra a colonização por espécies de *Salmonella* (REVOLLEDO; ASTOLFI FERREIRA; PIANTINO FERREIRA, 2003).

Fatores extrínsecos

Os fatores extrínsecos importantes no crescimento microbiano no alimento estão relacionados com as condições nas quais o alimento é armazenado. Estas condições são: a temperatura ambiental, a umidade relativa do ar e o ambiente gasoso. A umidade relativa e as condições gasosas influenciam a Aw e o Eh do alimento, respectivamente.

1. Temperatura ambiental

O princípio do crescimento microbiano baseia-se nas reações enzimáticas nas quais a cada aumento de 10 °C na temperatura a taxa catalítica de uma enzima dobra. Da mesma forma, essa taxa é reduzida pela metade ao se diminuir a temperatura em 10 °C (RAY; BHUNIA, 2014).

É bastante ampla a faixa de temperatura na qual os microrganismos crescem desde -8 °C a 100 °C sob pressão atmosférica. O requisito mais importante para que o crescimento ocorra é a presença da água no estado líquido e dessa forma esteja disponível para permitir o crescimento. Nenhum organismo é capaz de crescer nessa inteira faixa de temperatura e os microrganismos são classificados de acordo com as faixas nas quais são capazes de se multiplicar.

Normalmente, a maioria das bactérias cresce bem em uma faixa de temperatura acima de 30 °C, porém as temperaturas máxima e mínima variam de modo considerável entre diferentes espécies (BLACK, 2021). E de acordo com a faixa na qual as bactérias crescem são classificadas em Psicrófilas, Mesófilas e Termófilas.

Cada organismo possui uma temperatura mínima, ótima e máxima na qual o crescimento pode ocorrer e estas temperaturas são conhecidas como temperaturas cardinais (RAY; BHUNIA, 2014).

Estas temperaturas são críticas, pois a temperatura mínima de crescimento é a menor temperatura na qual as células podem se dividir. A temperatura máxima de crescimento é a temperatura mais alta em que as células podem se dividir e a temperatura ótima de crescimento é a temperatura em que as células se dividem mais rapidamente, ou seja, apresentam o menor tempo de geração. (TORTORA; FUNKE; CASE, 2017, BLACK; BLACK, 2021).

Temperaturas cardinais: temperaturas nas quais os microrganismos crescem em uma faixa de temperatura, que compreende desde uma temperatura mínima para início, uma temperatura ótima e uma temperatura máxima.

As figuras 1 e 2 mostram a classificação de bactérias de acordo com a faixa de crescimento e suas temperaturas cardinais.

Figura 1. Classificação de bactérias de acordo com a faixa de crescimento.

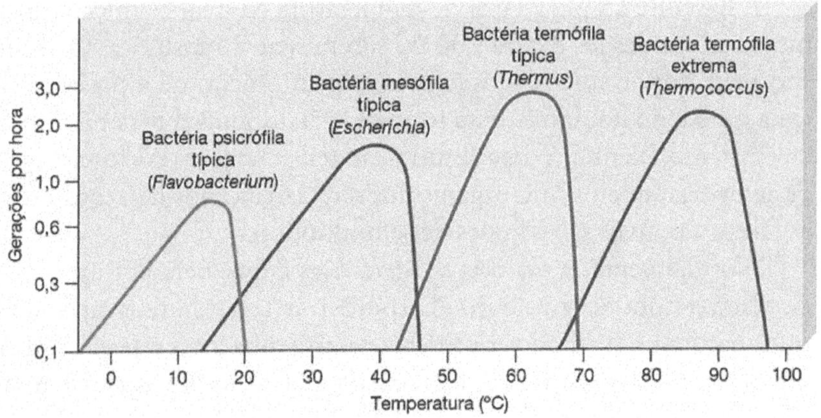

Fonte: Black, 2021.

Figura 2. Temperaturas cardinais dos microrganismos.

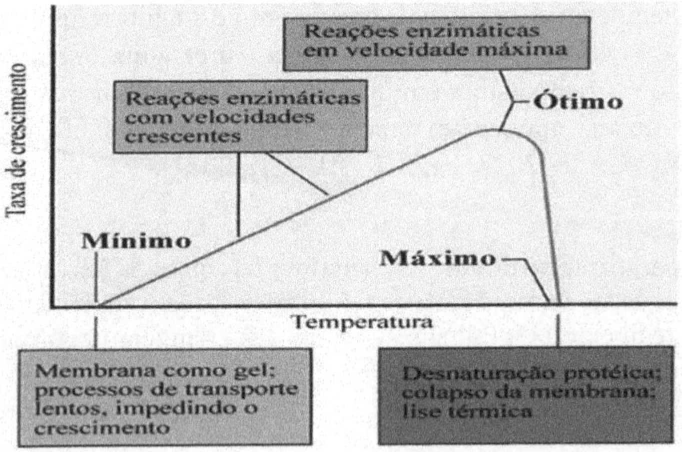

Fonte: MADIGAN, MICHAEL T.; MARTINKO, JOHN M.; BENDER, 2016

Pode-se observar que a temperatura ótima de crescimento se encontra geralmente próxima à parte superior da faixa. À medida que a temperatura se aproxima do ótimo, as reações enzimáticas ocorrem em velocidades crescentes e quando atinge o ótimo, as reações enzimáticas estão em velocidade máxima. Acima dessa temperatura, o crescimento cai rapidamente devido à desnaturação irreversível proteica. À medida que a temperatura diminui do ótimo, a taxa de crescimento também diminui, provavelmente devido à diminuição da velocidade das reações enzimáticas na célula. Na temperatura mínima, a membrana funciona como um gel devido a mudanças em sua estrutura e os processos de transporte são lentos, afetando o fornecimento de nutrientes ao sistema enzimático impedindo o crescimento. Porém, à medida que a temperatura alcança o máximo, desnaturação proteica acontece, seguida do colapso da membrana e a lise térmica da célula. Estas mudanças são suficientes para matar o organismo. A taxa na qual isso ocorre aumenta à medida que aumenta a temperatura. (ADAMS; MOSS, 2008, MADIGAN, MICHAEL T.; MARTINKO, JOHN M.; BENDER, 2016).

A tabela 11 apresenta as temperaturas cardinais para os grupos de microrganismos.

Tabela 11. Temperaturas cardinais dos grupos de microrganismos.

	Temperatura °C		
Grupo	Mínima	Ótima	Máxima
Termófilos	40–45	55–75	60–90
Mesófilos	5–15	30–40	40–47
Psicrófilos (psicrófilos obrigatórios)	- 5 a + 5	12–15	15–20
Psicrotróficos (psicrófilos facultativos)	- 5 a + 5	25–30	30–35

Fonte: Adaptado de ADAMS; MOSS, 2008

Embora essa classificação seja arbitrária, é considerada útil e por isso essa classificação segue uma faixa de temperatura e não por valores absolutos.

Na microbiologia de alimentos, os organismos mesófilos e psicrotróficos são os de maior importância, pois os mesófilos possuem uma temperatura ótima em torno de 37 °C, que é a temperatura corpórea humana. Nesta categoria estão incluídos alguns dos principais patógenos de origem alimentar como *Salmonella, Staphylococcus aureus* e *Clostridium perfringens.*

Os organismos capazes de crescer a baixas temperaturas podem ser classificados em psicrófilos obrigatórios (ou verdadeiros/estritos) e os facultativos. A temperatura ótima de crescimento para os psicrófilos obrigatórios é de 12-15 °C e não crescem acima de 20 °C. Este grupo está presente principalmente na região polar e regiões marinhas devido a sua sensibilidade a esta faixa de temperatura. Os psicrotróficos ou psicrófilos facultativos crescem na mesma faixa de crescimento dos psicrófilos obrigatórios, mas tem uma temperatura ótima e máxima maior, ou seja, a tolerância é mais ampla. E isso implica que estes organismos podem ser encontrados em uma maior diversidade de habitats e, por conseguinte possuem uma maior importância na deterioração de alimentos refrigerados (ADAMS; MOSS, 2008). Estes microrganismos são os principais agentes de deterioração de carnes, frango, pescados, ovos, entre outros. Nesse grupo estão incluídos gêneros *Pseudomonas, Alcaligenes, Flavobacterium, Micrococcus*, entre outros.

De modo geral, os mesófilos crescem mais rapidamente em sua temperatura ótima que os psicrotróficos, portanto a deterioração de alimentos perecíveis armazenados nessa faixa de crescimento dos mesófilos é mais rápida do que a deterioração de alimentos sob condições de refrigeração. Os psicrotróficos formam colônias visíveis a partir do 5º dia de incubação entre 0 e 7°C.

Os organismos termófilos formadores de esporos como certas espécies de *Bacillus* e *Clostridium* são os de maior importância na microbiologia de alimentos. Dentre os organismos deteriorantes podem ser citados o *Bacillus coagulans* e *Clostridium thermosacharolyticum.* Entre as espécies patogênicas o *Clostridum botulinum* e *Clostridium perfringens* possuem relevância na saúde pública.

Os fungos crescem em faixa de temperatura mais ampla que as bactérias e muitos são capazes de se multiplicar em alimentos refrigerados. As leveduras, por sua vez, preferem as temperaturas nas faixas dos mesófilos e psicrotróficos (FRANCO; LAWNDGRAF, 2008).

2. Umidade Relativa do Ar (UR)

A umidade relativa do ar (UR) e a atividade de água (Aw) estão relacionadas, pois a umidade relativa é, na verdade, uma medida da atividade de água da fase gasosa (ADAMS; MOSS, 2008).

Quando um alimento apresenta Aw baixa é importante que este alimento seja estocado sob certas condições nas quais não capte água do meio ambiente externo e assim aumente sua superfície permitindo o crescimento bacteriano. Se um alimento de baixa Aw está armazenado em uma atmosfera de alta UR, a água será transferida da fase gasosa ao alimento. Provavelmente levará certo tempo para que a Aw aumente, mas condensação poderá ocorrer na superfície e certas regiões poderão apresentar uma alta Aw e assim microrganismos que requerem uma Aw elevada poderão se desenvolver e deteriorar o alimento que inicialmente era considerado microbiologicamente seguro (ADAMS; MOSS, 2008).

O armazenamento de frutas e vegetais frescos requer um cuidadoso controle da UR. Se for muito baixa, muitos vegetais podem perder água e tornam-se flácidos. Se for muito alta então condensação ocorre e a deterioração se inicia.

Os alimentos de alta Aw armazenados em atmosfera de baixa UR perderão umidade que irá afetar sua capacidade de multiplicação.

3. Atmosfera gasosa

O oxigênio é o gás de maior importância em contato com alimento, sob condições normais, pois sua presença e influência sobre o potencial Redox, como já visto anteriormente, são importantes no estabelecimento do crescimento microbiano.

Sendo assim, a composição gasosa em que um alimento se encontra irá determinar quais os microrganismos irão predominar. Os organismos aeróbios predominam com a presença de oxigênio, e na sua ausência microrganismos anaeróbios irão predominar, embora haja variabilidade dos microrganismos quanto à sensibilidade ao oxigênio.

Atmosferas modificadas são aquelas onde o oxigênio é substituído (total ou parcialmente) por outros gases com o objetivo de aumentar a vida útil dos alimentos.

Diferentes combinações de oxigênio, nitrogênio e CO_2 têm sido utilizadas. Embalagens a vácuo são muito utilizadas em carnes.

O dióxido de carbono (CO_2) tem sido utilizado em embalagens com atmosfera modificada devido ao seu efeito inibitório sobre o crescimento microbiano. Tem sido muito utilizado em bebidas como água mineral carbonatadas (com gás) e refrigerantes.

Um dos fatores mais importantes do efeito antimicrobiano do CO_2, além da Aw e pH, é a temperatura, pois quanto mais baixa for a temperatura, mais intenso é seu efeito.

Bolores e bactérias Gram negativas oxidativas são mais sensíveis ao CO_2 enquanto lactobacilos tendem a ser mais resistentes.

Referências bibliográficas

ADAMS, Martin R.; MOSS, Maurice O. **Food Microbiolog**. Third Edit ed. Cambridge: Royal Society of Chemistry, 2008.

BLACK, Jacquelyn G.; BLACK, Laura J. **Microbiologia - Fundamentos e Perspectivas.** 10ª edição ed. São Paulo: Guanabara Koogan, 2021.

BUSATTA, Cassiano; MOSSI, Altemir José; RODRIGUES, Maria Regina Alves; CANSIAN, Rogério Luis; DE OLIVEIRA, José Vladimir. Evaluation of Origanum vulgare essential oil as antimicrobial agent in sausage. **Brazilian Journal of Microbiology**, v. 38, n. 4, p. 610-616, 2007. DOI: 10.1590/S1517-83822007000400006.

FRANCO, Bernadete D. de Melo; LAWNDGRAF, Marisa. **Microbiologia dos alimentos**. São Paulo: Atheneu, 2008.

FRAZIER, William C.; WESTHOFF, Dennis C.; VANITHA N M. **Food Microbiology**. fifth ed. New Delh: McGraw Hill Education (India) Private Limited, 2014.

MADIGAN, MICHAEL T.; MARTINKO, JOHN M.; BENDER, Kelly S. et al. **Microbiologia de Brock**. Porto Alegre: Artmed, 2016.

RAY, Bibe; BHUNIA, Arun. **Fundamental Food Microbiology**. fifth ed. Boca Raton: CRC Press Taylor & Francis Group, 2014.

REVOLLEDO, Liliana; ASTOLFI FERREIRA, Claudete Serrano; PIANTINO FERREIRA, Antonio José. Comparison of experimental competitive-exclusion cultures for controlling Salmonella colonization in broiler chicks. **Brazilian Journal of Microbiology**, v. 34, n. 4, p. 354-358, 2003. DOI: 10.1590/S1517-83822003000400014.

TORTORA, Gerard J.; FUNKE, Berdell R.; CASE, Christine L. **Microbiologia**. 12ª ed. Porto Alegre: Artmed, 2017.

CAPÍTULO 3:
FONTES DE CONTAMINAÇÃO EM ALIMENTOS

Os alimentos estão sujeitos às mais variadas fontes de contaminação ao longo da cadeia produtiva, desde a obtenção da matéria-prima, seja de origem animal ou vegetal, de origem interna ou externa.

Podemos imaginar diversas fontes de contaminação dos alimentos, como o consumo de alimentos crus ou não lavados, sujeiras, mãos não devidamente lavadas, o consumo de alimentos deteriorados, superfícies e utensílios não devidamente higienizados e o transporte de microrganismos através de insetos, ratos ou até mesmo animais domésticos.

As fontes naturais incluem as de origem vegetal como as frutas, vegetais, nozes, grãos, condimentos. As de origem animal incluem a pele, pelo, penas, tratos gastrointestinal, urogenital e respiratório e os ductos lactíferos. Além disso, é necessário levar em conta a microbiota existente que varia grandemente de acordo com o tipo de plantas, animais, sua localização geográfica e as condições ambientais.

Diferentes tipos de microrganismos podem contaminar os alimentos cujas fontes podem ser provenientes do ar, solo, esgoto, água, humanos, equipamentos, ingredientes e insetos, entre muitos outros.

A contaminação dos alimentos pode ser dividida de acordo com o tipo dos contaminantes presentes nos alimentos: **contaminação física** com a presença de corpos estranhos como pedras, madeira, cabelos, fragmentos de insetos, entre outros. A prevenção nesses casos consiste em uma boa higienização dos alimentos com água de boa qualidade e própria para consumo. A **contaminação química** com a presença de compostos químicos estranhos ou de toxinas produzidas por microrganismos, como inseticidas, metais pesados ou medicamentos. A prevenção deve ser feita com a lavagem de frutas e verduras para a eliminação de resíduos de agrotóxicos, ovos de helmintos ou de outros microrganismos. O cozimento é outra forma de prevenção eficiente, uma vez que o cozimento elimina muitas bactérias, larvas e ovos de vários parasitas. A higienização de utensílios e equipamentos durante a preparação e produção dos alimentos é outra forma de prevenção importante. E a **contaminação biológica** na qual ocorre presença de microrganismos patogênicos nos alimentos, como bactérias e fungos e/ou suas toxinas, larvas e ovos de helmintos, cistos de protozoários provenientes de dejetos fecais humanos e de animais. Vírus que também podem ser veiculados por alimentos. Vírus podem ser transmitidos através dos alimentos causando surtos alimentares. Os mais comuns são os norovírus e o da hepatite A.

As principais rotas de transmissão são os manipuladores de alimentos, contaminação de águas e alimentos com dejetos fecais (humanos e animais), preparação inadequada e má higienização de utensílios e equipamentos.

Esse capítulo aborda a contaminação biológica de origem bacteriana e fúngica de alimentos. Também serão abordados os vírus de veiculação alimentar.

Palavras-chave: contaminação em alimentos, fontes de contaminação em alimentos, prevenção da contaminação em alimentos.

Veja o mapa do capítulo:

- **FONTES DE ORIGEM NATURAL: VEGETAIS E FRUTAS**
- **FONTES DE ORIGEM NATURAL: ANIMAIS**
- **MICRORGANISMOS DE FONTE HUMANA**

- **FONTES AMBIENTAIS: AR, ÁGUA, SOLO**
  Microrganismos presentes na atmosfera
  Microrganismos presentes no solo
  Microrganismos presentes na água
- **COMO EVITAR A CONTAMINAÇÃO**

Fontes de origem natural: Vegetais e Frutas

Os habitats nos quais os microrganismos viáveis podem ser encontrados são muito variados e exercem um importante papel na estabilidade da biosfera.

A superfície natural das estruturas de plantas (flores, frutas, raízes) contém uma microbiota muito rica e variada, incluindo bactérias, leveduras e fungos filamentosos. Dentre as bactérias, geralmente estão incluídas espécies de *Pseudomonas, Alcaligenes, Flavobacterium*, e *Micrococcus, Erwinia, Bacillus, Clostridium,* coliformes e bactérias lácticas. (ADAMS; MOSS, 2008, FRAZIER; WESTHOFF; VANITHA N M, 2014, RAY; BHUNIA, 2014). Enteropatógenos como *Salmonella, Escherichia coli, Campylobacter, Shigella, Cyclospora, Giardia*) podem estar presentes no solo quando contaminado com esgoto não tratado (RAY; BHUNIA, 2014).

A microbiota natural pode afetar a qualidade original da matéria-prima (crua) usada na manufatura do alimento, os tipos de contaminação que poderão ocorrer durante o processamento assim como a possibilidade de deterioração do alimento, podendo estar associada a ocorrência de doença.

Com poucas exceções, como alguns vegetais porosos, como cebolas, e vegetais folhosos como repolho, o tecido interno de plantas é estéril. A microbiota presente na superfície de frutas e vegetais varia de acordo com as condições do solo, os tipos de fertilizantes empregados, água, qualidade do ar.

São variados os fatores que poderão aumentar a carga microbiana como as doenças nas plantas, o dano em suas superfícies, atrasos entre a colheita e lavagem, armazenamento e transporte inadequados após a colheita e antes do processamento. Por exemplo, a superfície de um tomate bem lavado pode apresentar entre 400-700 microrganismos/cm^2, enquanto o tomate não lavado poderá conter milhares

(RAY; BHUNIA, 2014, (FRAZIER; WESTHOFF; VANITHA N M, 2014).

A contaminação poderá vir da exposição das superfícies das plantas com solo, água, esgoto e animais, sendo assim os microrganismos provenientes dessas fontes serão acrescentados à microbiota natural e se as condições de crescimento tanto para a microbiota natural como a adicionada estiverem presentes, a carga microbiana aumentará (FRAZIER; WESTHOFF; VANITHA N M, 2014).

Fontes de origem natural: animais

A microbiota presente na superfície, nos tratos respiratório, gastrointestinal e urogenital são as principais fontes de microrganismos provenientes de animais e aves, assim como nos canais lactíferos, pele, pelos e penas. Normalmente a microbiota presente na superfície de carnes provenientes de animais não é tão importante quanto os microrganismos presentes nos tratos respiratório e gastrointestinal. Os cascos, pelos e couros de animais contêm grande número de microrganismos do solo, esterco, ração e água, além de organismos deteriorantes. O conteúdo intestinal poderá apresentar números elevados além da possível presença de patógenos como *Salmonella*, espécies patogênicas *Escherichia coli*, *Campylobacter jejuni*, *Yersinia enterocolitica*, e *Listeria monocytogenes* (RAY; BHUNIA, 2014, FRAZIER; WESTHOFF; VANITHA N M, 2014). A salmonelose em animais pode resultar na contaminação nos alimentos derivados desses animais portadores de salmonelose, inclusive os portadores assintomáticos. Contudo, o processamento e a manipulação resultam em poucos casos de salmonelose humana e carnes provenientes do abate de animais não são frequentemente associadas à salmonelose humana. Ovos e produtos derivados têm sido implicados com mais frequência, embora a pasteurização de ovos tenha reduzido a associação de ovos com salmonelose (FRAZIER; WESTHOFF; VANITHA N M, 2014).

A pele de muitos animais pode conter estafilococos, micrococos, estreptococos beta-hemolíticos. Estafilococos, por exemplo, presentes na pele ou no trato respiratório podem atingir a carcaça e assim atingir o produto final.

A composição da microbiota pode se alterar devido a doenças como infecções uterinas, respiratórias, intestinais ou mastites em vacas. Inadequadas condições de criação poderão resultar na contaminação fecal de superfícies do corpo do animal como pele, pelos, penas e o úbere. Brucelose, tuberculose, listeriose entre outras como parasitoses e viroses são algumas das infecções que podem ter sua origem em alimentos de origem animal. O estresse nos animais devido ao transporte ou de condições ambientais também pode aumentar a carga de patógenos antes do abate podendo contribuir para o aumento dessas doenças (FRAZIER; WESTHOFF; VANITHA N M, 2014, RAY; BHUNIA, 2014).

Pescados e mariscos também possuem microbiota nas escamas, peles e tratos digestivos a qual poderá ser alterada devido a fatores como a qualidade da água, hábitos de alimentação e doenças. Os patógenos de maior preocupação em relação aos pescados são *Vibrio parahaemolyticus, V. vulnificus,* e *V. cholerae.* Pescados e produtos marinhos devem ser provenientes de águas não poluídas assim como durante seu processamento e armazenamento em condições sanitárias devem ser observadas.

Microrganismos de fonte humana

Entre a produção e o consumo, o alimento entra em contato com diferentes pessoas durante sua manipulação. Portadores assintomáticos têm sido a fonte de vários patógenos causadores de doenças de origem alimentar. As principais fontes de contaminação a serem consideradas incluem a falta de higiene pessoal, mãos não adequadamente limpas, roupas sujas e cabelo. Pequenos cortes ou lesões e infecções nas mãos e face e doenças leves generalizadas como resfriados, gripes, dores de garganta podem agravar a situação e servir de porta de entrada aos microrganismos. A contaminação fecal oral pode trazer ao alimento patógenos como *Staphylococcus aureus, Salmonella* sp. *Shigella* spp., espécies patogênicas de *E. coli*, e vírus como norovírus e hepatite tipo A.

Os ingredientes utilizados na preparação dos alimentos também poderão ser fonte de contaminação tanto por organismos deteriorantes como patógenos. Fungos e esporos bacterianos normalmente estão presentes com altas populações em condimentos. Esporos de bactérias termófilas podem estar presentes no amido, açúcar e farinha. Alimentos como farinhas, chocolate, nozes têm sido implicados em vários surtos de toxinfecções. Portanto, ingredientes utilizados na produção de alimentos devem seguir as normas e condições sanitárias assim como devem possuir especificações microbiológicas com o objetivo de reduzir a fonte de microrganismos dessas fontes (RAY; BHUNIA, 2014).

Os equipamentos utilizados na produção dos alimentos podem ser contaminados com microrganismos provenientes do ar, alimentos crus, água e manipulação. Dependendo das condições estes microrganismos poderão se multiplicar e de uma população inicialmente baixa poderá atingir níveis elevados e contaminar grandes volumes de alimentos. Muitas vezes se um equipamento é utilizado continuamente por um longo período, os microrganismos inicialmente presentes multiplicam-se e tornam-se uma fonte contínua de contaminação no produto produzido em sequência. Em outros, poderá haver pequenas partes, muitas vezes inacessíveis à sanitização servindo de fontes de contaminação. Pequenos equipamentos como tábuas de cortar, facas, colheres podem ser fontes de contaminação cruzada devido à limpeza inadequada (RAY; BHUNIA, 2014).

Fontes ambientais: ar, água, solo

Microrganismos presentes na atmosfera

Embora a atmosfera seja um ambiente muito hostil aos microrganismos, um número significativo deles consegue sobreviver e utilizar a turbulência do ar como meio de dispersão. Não são capazes de crescer, ou seja, apenas persistem, principalmente os que são mais resistentes à dessecação, como os esporos de bolores por serem pequenos e resistentes à dessecação e são menos susceptíveis de sedimentarem do ar úmido. São transientes e variáveis, dependendo do meio ambiente. O grau de umidade do ar, o tamanho das partículas, a temperatura e velocidade do ar são fatores que determinam os níveis da presença dos microrganismos no ar. Quanto mais seco e com baixo conteúdo de pó e altas temperaturas menor será a carga microbiana no ar. (FRAZIER; WESTHOFF; VANITHA N M, 2014).

A presença da maioria dos microrganismos no ar ocorre de forma acidental e geralmente estão suspensos em materiais sólidos ou em gotículas aéreas através de poeira, fiapos, solo seco ou gotículas provenientes de rios, lagos e oceanos. Outras fontes incluem gotículas presentes em espirros, tosse ou até mesmo a fala. A esporulação de bolores nas paredes, tetos, pisos, alimentos e ingredientes é outra fonte a ser considerada. O ar ao redor da área de processamento envolvendo levedura terá uma composição elevada de leveduras, enquanto que no processamento de produtos lácteos o ar poderá conter bacteriófagos (ADAMS; MOSS, 2008).

Qualquer tipo de bactéria pode estar suspensa no ar, principalmente em partículas de pó ou em gotículas de aéreas. Geralmente os cocos predominam sobre os bacilos e esporos bacterianos são mais raros no ar sem partículas de pó. Normalmente as bactérias Gram positivas predominam como *Micrococcus* spp. e *Sarcina* spp., a não ser que o ar tenha sido contaminado recentemente por alguma fonte animal ou humana ou mesmo com água. Também podem ser encontrados esporos de *Bacillus* spp., *Clostridium* spp., bolores e leveduras. No caso de ambientes como fazendas de animais ou aves, planta de tratamento de esgoto o ar pode ser fonte de patógenos, vírus e bacteriófagos (ADAMS; MOSS, 2008, RAY; BHUNIA, 2014).

A determinação quantitativa de organismos viáveis na atmosfera não é simples de se obter, mas uma estimativa qualitativa pode ser obtida através da exposição ao ar de uma placa de Petri contendo um meio apropriado por um período. Normalmente uma diversidade de colônias pode ser observada. As colônias pigmentadas frequentemente são micrococos ou corinebactéria enquanto bacilos formadores de esporos do gênero *Bacillus* apresentam colônias grandes de brancas a coloração de creme. Estreptomicetos (espécies filamentosas) ou actinomicetos possuem colônias pequenas, rugosas. Fatores de proteção à dessecação incluem a pigmentação a qual protege do dano causado pela radiação solar visível e ultravioleta, a parede celular espessa e relativamente simples das bactérias Gram positivas, os endósporos de Bacilos e os conidioesporos dos estreptomicetos. Estes fatores promovem uma resistência aos efeitos potencialmente danosos da suspensão no ar. O ar de celeiros, por exemplo, pode conter muitos milhões de esporos de actinomicetos/m^3 e algumas espécies são causadoras de uma pneumonite alérgica em fazendeiros. Estreptomicetos podem causar odores e sabores terrosos em água potável (ADAMS; MOSS, 2008).

Alguns fungos são particularmente facilmente dispersos no ar turbulento como algumas espécies de *Penicillium* cujos esporos são esféricos a ovais e suficientemente pequenos e leves para serem dispersos no ar turbulento. Outros como os fungos *Fusarium* produzem esporos que se tornam facilmente "molhados" e assim se dispersam na atmosfera em minúsculas gotículas de água que se espalham a partir do ponto de impacto da gota da chuva e assim sendo amplamente distribuído nos campos durante as estações chuvosas (ADAMS; MOSS, 2008).

Naturais condições como sedimentação, luz solar, chuvas ou neve podem reduzir o número de microrganismos no ar. A remoção por métodos artificiais baseia-se na filtração, tratamento químico, calor ou precipitação eletrostática sendo a filtração mais frequentemente utilizada através de fibras de algodão, de vidro ou carvão ativado. Tratamentos químicos são feitos através da passagem do ar em túneis alinhados com lâmpadas ultravioletas. O uso de altas temperaturas tem se mostrado eficiente embora de custos elevados e a precipitação eletrostática de partículas de pó e microrganismos do ar também tem tido sucesso (FRAZIER; WESTHOFF; VANITHA N M, 2014).

Microrganismos presentes no solo

O solo é um reservatório muito rico de microrganismos como bactérias, fungos, protozoários e algas os quais participam na reciclagem de compostos orgânicos e nitrogenados que são essenciais ao crescimento de plantas. Porém, estes microrganismos, ao mesmo tempo, também são potentes deteriorantes quando presentes nos alimentos. Sendo assim, solos férteis possuem não só uma grande variedade de microrganismos, mas em grande quantidade (10^6 UFC g^{-1}). Muitos tipos de fungos, leveduras e diversos gêneros de bactérias como *Enterobacter, Pseudomonas, Proteus, Micrococcus, Enterococcus, Bacillus,* e *Clostridium* podem entrar nos alimentos. Solo contaminado por material fecal pode ser fonte de enterobactérias patogênicas e vírus nos alimentos. Alimentos de origem marinha ou de sedimentos, como pescados, parasitas também poderão ser fonte de patógenos em alimentos. Portanto, a remoção do solo e sedimentos através da lavagem e prevenção da contaminação pode reduzir estas fontes de contaminação.

O solo por ser um ambiente muito competitivo onde mudanças físico-químicas podem ocorrer muito rapidamente e, como resposta, muitos fungos e bactérias produzem estruturas de resistência de modo a lidar com estas alterações no solo. *Bacillus* e *Clostridium* possuem espécies formadoras de esporos resistentes à dessecação e a flutuações de temperaturas, inclusive resistentes a temperaturas elevadas. Sua presença no solo (bastante comum) torna-se uma potente fonte de deterioração e envenenamento alimentar por bacilos e clostrídios (ADAMS; MOSS, 2008).

Microrganismos presentes na água

A qualidade da água pode afetar grandemente a qualidade microbiológica do alimento e do ponto de vista microbiológico são dois os aspectos da bacteriologia da água que são de maior interesse:

- Aspectos da Saúde pública
- Aspectos econômicos

Do ponto de vista da saúde pública, a água usada nos alimentos deve ser absolutamente potável, ou seja, livre de patógenos. E do ponto de vista econômico a água com características bacteriológicas e químicas aceitáveis é desejável na produção e processamento de alimentos. A água deve ter gosto, odor, cor, claridade, composição química e microbiológica aceitável. É essencial em toda a cadeia de produção do alimento e pode facilmente disseminar doenças.

Contudo, a água possui mais importância em relação aos tipos de microrganismos que pode introduzir aos alimentos do que os números totais que são introduzidos (FRAZIER; WESTHOFF; VANITHA N M, 2014). A contaminação do alimento pode advir da água usada como ingrediente, na lavagem, no resfriamento de alimentos aquecidos, na produção de gelo usado na preservação de alimentos.

As diversas fontes naturais de águas (marinha, águas doces e sedimentos) podem servir de veículo para bactérias, protozoários e vírus causando varias doenças devido à contaminação por dejetos de esgotos e outros resíduos contendo material fecal. Organismos indicadores como coliformes fecais, sendo a espécie escolhida geralmente é a *Escherichia coli*, são utilizados para averiguar a qualidade microbiológica de águas e alimentos.

O meio aquático marinho e de água doce possui uma grande variedade de microrganismos adaptados a cada habitat. Bactérias marinhas presentes no mar aberto, por exemplo, normalmente possuem um requerimento para sal, crescem melhor em baixas temperaturas dos oceanos e são adaptadas nutricionalmente às relativamente baixas concentrações de nutrientes orgânicos e nitrogenados disponíveis. Estas bactérias são descritas como psicrófilas oligotróficas com um requerimento para cloreto de sódio para seu melhor crescimento (ADAMS; MOSS, 2008). Peixes capturados de águas frias de mar aberto terão uma microbiota que reflita este habitat, contendo, portanto, predominantemente espécies psicrotróficas e psicrófilas. Muitas dessas espécies são deteriorantes, pois são capazes de quebrar macromoléculas como proteínas, polissacarídeos e lipídeos, possuem um tempo de geração curto (10 horas) em temperaturas de refrigeração de 0-7 °C. E durante a manipulação, a microbiota presente no pescado será contaminada com organismos associados à manipulação como as enterobactérias e *Staphylococcus*, que cresce bem a 30-37 °C. É possível fazer a distinção entre os dois tipos de população (mesófila proveniente da manipulação e a psicrófila natural do pescado/água do mar) através do plaqueamento em meios de cultura nutritivo em diferentes temperaturas a 37 e 20 °C, respectivamente.

As águas próximas da costa, por sua vez, são influenciadas por carga de microrganismos terrestres e de águas doces. Contudo, o aporte dessa carga microbiana proveniente das atividades humanas é considerado o mais importante pelo fato de que o mar tem sido o alvo de despejos de esgotos e outros produtos residuais e cada vez mais se torna evidente o efeito deletério sobre as águas costeiras.

Águas de rios e lagos possuem uma microbiota complexa incluindo espécies genuinamente aquáticas, mas também proveniente de fontes terrestres, animal e vegetal.

Embora fungos também estejam presentes tanto em águas marinhas como doces não possuem a mesma importância microbiológica como os demais microrganismos. Alguns fungos que são verdadeiramente aquáticos são patógenos a moluscos e peixes. Provavelmente estes fungos evoluíram das formas terrestres e se adaptaram aos habitats marinho e de água doce (ADAMS; MOSS, 2008).

Como evitar a contaminação

Alguns cuidados primordiais são necessários para se evitar a contaminação dos alimentos. Um dos cuidados essenciais é a higienização da matéria-prima, como as frutas, legumes, carnes e derivados, ovos, leite e derivados, entre outros.

Sabe-se que a qualidade da matéria-prima é fundamental na qualidade do alimento e de sua segurança, pois todos os alimentos, seja de origem animal ou vegetal, podem apresentar desde sua origem contaminação de diversas fontes como visto anteriormente nesse capítulo.

Além da higienização dos alimentos, é necessário também ter cuidados com os equipamentos, os manipuladores e as instalações.

Na higienização de verduras, frutas e legumes inicialmente deve-se retirar as eventuais partes danificadas enquanto as partes boas deverão passar por um processo de lavagem em água corrente. Para a eliminação de possíveis microrganismos pode-se utilizar a imersão dos vegetais em uma solução de hipoclorito de sódio (com concentração entre 100 e 200 ppm).

A manipulação de carnes envolve a utilização de equipamentos como as máquinas de corte ou de moer, utensílios como facas, panelas, chapas para grelhar ou espetos. E estes equipamentos devem passar por processos de higienização e desinfecção para prevenir a contaminação dos produtos.

Dentre as várias fontes de contaminação dos alimentos o homem pode ser considerado a principal. Portanto, a higiene dos manipuladores de alimentos é fundamental na prevenção da contaminação. Alguns cuidados como o uso de uniformes adequados, sem rasgos ou remendos, limpos e em bom estado de conservação devem ser seguidos. Outros EPIs como sapatos fechados ou botas de borracha branca, e rede ou touca para prender os cabelos são necessários. Além dos cuidados com a higiene pessoal também são indispensáveis.

Referências bibliográficas

ADAMS, Martin R.; MOSS, Maurice O. **Food Microbiolog**. Third Edit ed. Cambridge: Royal Society of Chemistry, 2008.

FRAZIER, William C.; WESTHOFF, Dennis C.; VANITHA N M. **Food Microbiology**. fifth ed. New Delh: McGraw Hill Education (India) Private Limited, 2014.

RAY, Bibe; BHUNIA, Arun. **Fundamental Food Microbiology**. Fifth Edit ed. Boca Raton: CRC Press Taylor & Francis Group, 2014.

CAPÍTULO 4:

INDICADORES DA QUALIDADE HIGIÊNICO-SANITÁRIA EM ALIMENTOS

Os microrganismos indicadores fornecem informações referentes à contaminação de origem fecal e a possibilidade da presença de patógenos e a potencial deterioração do alimento. Os indicadores também indicam se as condições sanitárias utilizadas durante toda a cadeia de produção do alimento foram adequadas ou não. Dessa forma, os indicadores têm como finalidade predizer a vida de prateleira esperada assim como estimar os estágios da deterioração microbiológica do alimento. Além disso, o uso de indicadores é uma forma de monitorar patógenos específicos associados a organismos presentes em números muito maiores do que o patógeno.

Esse capítulo aborda os principais indicadores da qualidade higiênico sanitária em alimentos e os critérios utilizados na escolha desses indicadores.

Palavras-chave: indicadores de qualidade em alimentos, indicadores microbianos, indicadores de contaminação.

Veja o mapa do capítulo:

- **INDICADORES DA QUALIDADE HIGIÊNICO-SANITÁRIA EM ALIMENTOS**

Critérios microbiológicos na escolha de indicadores de qualidade higiênico-sanitários de alimentos

Enumeração de Unidades Formadoras de Colônias (UFC).

Contagem Padrão em Placa

Contagem de Bolores e Leveduras

Coliformes

Enterococos

Critérios microbiológicos na escolha de indicadores de qualidade higiênico-sanitários de alimentos

A deterioração de alimentos ocorre devido ao crescimento e o metabolismo microbiano ativo dos componentes do alimento por células vivas, condições estas que são as mais importantes para que a deterioração ocorra. Contudo, a deterioração pode ocorrer mesmo na ausência de células vivas, mas é produzida por enzimas intra e extracelulares que reagem com os componentes do alimento alterando assim suas propriedades funcionais o que leva à deterioração (RAY; BHUNIA, 2014).

Os indicadores podem ser agrupados em sensoriais, microbianos e químicos (metabólitos microbianos específicos). Os sensoriais não são muito uteis, pois, determinadas alterações, como a textura, ocorrem nos estágios já avançados da deterioração e as alterações de odor podem ser mascaradas com os condimentos.

São vários os fatores que contribuem na deterioração microbiológica do alimento como o tipo do produto, sua composição, os métodos utilizados durante o processamento e a contaminação durante o processamento, a natureza da embalagem, tempo e temperatura de armazenamento e o possível abuso de temperatura (RAY; BHUNIA, 2014).

Assim, alguns critérios devem ser considerados ao se selecionar indicadores de qualidade (químicos ou microbiológicos) (RAY; BHUNIA, 2014):

1. No alimento fresco deve estar presente em baixos números (microbiano) ou ausente (químico).
2. Sob condições normais de armazenamento (temperatura, tempo e embalagem) deve aumentar em quantidades que atinjam um elevado nível (microbiano ou químico).
3. Deve ser o agente predominante causador (microbiano ou químico).
4. Deve ser detectado rapidamente e de forma fácil (microbiano ou químico).
5. Possa ser usado como predição da vida de prateleira e o estado de deterioração (microbiano e químico).
6. Deve ter uma boa relação com critérios sensoriais de deterioração de um determinado alimento (microbiano ou químico).

E ainda, especificamente ao indicador microbiano (FRANCO; LAWNDGRAF, 2008):

7. Facilmente distinguível de outros microrganismos da microbiota do alimento (microbiano).
8. Deve estar sempre presente quando o patógeno associado estiver.
9. Seu número deve correlacionar-se com o do patógeno.
10. Apresentar necessidade de crescimento e velocidade de crescimento semelhante às do patógeno.
11. Velocidade de morte ao menos semelhante a do patógeno e sobrevivência levemente superior a do patógeno.
12. Ausente nos alimentos que estão livres do patógeno ou em quantidades mínimas.

As bactérias são o grupo mais predominante na deterioração microbiana de alimentos e são muito usadas como indicadores de qualidade higiênico-sanitários de alimentos.

Enumeração de Unidades Formadoras de Colônias (UFC)

Os indicadores gerais de contaminação do alimento fornecem informações gerais sobre as condições de processamento do alimento e quando presentes em números elevados podem causar a deterioração e redução da vida de prateleira.

A enumeração de Unidades Formadoras de Colônias (UFC) baseia-se na contagem de bactérias aeróbias viáveis que se desenvolvem em Placas de Petri com meio de cultura nutritivo. Alíquotas diluídas da amostra do alimento são plaqueadas de modo a permitir seu crescimento e contagem. Essa Contagem é denominada de Contagem Padrão em Placa.

Contagem Padrão em Placa: baseia-se na contagem de bactérias aeróbias mesófilas e indica a qualidade sanitária do alimento, pois mesmo se patógenos estejam ausentes e que não tenham ocorrido alterações organolépticas no alimento um número elevado indica que o alimento passou por condições sanitárias inadequadas. A contagem padrão em placa é muito utilizada na avaliação da efetividade das condições sanitárias de alimentos frescos durante seu processamento e manipulação e antes do armazenamento do produto. A incubação é feita a 35-37 °C (temperatura ótima para organismos mesófilos) por 24-48 h.

Alimentos refrigerados: a enumeração é feita para organismos psicrotróficos e as condições de incubação são de acordo com o tipo de alimento (RAY; BHUNIA, 2014):

Carnes frescas (cruas) refrigeradas armazenadas aerobicamente: enumeração de psicrotróficos (UFC/g) aeróbios, especialmente Gram negativos. Incubação 2-7 dias, métodos de plaqueamento de superfície ou profundidade a temperaturas de 10 °C - 25 °C.

Carnes frescas (cruas) refrigeradas armazenadas anaerobicamente (embalagem a vácuo): enumeração de bactérias lácticas psicrotróficas (UFC/g) por plaqueamento em meio de cultura com pH ajustado para 5.0 com ácido láctico e *Enterobacteriaceae* psicrotróficas (em Agar Bile Vermelho Violeta Glicose – VRBG) além de bactérias Gram negativas. Incubação de 2-7 dias em ambiente com CO_2 para as bactérias lácticas. Também pode-se testar para *Clostridium* spp. psicrotróficos como *Clo. laramie* por métodos específicos para anaeróbios estritos.

Produtos cárneos refrigerados, processamento térmico a baixa temperatura e embalagem a vácuo: enumeração de bactérias lácticas psicrotróficas (UFC/g) por plaqueamento em meio de cultura com pH ajustado para 5.0 e *Enterobacteriaceae* psicrotróficas (em Agar Bile Vermelho Violeta Glicose – VRBG) além de bactérias Gram negativas. Incubação de 2-7 dias em ambiente com CO_2 para as bactérias lácticas. Também pode-se testar para *Clostridium* spp. psicrotróficos como *Clo. laramie* por métodos específicos para anaeróbios estritos.

Leite cru: Contagem Padrão em Placa, bactérias Gram negativas psicrotróficas, bactérias termodúricas.

Leite pasteurizado: Contagem Padrão em Placa, bactérias Gram negativas e positivas psicrotróficas.

Manteiga: microrganismos lipolíticos

Queijos brancos (tipo *cottage*): bactérias Gram negativas psicrotróficas.

Produtos pescados: bactérias Gram negativas psicrotróficas.

Bebidas: bactérias acidúricas, leveduras e bolores.

Molhos de Salada e maionese: *Lactobacillus* spp. (especialmente *Lactobacillus fructivorans*) e leveduras.

A contagem elevada do grupo de bactérias aeróbias mesófilas em alimentos não perecíveis indica o uso de matéria-prima contaminada ou processamento insatisfatório. Em alimentos perecíveis pode indicar abuso de temperatura/tempo. Além disso, pelo fato de que todas as bactérias patógenas são mesófilas, uma alta contagem de mesófilos indica que também houve condições para que patógenos se desenvolvessem no alimento. Alimentos deteriorados apresentando alterações organoléticas normalmente apresentam números superiores a 10^6 UFC g^{-1}, mas variam com o tipo de alimento e microrganismos presentes (FRANCO; LAWNDGRAF, 2008).

Contagem de Bolores e Leveduras

Em alimentos de baixa acidez e alta atividade de água, dificilmente bolores e leveduras são responsáveis pela deterioração desses alimentos, pois bolores e leveduras crescem mais lentamente que bactérias. Mas em alimentos ácidos e de baixa atividade de água o crescimento de bolores e leveduras é maior provocando a deterioração de frutas frescas, vegetais e cereais, suco de frutas, queijos. Além de variados alimentos como os congelados, desidratados, conservas como picles quando armazenados em condições inadequadas (FRANCO;

LAWNDGRAF, 2008). A presença de bolores em alimentos torna-se um perigo à saúde pública devido à produção de micotoxinas.

Coliformes

As bactérias pertencentes a este grupo são Gram-negativas, anaeróbias, facultativas, em forma de bastonetes. Fermentam a glicose com produção de gás, a lactose com produção de ácido e gás, em um período de 48 horas, a 35-37 °C. Em um sentido geral, o termo coliforme não se refere somente a *E. coli*, mas também a outros organismos residentes do cólon como *Klebsiella, Enterobacter*. Contudo, *E. coli* é exclusiva do intestino grosso, enquanto os demais são encontrados também no meio ambiente, e por isso o termo coliformes fecais é empregado como indicador de contaminação fecal (FORSYTHE, 2013). Sua presença em alimentos ou no ambiente geralmente implica em contaminação fecal. Os coliformes fecais são um grupo de organismos mais restrito que crescem a temperaturas mais altas: 44-44,5 °C. O principal representante é *E. coli*, organismo anaeróbio facultativo mais abundante no cólon e nas fezes. A principal característica que a distingue dos patógenos *Shigella* e *Salmonella* é sua capacidade de fermentar a lactose. Seu reservatório inclui humanos e animais. Sua detecção é feita através de métodos rápidos os quais demonstram a presença de *E. coli* sem a necessidade de usar testes confirmatórios que demandam muito tempo. Contudo, a cepa 0157:H7, produtora de verotoxina, não cresce bem a temperatura de 44 °C. A inclusão do teste de produção de indol a partir do triptofano torna o teste mais específico para *E. coli* tipo 1 de modo a excluir outros coliformes termotolerantes (ADAMS; MOSS, 2008).

E. coli tem demonstrado ser um indicador útil de poluição fecal de águas para consumo ou na preparação de alimentos. Contudo, algumas limitações existem em relação ao seu uso, pois aparentemente não há correlação (ou muito pouco) entre a presença de *E. coli* e patógenos como *Salmonella* em carnes (ADAMS; MOSS, 2008).

Uma alternativa ao uso de coliformes fecais é a enumeração de *Enterobacteriaceae*. A ausência de coliformes ou coliformes fecais pode dar uma falsa impressão de segurança quando os organismos lactose negativa predominam. Além disso, cepas de *Salmonella* podem ser mais resistentes do que *E. coli* e outros coliformes a determinados tratamentos que os alimentos são submetidos e dessa forma podendo resultar em falsos positivos. Dentre as bactérias lactose negativa estão não só *Salmonella* e *Shigella*, mas também cepas enteroinvasivas de *E. coli* (EIEC) como a 0124. E por esta razão a enumeração de *Enterobacteriaceae* como um todo, ou seja, as fermentadoras e as não fermentadoras de lactose têm tido seu uso aumentado. As *Enterobacteriaceae* incluem mais gêneros não fecais (além dos gêneros fecais) como *Erwinia* e *Serratia* que estão predominantemente associadas a plantas. A contagem de *Enterobacteriaceae* é, portanto, utilizada mais como um indicador da qualidade higiênica do que de contaminação fecal, ou seja, reflete mais sobre a qualidade microbiológica geral do que possíveis riscos à saúde por aquele produto (ADAMS; MOSS, 2008; FRANCO; LAWNDGRAF, 2008).

E. coli é considerada como o único indicador de contaminação fecal em vegetais frescos, pois os demais indicadores de contaminação fecal são encontrados naturalmente nesses alimentos. Em alimentos frescos de origem animal, números elevados de *Enterobacteriaceae* pode indicar má manipulação, má higiene e/ou armazenamento inadequado (FRANCO; LAWNDGRAF, 2008).

Enterococos

Enterococcus são bactérias Gram positivas, organismos comensais do trato gastrintestinal de humanos e animais e podem ser encontradas em muitos habitats. Existem 14 espécies descritas de *Enterococcus* spp., sendo o *E. faecalis* e o *E. faecium* as duas que normalmente promovem colonização e infecções em humanos. E são as espécies predominantes em fezes humanas e esgoto, mas também estão presentes em fezes animais em proporções variáveis. São organismos que toleram diversas condições de crescimento, tornando sua persistência no ambiente viável (PINTO; OLIVEIRA, 2011). Fazem parte do grupo dos estreptococos fecais e geralmente estão presentes em ambientes aquáticos poluídos com esgoto, embora também já tenham sido isolados de plantas, resíduos de animais e solo (CETESB, 2012).

São cocos Gram positivos, podendo estar dispostos isolados ou em cadeias, são anaeróbios facultativos, com capacidade de crescer em 6,5% de NaCl, em 40% de sais biliares, em pH 9,6 e em temperaturas de 10 °C e 45 °C (CETESB, 2012). Possuem habilidade em sobreviver por mais tempo na água e em ambientes com maior salinidade, maior resistência à dessecação e ao cloro do que outros indicadores de contaminação fecal.

A agência Ambiental dos Estados Unidos (USEPA, 2012) e a OMS (2003) recomendam os enterococos como indicadores microbiológicos preferenciais na avaliação da qualidade microbiológica das águas recreacionais (águas marinhas). Para águas minerais e naturais engarrafadas, os enterococos são adotados como critério de qualidade na União Europeia e no Brasil. Em relação às águas de consumo, os enterococos podem ser utilizados como indicadores suplementares na investigação de fontes potenciais de contaminação, como deficiências do tratamento da água ou da integridade do sistema de distribuição (CETESB, 2012).

O termo balneabilidade refere-se à qualidade das águas para recreação de contato primário. Por contato primário entende-se como um contato direto e prolongado com a água (natação, mergulho, esqui-aquático etc.), onde a possibilidade de ingerir quantidades apreciáveis de água é elevada (CETESB, 2004).

Estas águas devem ser monitoradas e avaliadas por análises físico-químicas e/ou microbiológicas, com vistas a avaliar sua qualidade, proteger a saúde e assegurar o bem-estar humano. Elevados números de *Enterococcus*, em águas marinhas, indicam elevado nível de contaminação por esgotos levando à exposição de banhistas a bactérias, vírus e protozoários. Embora as doenças relacionadas ao banho, em geral, não sejam graves (a mais comum associada à água poluída por esgoto é a gastroenterite) crianças e idosos, ou pessoas com baixa resistência, são as mais suscetíveis a desenvolver doenças ou infecções após terem nadado em águas contaminadas e as consequências podem ser imprevisíveis, variando com o grau de imunidade dos usuários e com as condições de exposição (CETESB, 2004).

A técnica de membrana para quantificação de enterococos é recomendada pela CETESB (2012) para a avaliação da qualidade de águas recreacionais doces, marinhas e estuarinas, avaliação da qualidade de águas destinadas ao consumo humano e na avaliação da qualidade de águas minerais e águas naturais engarrafadas.

Pelo fato que os enterococos serem encontrados em outros ambientes diferentes do trato intestinal, sua utilização como indicadores de contaminação fecal tem suas limitações. Em solo, vegetais e em alimentos (principalmente os que são submetidos à desidratação, ação de desinfetantes) possuem uma sobrevida maior que os enteropatógenos por serem mais resistentes. Contudo, sua presença em números elevados em alimentos indica práticas sanitárias inadequadas ou a exposição do alimento à condições que permitiram a multiplicação de microrganismos indesejáveis (FRANCO; LAWNDGRAF, 2008).

Referências bibliográficas

ADAMS, Martin R.; MOSS, Maurice O. **Food Microbiolog**. Third Edit ed. Cambridge: Royal Society of Chemistry, 2008.

CETESB-Companhia de Tecnologia de Saneamento Ambiental. Relatório de qualidade das águas litorâneas no Estado de São Paulo: balneabilidade das praias. São Paulo: Cetesb, 2004. (Série Relatórios).

CETESB (Companhia Ambiental do Estado de São Paulo). Norma Técnica. Enterococos – Determinação pela técnica de membrana filtrante: método de ensaio. CETESB 2012. Disponível em https://cetesb.sp.gov.br/wp-content/uploads/2013/11/DD_010_13_DO.pdf

FORSYTHE, Stephen J. **Microbiologia da Segurança dos Alimentos**. segunda ed. Porto Alegre: Artmed, 2013.

FRANCO, Bernadete D. de Melo; LAWNDGRAF, Marisa. **Microbiologia dos alimentos**. São Paulo: Atheneu, 2008.

PINTO, Aline Bartelochi; OLIVEIRA, Ana Julia Fernandes Cardoso. Diversidade de microrganismos indicadores utilizados na avaliação da contaminação fecal de areias de praias recreacionais marinhas: estado atual do conhecimento e perspectivas. **O Mundo da Saúde**, *[S. l.]*, v. 35, n. 1, p. 105–114, 2011. DOI: 10.15343/0104-7809.2011351105114.

RAY, Bibe; BHUNIA, Arun. **Fundamental Food Microbiology**. Fifth Edit ed. Boca Raton: CRC Press Taylor & Francis Group, 2014.

USEPA – United States Environmental Agency. **Recreational Water Quality Criteria** (OFFICE OF WATER 820-F-12-058). Washington, DC., 2012. Disponível em https://www.epa.gov/sites/default/files/2015-10/documents/rwqc2012.pdf. Acesso em 29/12/22.

WHO.World Health Organization. **Guidelines for safe recreational water environments. Coastal and fresh waters**. World Health Organization, v. 1, 2003. Disponível em: https://apps.who.int/iris/handle/10665/42591. Acesso em 29/12/2022.

CAPÍTULO 5:

MICRORGANISMOS PATOGÊNICOS CAUSADORES DE DOENÇAS

Doença de origem alimentar ou transmitida por alimento (DTA) é definida, segundo a OMS como qualquer doença de natureza tóxica ou infecciosa causada, ou acredita-se que seja causada por alimento ou água. As doenças de origem alimentar incluem todas as doenças veiculadas por alimentos e água, e seus sintomas vão além dos sintomas gastrointestinais, como paralisia, botulismo e listeriose, assim como intoxicações causadas por agentes químicos, mas não estão incluídos nessa definição as alergias e intolerância a alimentos. Contudo, a maioria das doenças de origem alimentar é de origem microbiana que são o foco desse capítulo. Algumas dessas doenças acarretam risco de vida, como o botulismo, outras são autolimitantes como a intoxicação estafilocócica ou podem apresentar sérias complicações como a Síndrome hemolítica urêmica associada com E. *coli* O157:H7. Embora a maioria das toxinfecções alimentares sejam autolimitantes, alguns grupos de indivíduos são particularmente susceptíveis a mais sérias consequências dessas doenças como os idosos, crianças e os imunossuprimidos.

Para que uma doença de origem alimentar ocorra, diversos eventos devem acontecer. Inicialmente deve existir a fonte do patógeno e este deve contaminar o alimento. O alimento contendo o patógeno (vírus ou parasitas) deve ser consumido levando então a ocorrência da doença. No caso de patógenos bacterianos ou de fungos toxigênicos, o alimento deve suportar o crescimento e ser exposto a uma determinada temperatura por um tempo adequado que permitam o crescimento do patógeno. Nas infecções bacterianas células viáveis do patógeno devem ser consumidas e nas intoxicações o crescimento do organismo deve ser suficiente que permita a produção da toxina e quando o alimento for consumido este irá causar os sintomas.

Nesse capítulo serão abordadas as principais doenças de origem bacteriana veiculadas por água e alimentos, as chamadas doenças de origem alimentar, as características dos agentes etiológicos dessas doenças. Também são abordadas as doenças de origem alimentar consideradas emergentes e as de origem fúngica, os patógenos oportunistas e as viroses de origem alimentar.

Palavras-chave: doenças de origem alimentar; doenças de origem alimentar fúngicas e bacterianas; doenças de origem alimentar emergentes; viroses alimentares.

Confira o Mapa do capítulo.

- **PRINCIPAIS DOENÇAS DE ORIGEM BACTERIANA VEICULADAS POR ÁGUA E ALIMENTOS**
  Principais doenças de origem bacteriana veiculadas por água e alimentos: Doenças de Transmissão Alimentar (DTA).
  Doenças Microbianas de origem alimentar: Intoxicações alimentares e Infecções alimentares.
  Intoxicações alimentares: *Clostridium botulinum, Clostridium perfringens, Bacillus cereus, Staphylococcus aures.*
  Infecções alimentares: *Listeria monocytogenes,* Salmonelas, *Shigella spp., Escherichia coli, Campylobacter* spp., *Yersinia enterocolitica, Vibrio* spp.
- **DOENÇAS DTA EMERGENTES E REEMERGENTES**
  Fatores responsáveis pela emergência e reemergência de surtos de origem alimentar.
  Patógenos de origem alimentar emergentes preocupantes.

- **PATÓGENOS OPORTUNISTAS**
  Patógenos Bacterianos Oportunistas: *Aeromonas hydrophila*, *Plesiomonas shigelloides*, Grupo coliformes.
- **INFECÇÕES E INTOXICAÇÕES DE ORIGEM ALIMENTAR: NÃO BACTERIANAS**
  Fungos toxigênicos
  Micotoxinas de *Aspergillus*: aflotoxina
  Ocratoxinas:
  Micotoxinas de *Penicilium*
  Micotoxinas de Fusarium
- **VIROSES DE ORIGEM ALIMENTAR**
  Vírus de Importância em Alimentos
  Hepatite A
  Hepatite E (emergente) (HEV)
  Gastroenterites por Rotavírus
  Gastroenterites por Norwalk vírus
  Encefalopatia espongiforme bovina (EEB)

PRINCIPAIS DOENÇAS DE ORIGEM BACTERIANA VEICULADAS POR ÁGUA E ALIMENTOS

De um modo geral, as causas das doenças de origem alimentar podem ser divididas em 3 grupos (RAY; BHUNIA, 2014):

I – Consumo de alimento e água contendo microrganismos patogênicos viáveis ou suas pré-toxinas formadas.

II – Ingestão de parasitas patogênicos, pescados e mariscos/moluscos contendo toxinas de algas e suas toxinas pré-formadas através de alimento.

III – Outras razões além de patógenos e suas toxinas.

A tabela 1 apresenta doenças veiculadas por alimentos e seus agentes etiológicos.

Tabela 1. Doenças causadas por patógenos de origem alimentar.

Patógenos/toxinas envolvidos	Doença ou Sintomas Clínicos
Staphylococcus, Bacillus, Cronobacter, Salmonella, Shigella, Vibrio, Norovírus, Rotavírus, *Entamoeba; Cryptosporidium; Cyclospora; Giardia; Cystoisospora; Taenia.*	Vômitos, diarreia, disenteria
Campylobacter, Salmonella, Shigella, Yersinia	Artrite (artrite reativa, artrite reumatoide)
E. coli produtora da toxina tipo Shiga (STEC), *Shigella* spp.	Síndrome urêmica hemorrágica (SHU), doenças renais
Vírus da Hepatite A (HAV), vírus Hepatite E vírus (HEV).	Hepatite e icterícia
Campylobacter	Síndrome Guillain-Barré (GBS)
Listeria, Encefalopatia espongiforme bovina.	Meningite/encefalite
Listeria, Toxoplasma	Aborto espontâneo, natimorto, infecção neonatal
Clostridium botulinum, toxinas de pescados, moluscos/mariscos, *Campylobacter*	Paralisia
Micotoxinas	Neoplasias e doenças autoimunes
Toxinas de pescados, moluscos/ mariscos	Resposta alérgica

Fonte: Adaptado de RAY; BHUNIA, 2014.

Principais doenças de origem bacteriana veiculadas por água e alimentos: Doenças de Transmissão Alimentar (DTA)

Normalmente o termo "envenenamento alimentar" envolve doenças causadas pela ingestão de toxinas elaboradas por microrganismos e as doenças derivadas de infecção do hospedeiro no trato gastrointestinal (FRAZIER; WESTHOFF; VANITHA N M, 2014). Contudo, nesse livro iremos adotar o termo doenças de origem alimentar as quais são subdivididas em intoxicação alimentar e infecção alimentar. A intoxicação alimentar se deve à ingestão de um toxicante de origem química, ou naturalmente presente em plantas e animais, ou o produto tóxico resultante do metabolismo microbiano (Quadro 1).

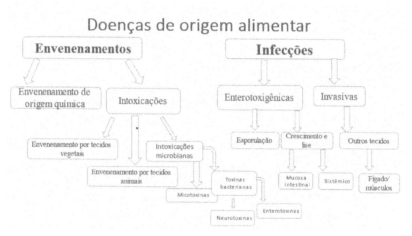

Fonte: Adaptado de FRAZIER; WESTHOFF; VANITHA N M, 2014.

Doenças Microbianas de origem alimentar

As doenças microbianas de origem alimentar são agrupadas em duas grandes categorias:

a) Intoxicações alimentares
b) Infecções alimentares

A intoxicação alimentar bacteriana é a doença causada pela presença da toxina bacteriana formada no alimento enquanto a infecção alimentar bacteriana é a doença causada pela entrada da bactéria no organismo (humano ou animal) através da ingestão de alimentos contaminados e a consequente reação do corpo a sua presença ou seus metabólitos.

Intoxicação bacteriana: ingestão da toxina produzida pela bactéria previamente no alimento.	**Infecção bacteriana:** ingestão de um determinado número de organismos através do alimento contaminado.

Intoxicações alimentares

As toxinas são produzidas durante a intensa proliferação dos microrganismos patogênicos no alimento. A toxina deve estar presente em uma forma ativa no alimento contaminado. Uma vez que os microrganismos cresceram e produziram a toxina no alimento, não há necessidade de células viáveis durante o consumo do alimento para que a doença ocorra.

Algumas características se destacam nas intoxicações alimentares (RAY; BHUNIA, 2014)

1. A toxina é produzida pelo patógeno enquanto este cresce no alimento.
2. A toxina pode ser termolábil ou termorresistente.
3. A ingestão de um alimento contendo uma toxina ativa, e não as células microbianas viáveis, é necessária para a intoxicação ocorrer. Exceção: botulismo infantil no qual os esporos viáveis necessitam ser ingeridos.
4. Sintomas surgem rapidamente após a ingestão (até cerca de 30 min).
5. Enterotoxinas causam sintomas gastrointestinais e neurotoxinas produzem sintomas neurológicos.
6. Sintomas febris não estão presentes.

Botulismo: Associação com alimentos

Gênero Clostridium:

Os membros do gênero *Clostridium* são anaeróbios obrigatórios e as células são em forma de bastonetes que contêm endósporos que geralmente deformam a célula. São reconhecidas oito toxinas sorologicamente distintas (A, B, C1, C2, D, E, F e G, embora C2 não seja uma neurotoxina) produzidas pelo *C. botulinum*. As toxinas possuem atividade neurológica, mas são farmacologicamente semelhantes, geralmente uma única cepa de *C. botulinum* produzirá apenas um tipo.

Os produtos de origem animal são frequentemente associados aos surtos da doença, particularmente os embutidos como salsichas, salames, presuntos e patês. Estão envolvidos também os derivados do leite e enlatados e produtos fermentados (CERESER *et al.*, 2008). No Brasil, a notificação da doença é compulsória desde 2001 e um caso já é considerado surto e como Evento de Saúde Pública (EVS) (BRASIL, 2021).

Quatro características são comuns nos surtos de botulismo. O alimento foi contaminado com os esporos das células vegetativas de *Clostridium botulinum* na fonte ou durante o processamento. O alimento recebeu algum tratamento que inibiu a microbiota competitiva que em normais condições iriam controlar C. *botulinum.* Outra característica comum é o alimento que fornece as condições de crescimento como a temperatura, pH, Eh e Aw. E o alimento se consumido refrigerado ou após um rápido aquecimento é insuficiente para inativar a toxina.

Na verdade, os alimentos enlatados de baixa acidez oferecem todas essas condições necessárias para a proliferação de *C. botulinum* e a indústria alimentícia com o objetivo de assegurar a segurança introduziu severas medidas de controle do processo de produção. Sendo assim, as conservas caseiras constituem o maior risco para a ocorrência do botulismo devido às condições inadequadas de preparação dos alimentos.

A principal fonte de *C. botulinum* em alimentos é a contaminação do solo onde os vegetais, particularmente os tubérculos, são mais propensos (ADAMS; MOSS, 2008).

Envenenamento alimentar por *C. perfringens*: Associação com alimentos

Os alimentos mais envolvidos são os pratos à base de carne cozidos, onde os esporos de *C. perfringens* resistem ao cozimento e se encontram em um ambiente livre da flora competitiva que foi removida. Após o cozimento, o alimento então é sujeito a condições inadequadas do binômio tempo/temperatura, como um resfriamento lento e armazenamento prolongado a temperatura ambiente que permite a germinação dos esporos e rápida multiplicação que leva à produção de uma grande população vegetativa. O produto é, então, ou servido frio ou reaquecido insuficientemente para matar as células vegetativas e estas ao serem ingeridas sobrevivem no intestino delgado onde esporulam e produzem a enterotoxina (ADAMS; MOSS, 2008).

Pode-se concluir, portanto, que o envenenamento alimentar por *C. perfringens* ocorre com maior probabilidade quando o alimento é preparado com alguma antecedência de seu consumo e a adequada refrigeração é seu principal fator de controle. Os alimentos mais envolvidos são à base de carne, como carnes cozidas ou assadas, sopas, caldos. A frequente associação do organismo com carnes se deve ao baixo Eh (potencial de Redox), modo de preparação e consumo que fornecem ao *C. perfringens* a oportunidade de se multiplicar a níveis perigosos.

Tabela 2. Intoxicações microbianas de origem alimentar: *Clostridium perfringens*.

Clostridium perfringens tipo A: envenenamento alimentar (autolimitante). gangrena gasosa	Bacilo anaeróbio Gram positivo. Produz esporos ovais subterminais, encapsulado e imóvel (características que o diferem de outros clostrídios). temperatura ótima: 40-45 °C tempo de geração muito rápido: cerca de 7 min a 41 °C. pH; 6 -7,0 Aw mínima: 0,95-0,97 para esporulação: 0,98 concentração de NaCl para inibição da multiplicação: 7-8%	4 toxinas extracelulares (enterotoxinas): alfa, beta, épsilon e iota. cepas: tipos: A, B, C, D e E – todas produtoras da toxina alfa com atividade fosfolipásica (hidrólise de lecitina) e hemolítica. cepas tipos B e C: produtoras da toxina Beta cepas tipos B e D; produtoras da toxina epsilon. cepa tipo E; produtora da toxina iota.	8 a 24 h após consumo do alimento	autolimitante náuseas, dores abdominais, diarreia e, menos comumente vômitos.

Fonte: adaptado de ADAMS; MOSS, 2008; FRANCO; LAWNDGRAF, 2008; RAY; BHUNIA, 2014; FRAZIER; WESTHOFF; VANITHA N M, 2014

Síndrome emética e diarreica por *Bacillus cereus*: Associação com alimentos

A produção de esporos termorresistentes faz com que o envenenamento alimentar por bacilos seja comum em alimentos, contudo, na maioria dos casos, estes organismos fazem parte da microbiota total e não estão em números suficientes para causar doença. O processamento térmico seleciona os formadores de esporos. Dessa forma, o leite pasteurizado e outros produtos lácteos processados termicamente normalmente apresentam cerca de 35 a 48% de positividade para *B. cereus* e leite cru tem apresentado positividade de cerca de 9%. Embora o leite líquido seja um excelente meio para o crescimento bacteriano, a produção da toxina não o é. Dessa forma o leite desidratado tem sido implicado em surtos quando usado como ingrediente em determinadas receitas. (ADAMS; MOSS, 2008).

Na síndrome emética, os alimentos farináceos e cereais são os mais envolvidos devido à habilidade dos esporos em resistir à dessecação. Casos envolvendo a preparação de arroz à moda chinesa, onde o cozimento é feito a vapor e mantido a temperatura ambiente têm sido registrados. Nessas condições o aquecimento é insuficiente para eliminar os esporos que são muito comuns em cereais, como o arroz. A germinação dos esporos acontece devido à temperatura favorável e as células multiplicam-se rapidamente. A mistura desse arroz, preparado dessa forma, a outros ingredientes, como carnes, frango e vegetais agrava a situação (FRANCO; LAWNDGRAF, 2008).

Os alimentos mais envolvidos na síndrome diarreica são os produtos cárneos, sopas, vegetais, pudins, molhos, leite e produtos lácteos. Tortas, pasteis e muitos outros pratos preparados à base de carnes e arroz são veículos comuns do envenenamento por *B. cereus* (ADAMS; MOSS, 2008, FRANCO; LAWNDGRAF, 2008).

Tabela 3. Intoxicações microbianas de origem alimentar: *Bacillus cereus*.

Bacillus cereus	Bacilo Gram positivo grande aeróbio, mesófilo flagelos peritríquios esporos centrais ou subterminais todas as cepas produzem hemolisinas temperaturas de multiplicação: 10-48 °C temperatura ótima: 28-35 °C Aw min. 0,95 concentração NaCl inibitória: 7,5% pH: 4,9 -9,3	Toxina diarreica: enterotoxina. componentes: porção hemolítica e não hemolítica Natureza proteica, termolábil: destruída a 55 °C/20 min. Produção: fase exponencial de crescimento. inativada: tripsina, pepsina e pronase. instável: pH <4,0. Necrótica Toxina emética: induz vômitos proteína pequena (peptídeo). produção: fase final do crescimento bacteriano. resistente: pH ácido, enzimas proteolíticas (pepsina e tripsina), aquecimento a 126 °C/90 min. liberada: grandes quantidades na lise celular baixa imunogenicidade	Síndrome diarreica: 8-16 horas Síndrome emética: 1-5 horas	síndrome diarreica: diarreia intensa, dores abdominais, tenesmos retais. Raramente: náuseas e vômitos síndrome emética; vômitos, náuseas e mal-estar geral. Alguns casos: diarreia com 6 a 24 horas de duração. Síndrome semelhante à intoxicação estafilocócica.

Fonte: adaptado de ADAMS; MOSS, 2008; FRANCO; LAWNDGRAF, 2008; RAY; BHUNIA, 2014; FRAZIER; WESTHOFF; VANITHA N M, 2014

Envenenamento por *Staphylococcus aures* ou Intoxicação estafilocócica: Associação com alimentos

Os alimentos mais implicados são os alimentos ricos em proteínas, os que são manipulados extensivamente e os alimentos que sofreram abuso de temperatura e tempo.

Nos alimentos que passam por tratamento térmico, a bactéria é eliminada, mas as toxinas resistem. Durante o processamento de enlatamento as enterotoxinas são desnaturadas. Estima-se que a quantidade necessária de enterotoxina para causar a sintomatologia nos humanos varia de 0,015 a 0,375 µg/kg corpóreo (FRANCO; LAWNDGRAF, 2008).

Embora sejam descritas como enterotoxinas, estas toxinas são estritamente neurotoxinas, pois a resposta emética se deve a ação nos receptores no intestino que estimulam o centro de vômitos no cérebro por meio dos nervos vago e simpático. Se estes nervos estão danificados, o vômito não acontece (FRANCO; LAWNDGRAF, 2008, ADAMS; MOSS, 2008). São consideradas como superantígenos por estimularem uma maior porcentagem de células T que os antígenos convencionais.

Staphylococcus aures ocorre naturalmente em aves e outras carnes cruas, como componente da microbiota da pele, portanto sua presença em pequenos números nos alimentos não é incomum. Por ser não competitivo, não cresce bem nessas situações e é eliminado pelo cozimento ou pasteurização. Contudo, embora a pasteurização elimine a bactéria, a enterotoxina quando produzida no alimento sobrevive e capaz de causar surtos como os provocados por leite desidratado e leite achocolatado (ADAMS; MOSS, 2008). Alimentos processados também podem sofrer contaminação cruzada com carnes cruas. Outra ocorrência muito frequente é a manipulação de alimentos devido aos portadores assintomáticos, pois a colonização do nariz e garganta pelo organismo implica automaticamente sua presença na pele. O alimento também pode ser contaminado através de lesões na pele, tosse ou espirros.

Certas condições são necessárias para que o organismo cresça, como tempo e temperatura e não somente a contaminação para que um surto ocorra. Estima-se que são necessários > 10^6 g^{-1} para a produção da toxina suficiente para causar a doença (ADAMS; MOSS, 2008).

Os alimentos mais comumente implicados na intoxicação estafilocócica são o leite, creme, tortas recheadas com creme, saladas de batata, frango, atum e presunto, presunto cozido e outras carnes (FRANCO; LAWNDGRAF, 2008). Diferentes tipos de saladas devido à extensiva manipulação e por possuírem maiores chances de abuso de temperatura e tempo são frequentemente implicados nos surtos de envenenamento por *Staphylococcus aures.*

Tabela 4. Intoxicações microbianas de origem alimentar: Envenenamento por *Staphylococcus aures* ou Intoxicação estafilocócica.

S. aures	Cocos Gram positivos coagulase positivo catalase positivo facultativos anaeróbios, mas crescem melhor em condições aeróbias Mesófilos: 7 -47,8 °C (ótimo: 37 °C). produção de enterotoxinas entre 10 e 46 °C temperatura ótima: 35- 40 °C tolerância a NaCl: 5-7% pH: 4-9,8 (ótimo: 6 e 7,0). Aw: min. 0,83, com tempo de geração de 300 min.	Enterotoxinas: A, B, C_1, C_2, C_3, D e E. tipos A e D são as mais comuns. proteínas simples: baixo PM Termorresistentes: inativadas somente por fervura longa ação emética: vômito sintoma mais comum ação diarreica: diarreia, segundo sintoma mais comum resistentes a proteases do intestino	30 min-8h. (média: 2-4 horas).	Intoxicação autolimitante: 1-2 dias náuseas, vômitos, caibras (dolorosas) diarreia, sudorese. Ainda: dores de cabeça, calafrios, queda de pressão arterial e raramente: febre, principalmente se a concentração de enterotoxina for muito alta. Quando houver choque, desidratação e muito vômito: reposição eletrólitos e fluidos.

Fonte: adaptado de ADAMS; MOSS, 2008; FRANCO; LAWNDGRAF, 2008; RAY; BHUNIA, 2014; FRAZIER; WESTHOFF; VANITHA N M, 2014

Infecções alimentares

Para que as infecções alimentares ocorram há necessidade do consumo de alimentos contaminados com bactérias entéricas ou vírus. As células sobreviventes do trato gastrointestinal desses patógenos penetram a membrana da mucosa, se estabelecem nas células epiteliais do intestino, multiplicam-se e produzem as toxinas (ou outros fatores virulentos). Contudo, a dose virulenta varia muito. Os sintomas podem ser ambos entéricos e não entéricos, geralmente após 24 horas, mas dependem do tipo de patógeno envolvido. Os sintomas entéricos são locais e resultam da infecção entérica e dos efeitos das toxinas e os sintomas não entéricos (juntamente com os entéricos) são resultado da invasão de outros órgãos e tecidos, e dependem dos tipos de tecidos e órgãos afetados, mas são acompanhados de febre.

Nas infecções alimentares há a necessidade que as células de bactérias enteropatogênica permaneçam vivas no alimento ou água durante o consumo. As células viáveis, mesmo que em pequeno número têm o potencial de se estabelecerem e multiplicarem no trato digestivo e causarem a doença (RAY; BHUNIA, 2014).

As infecções alimentares são divididas em dois grandes grupos (FRAZIER; WESTHOFF; VANITHA N M, 2014):

No primeiro grupo estão agrupadas aquelas nas quais o alimento normalmente não sustenta o crescimento de patógenos, mas meramente os carrega, como tuberculose, difteria, disenterias, febre tifoide, brucelose, cólera, hepatite, febre Q, entre outras. No segundo grupo o alimento serve de meio de cultura para crescimento de patógenos em números que aumenta a possibilidade de infecção ao consumidor desse alimento. Nesse grupo podem ser citadas a *Salmonella* spp., *Vibrio parahaemolyticus*, e *Escherichia coli*.

Listeria monocytogenes: Associação com alimentos

Listeria monocytogenes é um organismo ubíquo na natureza e já foi isolado de vários ambientes como o solo, água (doce e do mar), esgoto, vegetação em decomposição e silagem. Portanto, o homem, animais e o ambiente servem de reservatório a essa bactéria.

A ingestão de alimentos contaminados com *L. monocytogenes* é particularmente perigosa a gestantes, recém-nascidos e indivíduos com doenças que comprometem o sistema imune como cirrose, carcinoma, AIDS, entre outras.

L. monocytogenes já foi isolada em diversos alimentos como leite cru e pasteurizado, queijos, carne bovina, suína, de aves, peixes, embutidos, carne moída de diferentes animais, produtos cárneos crus e termoprocessados, produtos de origem vegetal e marinha e refeições preparadas (FRANCO; LAWNDGRAF, 2008). Sua habilidade em crescer em tantos alimentos a temperaturas de refrigeração permite que o organismo atinja doses infectantes durante seu armazenamento em temperaturas de refrigeração, incluindo os alimentos que já abrigavam originalmente o patógeno assim como os que foram contaminados pós-tratamento térmico (RAY; BHUNIA, 2014).

Hábitos alimentares podem ter proporcionado certas vantagens ao organismo de causar doença como o aumento do consumo de refeições prontas para consumo e armazenadas por longos períodos, muitos desses alimentos serem consumidos sem reaquecimento adequado ou por aquecimento por micro-ondas. E qualquer abuso de temperatura, mesmo que por curto tempo, pode acelerar seu crescimento.

Em casos esporádicos de listeriose, alimentos como salsichas de suínos, peru, e *nuggets* de frango foram implicados. Outros produtos como salames, presuntos, patês, carnes enlatadas (*corned beef*) também já foram implicados devido a sua resistência aos sais de cura.

Produtos lácteos como leite cru, pasteurizado e queijos cremosos têm sido associados a grandes surtos de listeriose. Sua presença em leite pasteurizado sugere a resistência térmica do organismo, contudo, dados na literatura são conflitantes. Algumas teorias têm sido propostas para a tolerância térmica de *L. monocytogenes*. Uma das teorias propostas é a resposta do organismo ao choque térmico, onde as células quando expostas a temperaturas subletais de 44-48 °C apresentam uma resistência térmica antes de serem submetidas à temperatura final do processo térmico. Outra teoria relaciona-se à metodologia empregada na recuperação de microrganismos estressados pelo processo térmico. O uso de condições anaeróbias leva à recuperação de um número maior de células quando comparado com as usadas em condições aeróbias (FRANCO; LAWNDGRAF, 2008). Tem sido sugerido que a resistência térmica de *L. monocytogenes* é similar a de outros organismos Gram positivos não esporulantes. A pasteurização convencional HTST (alta temperatura, tempo curto) promove uma redução no número de sobreviventes e uma margem segura de baixos números tem sido aceita no leite assim processado (ADAMS; MOSS, 2008). Apresenta sensibilidade a 71,7 °C/15 sec. ou 62,8 °C/30 min. Mas quando se encontram no interior de leucócitos temperaturas de 76,4 °C – 77,8 °C/15s, são necessárias para matar as células (RAY; BHUNIA, 2014).

A presença em queijos cremosos aparentemente está associada ao processo de maturação uma vez que *L. monocytogenes* sobrevive mal em queijos não maturados, como em queijos tipo "*cottage*", mas em queijos como Camembert e Brie sua taxa de sobrevivência é boa. Durante o processo de maturação ocorre o aumento do pH de superfície devido à liberação do lactato e a liberação de aminas de modo que permite a multiplicação do organismo a níveis perigosos (ADAMS; MOSS, 2008).

Estima-se que a dose infectante (baseada em dados epidemiológicos) varia entre 100 a 1.000 células em hospedeiros imunocomprometidos e devido a sua alta taxa de mortalidade, sua presença em alimentos prontos para consumo determinada pela legislação brasileira e em outros países é de tolerância zero, ou seja, ausência (RAY; BHUNIA, 2014, BRASIL, 2009).

Quadro 2. Infecções microbianas de origem alimentar *Listeria monocytogenes*.

Listeria monocytogenes
Características do organismo
Bacilo Gram Positivo
não formador de esporo
intracelular facultativo: sobrevive e multiplica-se nas células do sistema fagocitário
anaeróbio facultativo
flagelos peritríquios (movimento tombamento).
células em culturas jovens: formam cadeias curtas
sob condições estressantes (alta concentração de sal: >10%, > 45 °C): longas cadeias ou alongadas
alta motilidade: temperaturas de 20-30 °C (expressão flagelar máxima).
flagelos são altamente antigênicos
catalase positivo
oxidase negativo
produz hemólise em ágar sangue de carneiro
crescimento: psicrotrófico
2,5 a 44 °C (mas pode crescer a 0 °C)
ótimo: 30-35/37 °C
<5 °C: lag fase mais longa: 1-33 dias (tempo de geração -13 a 130 h).
7 – 10 °C: cresce relativamente rápido.
suporta repetidos congelamentos e descongelamentos
pH: 5 – 9,0 (ótimo: 6,0 -8,0).
pH <4,5 e > 9,5: considerados hostis
ácido-tolerante: devido à presença de um sistema enzimático glutamato descarboxilase.
tolerância a NaCl: 10%

sobrevivência 16% por 1 ano a pH 6,0.

resistência térmica: pode resistir a pasteurização comercial (embora haja controvérsias na literatura).

Aw ótima: 0,97 (mas é capaz de crescer em 0,92).

Infecção

Doença: listeriose

Período de incubação: 1 a 90 dias

Sintomas: Varia de sintomas leves, semelhantes a uma gripe

Mulheres grávidas: fase entérica diarreia, febre moderada (semelhante à gripe). Mas pode estar associada uma infecção fetal transplacentária com aborto, natimorto ou nascimento prematuro.

Adultos (não grávidas): Bacteremia em adultos (não é raro): febre, fadiga, náuseas (pode estar presente ou ausente), vômitos, dores e diarreia.

índice de mortalidade entre os imunodeprimidos, debilitados e recém-nascidos: 30%

comprometimento do SNC: meningite: mais comum. Em idosos, recém-nascidos o índice de mortalidade é de 79%.

Localizada: endocardite, osteomielite (raras).

Fonte: adaptado de ADAMS; MOSS, 2008; FRANCO; LAWNDGRAF, 2008; RAY; BHUNIA, 2014; FRAZIER; WESTHOFF; VANITHA N M, 2014)

Salmonelas: Associação com alimentos

As infecções gastroenterites causadas por salmonelas são predominantemente associadas com os sorotipos que ocorrem amplamente em animais e humanos.

São capazes de se multiplicar em muitos alimentos sem afetar as qualidades de aceitação. Muitos surtos têm sido associados com alimentos de baixa umidade como amendoim, amêndoas, manteiga de amendoim e farinha de trigo, o que indica sua habilidade de crescer em Aw tão baixa como 0,2 por um período longo, mais de 1.000 dias (RAY; BHUNIA, 2014).

A dose infectante é alta, normalmente 10^6, as cepas sensíveis à acidez gástrica necessitam de uma dose maior, enquanto as resistentes irão requerer doses menores para causar a infecção. Se o alimento neutraliza a acidez estomacal, como leite, queijo, a dose infectante diminui. A progressão da doença também depende do estado fisiológico do hospedeiro. Em alguns surtos já foram identificados dose infectante na ordem de 10-100, e associados a indivíduos mais susceptíveis como idosos e crianças e alimentos mais gordurosos como queijo, salame e chocolate, onde a gordura teria um papel importante na proteção de salmonelas da acidez estomacal (RAY; BHUNIA, 2014).

Alimentos de origem animal são os mais implicados como carne bovina, peru, suínos, ovos, leite e seus derivados. A contaminação de alimentos pode ocorrer de forma direta ou indireta com as fezes (de humanos ou animais) e seu consumo de forma crua ou malcozida, ou contaminado após tratamento inadequado. Os principais sítios de contaminação nas residências ou nos serviços de alimentação é a contaminação cruzada (RAY; BHUNIA, 2014). A contaminação cruzada pode ocorrer através do contato direto ou via indireta com equipamentos e utensílios de cozinha. Os alimentos de origem vegetal também são fonte de contaminação de salmonelose, principalmente pelo uso de água contaminada, ou o uso de fertilizantes de origem orgânica, assim como pescados ou outros alimentos de origem marinha.

A salmonelose é considerada uma infecção zoonótica, pois a principal fonte de contaminação são os animais infectados e transmissão ocorre de forma fecal-oral com a ingestão do conteúdo intestinal de um animal infectado junto com o alimento ou água. O abuso da temperatura permite que as salmonelas cresçam no alimento, e um tratamento térmico final inadequado ou ausente são os principais fatores que contribuem nos surtos de salmonelose (ADAMS; MOSS, 2008).

As salmonelas são amplamente distribuídas na natureza e as aves são o reservatório mais importante. Animais silvestres como roedores, anfíbios e répteis, os domésticos como cães, gatos e pássaros também são reservatório e podem excretar salmonela. As aves são particularmente importantes, pois podem excretar continuamente salmonelas pelas fezes podendo causar contaminação cruzada nos abatedouros de aves. A carne de aves e outros tipos de carnes são os alimentos frequentemente envolvidos nesses surtos de salmonelose. Laticínios como queijos, leite cru ou leite inadequadamente pasteurizado também estão implicados nos casos assim como produtos à base de ovos, sorvetes e outras sobremesas de fabricação caseira (FRANCO; LAWNDGRAF, 2008). A espécie mais prevalente em muitos países, inclusive no Brasil é a *S. entiritidis*. E os alimentos mais envolvidos são os ovos e produtos derivados. Esta espécie tem uma peculiaridade de colonizar o canal ovopositor de galinhas que promove a contaminação da gema durante a formação do ovo (FRANCO; LAWNDGRAF, 2008). É provável que a maior incidência dessa espécie esteja relacionada aos métodos de criação de animais e aves no processamento de alimentos de origem animal (RAY; BHUNIA, 2014). As infecções gastrointestinais são frequentemente associadas a *S. entiritidis* que ocorre amplamente nos animais e humanos, cuja severidade varia desde casos assintomáticos a severa diarreia e são os tipos mais comuns de salmonelose (ADAMS; MOSS, 2008).

A contaminação de ovos com salmonelas é reconhecida há muito tempo e na maioria dos casos a contaminação ocorre da casca do ovo com o material fecal na cloaca da galinha ou após a postura do ovo no ninho. A casca então pode contaminar o interior quando o ovo é quebrado. Isso é particularmente problemático e quando se quebra uma grande quantidade de ovos, sendo difícil evitar a contaminação com os fragmentos da casca (ADAMS; MOSS, 2008).

Geralmente os portadores animais são mais importantes que os humanos. A transmissão humana acontece através de mãos infectadas do manipulador de alimentos que toca o alimento que por sua vez será consumido sem um posterior cozimento e que normalmente passou um período que permitiu o crescimento bacteriano. A transmissão direta (pessoa a pessoa) pela rota fecal oral também é possível, mas está mais restrita a ambientes coletivos, como hospitais, creches, casas de idosos e estabelecimentos de caridade como os albergues (ADAMS; MOSS, 2008).

O uso de subprodutos como ração animal, como carne ou ossos de animais, pode ser um importante fator na manutenção do ciclo da infecção de salmonela. Embora o tratamento térmico destrua a bactéria, a contaminação pós-tratamento poderá ocorrer na planta processadora ou na fazenda pelo contato com materiais não processados, ou fezes de roedores ou pássaros (ADAMS; MOSS, 2008).

A fonte primária de *S. typhimurium* são os alimentos de origem animal como frango e leite não pasteurizado, mas contaminação cruzada tem levado a uma variedade de alimentos serem implicados em surtos, como sanduíches de atum e salmão, presunto, coxinhas de frango, rosbife. Muitos surtos ocorreram com a associação de leite pasteurizado inadequadamente processado ou contaminado pós-processamento. Embora salmonelas não cresçam em leite desidratado são capazes de sobreviver e voltar a crescer quando o leite é reconstituído. São numerosos os potenciais veículos para salmonela, pois pássaros, roedores, insetos podem infectar manipuladores de alimentos ou os alimentos direta ou indiretamente (ADAMS; MOSS, 2008).

Quadro 3. Infecções microbianas de origem alimentar: Salmonelas.

Salmonella spp.

Características do organismo

Bacilos Gram negativos

não formadores de esporos

anaeróbios facultativos

produzem gás a partir da glicose (exceto *S.typhi*)

não fermentam lactose

produzem sulfito de hidrogênio

descarboxilam lisina

urease negativos

capazes de utilizar citrato como única fonte de carbono

móveis (exceção: *S. gallinarum* e *S. pullorum*)

Antígenos (Ag) somáticos: O (1, 2, 4). Encontrado no LPS (lipossacarídeo) na membrana externa. Termorresistentes

Ag flagelares: H (letras minúsculas e números arábicos). Natureza proteica: flagelina. Termolábeis

pH ótimo: 7,0

>9,0 e <4,0: bactericidas

temperatura ótima: 35-37 °C (mín. 5 °C, máx. 47 °C). Mesófilos

AW inibitória: 0,94

sobrevivem congelamento e desidratação por longo tempo

Ag capsulares: Vi – encontrados somente em *S. typhi*, *S. dublin* e *S. hirschfeldii*. Termorresistentes

Doenças:

Salmonelose: gastroenterite: Sintomas: febre leve, náusea e vômitos, dores abdominais, diarreia (de alguns dias a uma semana ou mais).

Período de incubação: 6-72 h (média 12-36 h).

Dose infectante inicial: >10^6 (mas pode ser tão baixa quanto 10-100 células).
Patogenicidade: capacidade de invadir células não fagocíticas, invasão de células epiteliais atingindo o lúmen intestinal.
Doenças sistêmicas: bacilos tifoides e paratifoides.
febre tifoide:
Período de incubação: 3-56 dias (mais comum 10-20 dias).
Patogenicidade: salmonelas invasivas penetram o epitélio intestinal, multiplicam-se nos macrófagos e se disseminam no organismo causando septicemia. Sintomas iniciais: febre, dor de cabeça, flacidez estomacal e constipação, manchas rosadas no torso.
após remissão da doença: estado portador por meses ou até mesmo anos.

Fonte: adaptado de ADAMS; MOSS, 2008; FRANCO; LAWNDGRAF, 2008; RAY; BHUNIA, 2014; FRAZIER; WESTHOFF; VANITHA N M, 2014

Gênero *Shigella*: Associação com alimentos

O gênero *Shigella* contém 4 espécies: *Shigella dysenteriae, Shi. flexneri, Shi. boydii, e Shi. sonnei,* sendo que cada espécie possui diversos sorotipos.

A presença de *Shigella* nos alimentos acontece através da contaminação fecal, direta ou indireta, de uma pessoa doente, um portador ou uma pessoa que ainda não desenvolveu os sintomas, porém excreta o patógeno nas fezes. A contaminação direta ocorre devido à má higiene pessoal e a indireta através do uso de água contaminada com fezes para lavar os alimentos que subsequentemente não são termoprocessados. Contaminação cruzada de alimentos prontos para consumo também pode ocorrer.

Os alimentos mais envolvidos normalmente são saladas de batata, atum, camarão, frango assim como alimentos como os vegetais que são picados, cortados e usados em saladas.

Quadro 4. Infecções microbianas de origem alimentar: *Shigella* spp.

Shigella spp.
Características do organismo
Bacilos Gram-negativos
não móveis
anaeróbios facultativos
Catalase positivos
Oxidase e lactose negativos.
geralmente fermentam açúcares, sem formação de gás.
crescimento:
7 °C – 46 °C (ótimo 37 °C)
sobrevivem: sob refrigeração, congelamento, 5% de NaCl e pH 4.5.
Doença: Shigelose ou disenteria bacilar
Colite mais severa ou semelhante à cólera: imunossuprimidos.
Período de incubação: 12 horas – 7 dias (média 1-3 dias).
Dose infectante muito baixa: 10 células.
Sintomas: dor abdominal, disenteria (com sangue e muco) febre, calafrios, dor de cabeça.
Patogenicidade: liberação de endotoxina lipossacarídica que afeta a mucosa intestinal.

Fonte: adaptado: ADAMS; MOSS, 2008; FRANCO; LAWNDGRAF, 2008; RAY; BHUNIA, 2014; FRAZIER; WESTHOFF; VANITHA N M, 2014

Escherichia coli: Associação com alimentos

A presença de *E. coli* em um alimento indica que este alimento tem uma contaminação microbiana fecal e, portanto, suas condições higiênicas não são satisfatórias.

E. coli é um habitante comensal do intestino de humanos e outros animais de sangue quente sendo o anaeróbio facultativo predominante. É comensal no intestino, mas torna-se patógeno oportunista causando sepse, infecção urinária, pneumonia e meningites em neonatos. Suas características de sobrevivência em água, facilmente culturável, geralmente não patogênico tornaram a *E. coli* como um indicador útil da contaminação fecal de água e alimentos e a possível presença de outras bactérias entéricas patogênicas.

A contaminação fecal de águas e manipuladores de alimentos já foi implicada em muitos surtos por EPEC, EIEC e ETEC. E muitos alimentos estiveram envolvidos como vegetais, salada de batata, queijos maturados por fungos. (ADAMS; MOSS, 2008).

Além disso, diversas linhagens de *E. coli* são comprovadamente patogênicas e são agrupadas em 5 classes:

1. *E. coli* enteropatogênica EPEC
2. *E. coli* enteroinavasiva EIEC
3. *E. coli* enterotoxigênica ETEC
4. *E. coli* enterohemorrágica EHEC
5. *E. coli* enteroagregativa EAggEC

E. coli enterohemorrágica EHEC: o gado é um reservatório natural e por isso os alimentos de origem animal, principalmente a carne bovina, seu principal veículo do patógeno. Diversos surtos de colite hemorrágica foram associados com o consumo de hambúrguer e por isso a síndrome provocada pela *E. coli* EHEC tem recebido a denominação de "doença do hambúrguer" (FRANCO; LAWNDGRAF, 2008). A principal cepa envolvida com a enterocolite hemorrágica é a *E. coli* O157:H7. Uma das características que a distingue de outras cepas de *E. coli* é que não cresce bem a 44-45 °C, mas como as demais *E. coli* cresce rapidamente a 30 °C – 42 °C.

Os principais alimentos envolvidos nos surtos por *E. coli* O157:H7 são produtos à base de carne malcozidos e ocasionalmente leite cru. Normalmente a principal causa da ocorrência desses surtos é a falha no tratamento térmico ou cozimento inadequado. Embora o consumo de carne quando em cortes intactos seja relativamente seguro, pois o interior não está cozido totalmente e a contaminação geralmente é um fenômeno superficial. Contudo, a fragmentação da carne irá misturar os contaminantes da superfície no meio do produto, e, portanto, isso requer o cozimento de modo a garantir a segurança microbiológica (ADAMS; MOSS, 2008). Investigações epidemiológicas revelaram a presença de *E. coli* O157:H7 em diferentes alimentos de origem animal, como carne moída, suíno, frango, leite cru (RAY; BHUNIA, 2014). Complicações da *E. coli* O157:H7 envolvem a síndrome hemolítica urêmica.

Porém, outros alimentos estão associados a surtos, principalmente quando ocorre contaminação de águas de irrigação ou solo, como, por exemplo, espinafre e alface que já estiveram implicados em surtos de *E. coli* O157:H7. Outros alimentos como maionese, leite cru, cidra de maçã, salame e saladas podem estar envolvidos. Surtos devido a alimentos ácidos como suco de maçã e salsichas fermentadas demonstram o potencial da bactéria em sobreviver por longos períodos em valores de pH que não permitiriam o crescimento, especialmente quando o produto é refrigerado. Aparentemente *E. coli* EHEC possui uma mais acentuada habilidade em sobreviver em valores de pH baixos do que outras bactérias. E isso talvez também explique a dose infectante relativamente baixa (2-2.000 células) que foi registrada nos surtos (ADAMS; MOSS, 2008).

Quadro 5. Infecções microbianas de origem alimentar: *Escherichia coli.*

E. coli spp.
Características do organismo
Bacilos Gram negativos
não esporulados
fermentam glicose com produção de ácido e gás
maioria fermenta lactose com produção de ácido e gás
antígenos (Ag) somáticos O – relacionados com polissacarídeos da membrana externa.
Ag flagelares – relacionados com proteínas do flagelo
Ag K – relacionados com proteínas capsulares
E. coli enteropatogênica – **EPEC**:
Doença: gastroenterite em crianças (recém-nascidos e lactentes).
Período de incubação: 17-72 h (média 36 h).
Sintomas: diarreia grave: dores abdominais, vômitos e febre.
Patogenicidade: adesão à mucosa/destruição das microvilosidades
E. coli enteroinavasiva **EIEC**.
Doença: gastroenterite semelhante à shigelose: disenteria, cólicas abdominais, mal-estar geral, fezes com sangue e muco.
patogenicidade: invasão dos enterócitos.
Período de incubação: 8 a 24 h (média 11 h).
E. coli enterotoxigenica ETEC
Doença: diarreia do viajante.
Período de incubação: 8- 44h (média: 26 h).
Sintomas: diarreia aquosa, febre baixa, dores abdominais, náuseas. Semelhante à cólera: fezes aquosas – água de arroz.
Dose infectante alta: $10^{6\text{-}8}$
Patogenicidade: produção de enterotoxinas (termolábil e outra termoestável)
E. coli enterohemorrágica **EHEC**
Doença: colite hemorrágica;
Sintomas: dores abdominais severas e diarreia aguda/sanguinolenta.

Patogenicidade: citotoxinas (denominadas de verotoxinas ou toxina Shiga *like)* (semelhante à toxina produzida pela *Shigella)*
E. coli enteroagregativa **EAggEC**.
Patogenicidade: adesão à mucosa intestinal (cólon) mediada por fímbrias
produção de toxina LT e ST (de acordo com a termorresistência).

Fonte: adaptado de ADAMS; MOSS, 2008; FRANCO; LAWNDGRAF, 2008; RAY; BHUNIA, 2014; FRAZIER; WESTHOFF; VANITHA N M, 2014

***Campylobacter* sp.: Associação com alimentos**

C. jejuni e *C. coli* são as espécies mais frequentemente associadas com gastroenterite aguda em humanos e relatos indicam um grande número de casos de enterite bacteriana no mundo todo (FRAZIER; WESTHOFF; VANITHA N M, 2014). *C. jejuni* é um organismo entérico e já foi isolado de fezes de animais e pássaros embora portadores humanos também já foram identificados (RAY; BHUNIA, 2014). Por ser um organismo encontrado frequentemente em animais, pássaros e meio ambiente, muitos alimentos tanto de origem animal como vegetal podem ser contaminados com *C. jejuni* e já foi isolado em carnes cruas como a bovina, de ovelha, suínos, galinha e peru, leite, vegetais, cogumelos e mexilhão (RAY; BHUNIA, 2014).

O principal veículo de transmissão da infecção por *Campylobacter* sp. é o alimento, embora transmissão direta pessoa-pessoa ou contato com animais infectados tenha sido relatado, assim como veiculada por água. Por ser habitante do trato gastrointestinal de animais de sangue quente, carcaças podem ser contaminadas com o conteúdo intestinal durante o abate e evisceração (ADAMS; MOSS, 2008). Muitos produtos de origem animal (ou animais) usados na alimentação humana e animal podem estar contaminados com *Campylobacter jejuni*, como as carcaças de frango, suínos, ovelha, peru, salsichas à base de carne de suínos e outras carnes vermelhas, e carne moída (FRAZIER; WESTHOFF; VANITHA N M, 2014).

Nos números limitados de surtos, os produtos implicados incluem leite cru, frango malcozido, leite pasteurizado contaminado, coberturas de bolo, hambúrguer cru. Apesar de sua ocorrência frequente em frangos, os ovos não são fonte importante de *Campylobacter*. *Campylobacter jejuni* foi encontrada em cerca de 1% de cascas de ovos ou em seu interior e membranas, e a albumina do ovo tem se mostrado fortemente bactericida (ADAMS; MOSS, 2008).

A bactéria não sobrevive à pasteurização quando realizada adequadamente e sua presença no leite deriva de contaminação fecal na fazenda ou por contaminação por *Campylobacter mastitis*. Produtos lácteos não representam uma ameaça, pois *Campylobacter* possui uma baixa resistência em baixo pH ou Aw. Moluscos e cogumelos são reconhecidos como potenciais fontes de infecção por *Campylobacter jejuni* (ADAMS; MOSS, 2008). Sua presença em alimentos termoprocessados se deve principalmente à contaminação cruzada após tratamento ou aquecimento impróprio, e o uso de fertilizantes orgânicos já foram identificados como contaminantes de vegetais. Os surtos são decorrentes do consumo de leite cru, frango inadequadamente cozido, produtos de panificação e produtos à base de peru, alimentação chinesa, ovos, entre outros. E embora esse organismo seja um mal competidor contra outros organismos presentes no alimento e geralmente não cresça bem nos alimentos, células suficientes são capazes de crescer no alimento contaminado de modo a fornecer a dose necessária para causar a doença.

Quadro 6. Infecções microbianas de origem alimentar: *Campylobacter* spp.

Campylobacter jejuni/Campylobacter coli
Características do organismo:
Bacilo Gram negativo
não formador de esporo
oxidase positivo, células são pleomórficas:
culturas jovens: aspecto asa de gaivota
culturas mais velhas (vários dias):aspecto cocoide (formas não cultiváveis).
flagelar (um flagelo); movimento de saca-rolhas ou vaivém.
fase exponencial: forma espirilada, encurvada
microaerófilos: requerem baixa tensão de oxigênio. Crescimento inibido: <2% e > 15% de O_2, ideal: 5%
requerem 10% de CO_2
Crescimento inativado:>45-50 °C e < 25 °C
ótimo: 42 °C
Tolerância a NaCl: 10,5%/37 °C/15 dias
13%/37 °C/10 dias
20 - 30%: 5 dias
Aw: 0,97 (mas é capaz de crescer a 0,92)
Tempo de geração: 1h (na temperartura ótima de 42 °C)
Sensibilidade: ressecamento, condições ácidas
Sensibilidade a NaCl: 2% a 30 °C ou 35 °C /1% a 4 °C
não é bom competidor: inabilidade de usar carboidratos
Doença: Enterocolite aguda
Período de incubação: 1-11 dias (mais comum: 3-5 dias)
mal-estar, febre, dores abdominais severas e diarreia.
diarreia pode variar: profusa, aquosa e sanguinolenta e disentérica.
vômito: menos frequente.

Complicações (são raras): artrite, síndrome Guillain-Barre.
Patogenicidade; habilidade em aderir e invadir células epiteliais.
Fatores de adesão: flagelos, fímbria e proteínas de adesão (PEB1 e CadF)
Cam. jejuni produz toxinas citoletais, hemolisina e fosfolipases responsáveis pelos sintomas entéricos.
Dose infectante: 500 células

Fonte: adaptado de ADAMS; MOSS, 2008; FRANCO; LAWNDGRAF, 2008; RAY; BHUNIA, 2014; FRAZIER; WESTHOFF; VANITHA N M, 2014

Yersinia enterocolitica: Associação com alimentos

A bactéria pode ser isolada de muitas fontes ambientais como solo, água doce e do trato intestinal de muitos animais. Os suínos são reconhecidos como portadores crônicos de cepas de *Yersinia enterocolitica* envolvidas em infecções humanas. Apesar disso, suínos têm sido implicados somente ocasionalmente como veículos de yersiniose (ADAMS; MOSS, 2008).

Por serem psicrotróficas, os alimentos refrigerados de origem animal são um importante fator de risco ao consumidor. E por crescerem a temperaturas de refrigeração, mesmo uma carga inicial baixa pode atingir altos níveis durante o armazenamento estendido de alimentos refrigerados (RAY; BHUNIA, 2014). Dois grandes surtos de infecção de origem alimentar tiveram como veículo de transmissão leite pasteurizado e achocolatado. Em diversos alimentos em diversos países, inclusive o Brasil, já foram isolados sorotipos patogênicos como a *Y. enterocolitica* sorotipo O3 (FRANCO; LAWNDGRAF, 2008). *Y. enterocolitica* já foi isolada de carne bovina e suína, ovos líquidos, queijos cremosos, leite cru e pasteurizado, pescado, ostras cruas, camarão, achocolatadas, peru, leite em pó e água impropriamente clorada. Embora o organismo já tenha sido isolado de muitos alimentos, poucos surtos de origem alimentar têm sido atribuídos a *Y. enterocolitica*. O isolamento em leite pasteurizado provavelmente se deve à contaminação pós-processamento uma vez que as cepas mais resistentes ao calor são mortas durante a pasteurização (FRAZIER; WESTHOFF; VANITHA N M, 2014).

Quadro 7. Infecções microbianas de origem alimentar: *Yersinia enterocolitica*.

Yersinia enterocolitica

Características do organismo:

Bacilo Gram negativo

Anaeróbio facultativo

Catalase-positivo

Oxidase negativo

psicrotróficos: cresce em uma ampla faixa: -1 °C a 40 °C (ótimo 29 °C).

muitos fenótipos são dependentes da temperatura de 37 °C – não é móvel

< 30 °C: móvel com flagelos peritríquios.

cresce lentamente em temperaturas de refrigeração.

sensível ao calor, mas com variação.

crescimento ótimo: pH 7-8

mínimo: 4,1 a 5,1

concentração NaCl: crescimento é possível a 5%, mas não a 7% (3 °C ou 25 °C).

Doença: enterite

Período de incubação: 24-30 h

Infecções extra intestinais: septicemia, artrite, Síndrome de Reiter, endocardite, glomerulonefrite

Sintomas: febre, diarreia (às vezes sanguinolentas), dores abdominais severas (semelhante à apendicite). Náusea e vômitos são frequentes.

Fatores de virulência: proteínas de adesão e proteínas da membrana externa
colonização de células epiteliais e nódulos linfáticos
enterotoxinas: secreção de fluidos no intestino.
dose infectante alta: 10^4 células

Fonte: adaptado: ADAMS; MOSS, 2008; FRANCO; LAWNDGRAF, 2008; RAY; BHUNIA, 2014; FRAZIER; WESTHOFF; VANITHA N M, 2014

Gênero *Vibrio* spp.: Associação com alimentos

4 espécies têm sido implicadas em infecções de origem alimentar: *Vibrio cholerae* (sorogrupos O1 e não O1), *V. mimicus*, *V. parahaemolyticus*, e *V. vulnificus*. A ausência de febre nas infecções por *Vibrio cholerae* e *V. mimicus* destas espécies é usada para separar estas espécies de *V. parahaemolyticus* e *V. vulnificus*. O ambiente marinho e estuarino é o habitat natural dos víbrios.

V. parahaemolyticus – espécie halofílica encontrada em águas costeiras em todo o mundo assim como em ambientes estuarinos. Apresentam uma variação sazonal com maiores números nos meses de verão e nos meses de inverno e permanecem no fundo estuarino ou no material quitinoso do plâncton (RAY; BHUNIA, 2014). A maioria das cepas isoladas de fontes naturais como águas estuarinas, plâncton, mariscos e peixe são Kanagawa-negativas, embora algumas dessas cepas já foram associadas com surtos de origem alimentar. No Brasil, cepas Kanagawa-negativas já foram isoladas de ostras e as cepas Kanagawa-positivas isoladas de crustáceos, moluscos e caudas de lagostas provenientes de águas costeiras. Os principais alimentos envolvidos são os de origem marinha, quando consumidos crus, impropriamente cozidos ou contaminados pós-tratamento térmico. Peixes como cavalas, sardinhas, bacalhau e ostras, camarões, caranguejo, moluscos polvos e lagostas já foram associados em surtos de gastroenterite por *V. parahaemolyticus*. Quando estes alimentos de origem marinha sofrem abuso de temperatura, as células podem atingir rapidamente a dose infectante mesmo se a carga bacteriana inicial é baixa. Em muitos surtos a causa identificada foi o cozimento inapropriado ou contaminação cruzada dos alimentos marinhos cozidos, seguida de falha na manutenção da temperatura adequada (FRANCO; LAWNDGRAF, 2008; RAY; BHUNIA, 2014).

Embora a dose infectante seja alta (10^{5-7} UFC/g), para que este número seja alcançado é necessário que o alimento tenha sido manipulado em temperatura abusiva. Nesse caso pode ter havido o crescimento de toda a população ou ter havido apenas o aumento da população das cepas virulentas as quais podem ter sido originadas por transformação genética de cepas avirulentas (Kanagawa-negativas) ou por seleção e colonização de cepas virulentas (Kanagawa-positivas) (FRANCO; LAWNDGRAF, 2008).

V. vulnificus – espécie halofílica a qual tem sido associada com septicemia, celulite progressiva e necrose tecidual resultante de uma ferida infeccionada pelo consumo de alimentos marinhos contaminados como ostras cruas e mexilhão.

São duas as portas de entrada do *V. vulnificus*: a primeira é através da ingestão de alimentos marinhos. O principal alimento envolvido nos casos de septicemia primária são as ostras, com alta taxa de mortalidade. A segunda via de entrada é através de lesões na pele. As infecções de feridas apresentam uma baixa taxa de mortalidade, ao contrário da septicemia primária, contudo, podem levar à amputação do membro afetado. As infecções de feridas são provocadas pela penetração do bacilo em lesões da pele e na maioria das vezes estão relacionadas à água do mar e ou frutos do mar. Estas lesões podem ter sido causadas por mordidas de caranguejo, ou qualquer outro animal marinho ou também provocadas por utensílios utilizados na limpeza de frutos do mar ou conchas (FRANCO; LAWNDGRAF, 2008).

V. cholerae pode ser isolado de águas temperadas, subtropicais e tropicais, principalmente nos meses de verão. *V. cholerae* em frutos do mar é capaz de sobreviver por 45 dias dependendo da temperatura. Sua sobrevivência é prolongada quando se adere a superfícies de plantas e animais marinhos. Os sorotipos não 01 já foram isolados de sangue, feridas, bile, líquido cérebro espinhal e o sorotipo não 01 isolado de fezes. Os sorotipos 01 e não 01 são amplamente encontrados na natureza e já foram isolados de águas de estuário e pântanos salgados de áreas litorâneas de clima temperado (FRANCO; LAWNDGRAF, 2008).

A dose infectante é maior se ingerida sem alimento (10^{10} células), mas com alimento é reduzida a 10^{3-4} células, pois a bactéria fica protegida da acidez estomacal. E a não ser que a perda massiva dos eletrólitos seja reposta, há uma perda do volume sanguíneo e pressão, com aumento da viscosidade sanguínea, falha do sistema renal e colapso circulatório. Os casos fatais podem ocorrer dentro de alguns dias. Nos surtos sem tratamento, a taxa de mortalidade pode chegar a 30-50%, porém com tratamento intravenoso ou reidratação oral com glicose e eletrólitos essa taxa é reduzida a cerca de 1% (ADAMS; MOSS, 2008).

Quadro 8. Infecções microbianas de origem alimentar: *Vibrio* spp.

Vibrio spp.
Características do organismo:
Bacilos Gram negativos
pleomórficos (encurvados ou retos)
bacilos curtos: móveis com um flagelo polar.
Catalase e oxidase positivos
anaeróbios facultativos.
NaCl: estimula o crescimento de todas as espécies, e requerimento obrigatório para algumas espécies.
ótimo: *V. parahaemolyticus* (halofílico) - 3%, mas cresce entre 0,5 e 8%
Aw mínima: entre 0.937 e 0.986
crescimento:
faixa ampla: 5-43 °C (ótimo - 37 °C). Ambientes naturais: mín. 10 °C.
condições ótimas: tempo de geração de até 9 min. (para *V. parahaemolyticus*).
pH: 7.5-8.5, mas capazes de crescer em pH alcalino de 11.
sensíveis à acidez, porém *V. parahaemolyticus* pode crescer em pH 4,5-5,0.

Vibrio parahaemolyticus

Doença: gastroenterite branda a severa:

Período de incubação: 4-96 h

sintomas: mais severa: disenteria, fezes mucoides e sanguinolentas

infecções extra intestinais: isolado de feridas dos olhos, ouvido e sangue

patogenicidade: adesão as células epiteliais e colonização.

Fatores de virulência: produção de toxinas:

hemolisina termoestável direta (TDH)

hemolisina tipo TDH (TRH)

sideróforos (vibrioferrina), sistema de secreção (T3SS). Ag capsulares K

produção de biofilme

cepas produtoras de hemólise em ágar Wagatsuma: fenômeno de Kanagawa positivo.

Dose infectante: $10^{5\text{-}7}$ células (cepas Kanagawa positivo).

V. Vulnificus:

Doença: septicemia primária e Infecção de ferida

Período de incubação: 7 h – (4-12 h)

sintomas: calafrios, febre e prostração, ocasional vômitos e diarreia

Patogenicidade: septicemia – habilidade em invadir a corrente sanguínea. Progressiva celulite e necrose tecidual

Septicemia pode ocorrer rapidamente e fatal em muitos casos.

V. cholerae

Doença: cólera

Período de incubação: 1-3 dias

Sintomas: diarreia moderada (sorotipo não 01), ou aquosa e profusa.

Patogenicidade:

colonização do lúmen intestinal, não é invasiva.

produção de potente toxina: toxina da cólera (tipo A -B) – diarreia intensa com alteração no balanço de eletrólitos.
casos mais graves: hipersecreção de sódio, potássio, cloro e bicarbonato: diarreia aquosa, esbranquiçada com muco, denominada de água de arroz, com vômitos, mas sem náusea ou febre.
outras toxinas: Zot, ACE: relacionadas a colonização bacteriana do intestino, e não com a diarreia.

Fonte: adaptado de ADAMS; MOSS, 2008; FRANCO; LAWNDGRAF, 2008; RAY; BHUNIA, 2014; FRAZIER; WESTHOFF; VANITHA N M, 2014

Doenças DTA emergentes e reemergentes

Ao longo dos anos, desde 1960, diversas espécies bacterianas assim como alguns vírus entéricos já foram reconhecidas como patógenos responsáveis por doenças de transmissão por alimentos. Embora se use o termo emergente, é muito provável que estes organismos tenham sido identificados como patógenos associados a alimentos pela primeira vez, mas já tenham sido a causa de doenças anteriormente. Epidemiologicamente as doenças podem ser categorizadas em dois tipos: as emergentes quando surgem em uma população recentemente, ou reemergentes quando há uma mudança no comportamento epidemiológico de doenças já conhecidas.

Doença infecciosa emergente: doença de origem infecciosa cuja incidência em humanos tem aumentado nos últimos 20 anos ou possui potencial de aumentar no futuro (CDC, 1994).	**Doença infecciosa emergente:** surgiram recentemente em uma população ou já existiam, mas estão aumentando rapidamente sua incidência ou alcance geográfico (NIAID, 2018).

As doenças infeciosas emergentes são doenças que não ocorreram em humanos previamente, embora seja difícil de estabelecer esta situação e provavelmente muito raro. Ou ocorreram previamente, mas afetaram um número muito pequeno de pessoas em locais isolados, ou então ocorreram ao longo da história e foram somente recentemente reconhecidas como doenças distintas devido a um agente infeccioso, como é o caso da doença de Lyme ou úlceras gástricas. As doenças infecciosas reemergentes são aquelas que já foram consideradas problemas de saúde pública globalmente ou em um particular país, então tiveram um declínio drástico, mas estão novamente tornando problema de saúde pública em uma significativa parte da população, como tuberculose ou malária, por exemplo (NHI, 2007).

Até 1959, apenas *Straphylococcus aureus*, *Salmonella (typhi* e *paratyphi)*, *Clostridium botulinum* (tipos A e B) e *Shigella* spp. eram reconhecidos como patógenos associados a alimentos. Contudo, a partir de 1960 muitos outros patógenos já foram identificados e associados a alimentos. Como, por exemplo, a forma infantil de botulismo, o vírus da hepatite A, as espécies enteropatogênicas de *Escherichia coli* (O124:H17; O157:H7), *Salmonella enteritidis*. A partir desses dados é possível notar que um patógeno confirmado no passado ou mesmo no presente pode emergir como um patógeno associado a alimento no futuro, um patógeno que ocasionalmente associado a surtos esporádicos no passado, pode surgir como causa maior de surtos de origem alimentar. *Salmonella enteritidis*, por exemplo, tem sido o principal patógeno envolvido em surtos de salmonelose em vários países, inclusive Brasil. Por outro lado, um patógeno que no passado ou no presente era considerado a maior causa de surtos, no futuro pode estar associado a esporádicos surtos (RAY; BHUNIA, 2014).

O Centro de Controle e Prevenção de Doenças dos EUA (CDC, Centers for Disease Control and Prevention) em seu relatório de 2011 e revisto em 2018 (CDC, 2011) faz uma estimativa de que 31 patógenos são reconhecidos por causarem doenças de origem alimentar nos EUA. Contudo, muitos agentes ainda continuam sem ter sua identificação confirmada. Dos 31 agentes identificados e confirmados, a estimativa é de que atingem 9,4 milhões de pessoas, com mais de 55 mil hospitalizações e mais de 1.300 óbitos anualmente. Dentre as espécies bacterianas, espécies de salmonelas não tifoides atingem mais de 1 milhão de pessoas, seguido por *Clostridium perfringens* (+ de 960 mil), *Campylobacter* spp. (+ de 840 mil) e *S. aures* (+ de 240 mil). Salmonela (não tifoide) e *E. coli* 0157 estão entre os 5 patógenos bacterianos responsáveis pelas hospitalizações. Salmonela (não tifoide), *Listeria monocytogenes* e *Campylobacter* se encontram dentre os 5 patógenos responsáveis pelos óbitos.

No Brasil, embora estudos em relação ao perfil epidemiológico de DTHA (doenças de transmissão hídrica e alimentar) sejam escassos, um levantamento realizado entre 2016 a 2021, apontou que a espécie bacteriana prevalente é *E. coli* (7,9%), seguida de *S. aures* (2,8%), *Salmonella* (2,4%), *Bacillus* (1,7%), *Clostridum* (1,1%) e *Shigella* (0,7%) (BATISTA *et al.*, 2022). Contudo, o estudo não apresenta as espécies especificamente. E muitos dos resultados foram inconclusivos ou inconsistentes (cerca de 8 a 10%). Suspeita-se que os motivos desses resultados serem inconclusivos ou inconsistentes seja pela notificação ocorrer de forma tardia, problemas na coleta e análise das amostras, além dos casos não serem devidamente investigados (MALACRIDA; CORTEZ; LEHMCKUHL, 2017). Em 1999 a Secretaria de Vigilância em Saúde (SVS) desenvolveu o Sistema Nacional de Vigilância Epidemiológica das Doenças Transmitidas por Alimentos (VE_DTA) (BRASIL, 2010). Os dados entre 2000 a 2014 da VE-DTA mostram que na maioria dos casos (51%) o agente etiológico não foi identificado. Dentre as bactérias identificadas, a maior incidência foi de *Salmonella* spp. (18,09%), seguido por *S. aureus* (9,23%), *E. coli* (6,33%), *B. cereus* (3,70%), *C. perfringens* (2,51%) e *Shigella* spp.(1,16%). Os alimentos com maior envolvimento foram os alimentos mistos, ovos e produtos à base de ovos, água, doces e sobremesas, carne bovina *in natura*, processados e miúdos, leites e derivados. Os locais de maior acometimento foram as residências, seguido por escolas/padarias e creches/escolas (MALACRIDA; CORTEZ; LEHMCKUHL, 2017).

Tabela 5. Fatores responsáveis pela emergência e re-emergência de surtos de origem alimentar.

Melhor conhecimento sobre os patógenos
Melhoria nas ações reguladoras
Mudanças no estilo de vida e hábitos alimentares
Novas tecnologias no processamento de alimentos
Alterações genéticas
Resistência a antibióticos
Adaptação a estresse
Práticas de agricultura
População idosa e imunocomprometida

Fonte: adaptado de RAY; BHUNIA, 2014

Melhor conhecimento sobre os patógenos: Em geral, bactérias e vírus são os principais agentes etiológicos responsáveis pelas doenças de origem alimentar. Contudo, muitas outras causas dessas doenças ainda não são identificadas ou confirmadas. Assim como muitos outros agentes etiológicos, além de bactérias e vírus, parasitas, biotoxinas marinhas ou de origem marinha, toxina inorgânicas estão envolvidos. Em um surto de origem alimentar, uma investigação epidemiológica é conduzida com o objetivo de identificar o patógeno mais provável como causa do surto. Ao se analisar as amostras ambientais é possível caracterizar o patógeno (ou o novo patógeno) em termos de sua fisiologia, características bioquímicas, imunológicas (fatores de evasão do sistema imune) e características genéticas.

Com as informações obtidas das análises das amostras ambientais podem ser desenvolvidos novos métodos, efetivos e específicos para o isolamento e identificação desses patógenos. Muitas das técnicas utilizadas na identificação são rápidas, específicas mesmo na presença de um grande número da bactéria associada auxiliando na testagem economicamente e efetivamente de muitas amostras em um tempo relativamente curto para muitos patógenos.

Nos casos de grandes surtos, ou surtos similares que ocorrem frequentemente, ou se o incidente resultou em morte ou em severas consequências, as amostras são testadas para outros patógenos suspeitos além dos patógenos mais comuns. E muitos dos novos patógenos foram descobertos e confirmados dessa forma, como *Yersínia enterocolitica, Campylobacter jejuni, Listeria monocytogenes, Cronobacter sakazaki* e *E. coli* O157:H7. Muitos patógenos oportunistas como *Aeromonas hydrophila, Edwardsiella spp., Plesiomonas shigelloides,* assim como *Helicobacter pylori, Mycobacterium paratuberculosis, Clostridium difficile* atualmente são suspeitos de serem patógenos de origem alimentar, devido a evidências circunstanciais, mas ainda não confirmados, e provavelmente serão reconhecidos como patógenos emergentes no futuro (RAY; BHUNIA, 2014).

Melhoria nas ações reguladoras: Uma vez que o novo patógeno é identificado, podem ser determinados sua frequência de ocorrência e o modo de transmissão nos alimentos, crescimento e sobrevivência sob as condições de processamento, armazenamento e manipulação. Com estas informações as agências regulatórias podem agir no sentido de prevenir ou reduzir sua presença no alimento que será consumido.

No Brasil o órgão que regulariza e fiscaliza a produção e comercialização de alimentos é a ANVISA (Agência Nacional de Vigilância Sanitária) que está vinculada ao Ministério da Saúde cuja principal função é a promoção da saúde. Sua competência abrange diversas áreas dentro da categoria dos alimentos.

> No setor de alimentos a Anvisa coordena, supervisiona e controla as atividades de registro, inspeção, fiscalização e controle de riscos, sendo responsável por estabelecer normas e padrões de qualidade e identidade a serem observados.

Apesar da comprovada relação de várias doenças com a ingestão de alimentos contaminados, do elevado número de internações hospitalares e persistência de altos índices de mortalidade infantil por diarreia, ainda são poucos os estudos de agentes etiológicos responsáveis pelas DTA no Brasil e América.

Dados levantados no SINAN (Sistema de Informação de Agravo e Notificação) mostram que no período de 2007 a 2014 (NEVES, 2015) e 2008 a 2018 (ESTEVES DO AMARAL *et al.*, 2019) as regiões que apresentaram as maiores notificações de intoxicações alimentares foram a região Sudeste (45-52%) e a região Nordeste (30-32%). Dados analisados em relação aos surtos de DTHA (doenças de transmissão hídrica e alimentar) no período de 2016 a 2021 mostram uma gradual queda nas notificações e exposição a partir de 2019 a 2021. Os anos de 2016 e 2017 tiveram as maiores notificações (BATISTA *et al.*, 2022). Contudo, esta redução nos registros pode ser devido às subnotificações em decorrência do impacto da pandemia de COVID-19 que teve início em 2020. E com o isolamento imposto, a alimentação se deu basicamente nas residências e consequentemente reduzindo os fatores de risco de DTAs. Informações referentes ao perfil epidemiológico de DTAs e surtos são fundamentais para avaliação dos problemas de saúde no país para que ações preventivas adequadas sejam realizadas.

Em 2010, o Ministério da Saúde apresentou o Sistema Nacional de Vigilância Epidemiológica das Doenças Transmitidas por Alimentos (VE-DTA) objetivando normatizar as ações e os instrumentos utilizados na investigação de surtos de doenças transmitidas por alimentos, orientar quanto ao fluxo de informação do Sistema VE-DTA e dar suporte técnico para o desenvolvimento das atividades. E com isso reduzir a incidência das DTA no Brasil a partir do conhecimento do problema e de sua magnitude, subsidiar as medidas de prevenção e controle, contribuindo para a melhoria da qualidade de vida da população (BRASIL, 2010).

Mudanças no estilo de vida e hábitos alimentares: Muitos fatores podem ter contribuído para a emergência de patógenos de origem alimentar como o aumento das viagens internacionais que facilitam a entrada desses organismos nos países. A tendência cada vez maior dos consumidores por alimentos crus é outro fator a ser considerado. O consumo de peixes crus, como sushi e sashimi, pode levar a surtos por *V. parahaemolyticus, V. vulnificus, V. cholerae* e Hepatites. O consumo de leite cru ou queijos cremosos feitos com leite não pasteurizado ou hambúrgueres malcozidos fornecem as condições ideais para *Campylobavcter jejuni, L. monocytogenes,* e *E. coli O157:H7,* por exemplo. A preferência dos consumidores por alimentos prontos para consumo termoprocessados e mantidos sob refrigeração e com poucos conservantes permite e facilita a presença de patógenos psicrotróficos como

L. monocytogenes e *Y. enterocolitica.* Outra tendência atual no consumidor é por alimentos naturais ou minimamente processados mantidos sob refrigeração passíveis de sofrerem contaminação por bactérias psicrotróficas. Saladas prontas para consumo, vegetais e frutas frescas e sucos de frutas também tiveram seu consumo aumentado e muitos patógenos, inclusive os emergentes, sobrevivem e crescem nesses alimentos que são mantidos a temperatura ambiente e de refrigeração (RAY; BHUNIA, 2014).

Além disso, o consumo de variedades comestíveis, como água-viva, algas e insetos são hábitos culturais em algumas partes do mundo, como em alguns países da Ásia. Elas são pobres em carboidratos e ricas em proteínas, mas podem servir como vetores de bactérias patogênicas.

Novas tecnologias no processamento de alimentos: o processamento de alimentos tem por objetivo a produção em grandes quantidades e de forma rápida em uma planta processadora centralizada. A produção em larga escala pode proporcionar a contaminação acidental do produto por patógenos. E para uma produção rápida, o equipamento muitas vezes é projetado sem as devidas considerações microbiológicas.

Alterações genéticas: os microrganismos, especialmente as bactérias, possuem uma alta capacidade de mutações genéticas que conferem características vantajosas como patogenicidade, fatores de virulência e resistência a antibióticos.

Acredita-se que o aumento da incidência de gastroenterites por *E. coli* seja devido a essa habilidade bacteriana na transferência de material genético. Cepas patogênicas de *E. coli* demonstraram a capacidade de transferência de plasmídeos entre si que codificam a produção de toxina e a colonização no trato digestivo. Desse modo, a transferência desse plasmídeo de uma cepa patogênica a outra não patogênica, possibilita que essa nova variante patogênica acabe sendo veiculada por algum alimento. Assim como a transferência de fatores de virulência codificados por bacteriófagos, como a toxina de Shiga, a qual pode ser transferida de uma *E. coli* Shiga-toxigênica para outra *E. coli*, e dessa forma surgindo novas variantes produtoras da toxina Shiga, A enteroagregativa *E. coli* O104:H4, considerada emergente, provavelmente adquiriu o gene por um bacteriófago codificado tornando-se altamente virulenta (RAY; BHUNIA, 2014).

Resistência a antibióticos: os antibióticos são utilizados como promotores de crescimento em animais, principalmente em aves e suínos, e atuam como moduladores de microrganismos no trato digestivo do animal, mantendo as bactérias benéficas no trato digestivo. O uso contínuo diminuiu gradativamente os efeitos esperados o que levou ao aumento das doses e como consequência o surgimento de cepas resistentes aos antibióticos.

Portanto, o uso irrestrito de antibióticos em animais pode ter levado ao surgimento de patógenos resistentes e com melhores chances de competição com os microrganismos sensíveis e dessa forma estabelecendo-se como predominantes devido à ausência de competição. Dessa forma, iniciou-se a redução no uso de antibióticos na produção animal e em 2000 a OMS recomendou que os antibióticos de uso em humanos não deveriam ser usados como promotores de crescimento (APC). Contudo, o assunto ainda é polêmico e gera controvérsias, pois não há comprovação a respeito dessas questões. Na União Europeia, os APC foram banidos (USDA, 2017) e no Brasil, o uso de APCs é regulamentado pelo Ministério da Agricultura Pecuária e Abastecimento (MAPA) através das Instruções Normativas MAPA (IN) e alguns APCs tiveram seu uso restringido, como as tetraciclinas, penicilina, cloranfenicol, sulfonamidas sistêmicas, furazolidonas, nitrofurazonas, avoparcinas e mais recentemente a colistina nas rações de frangos, suínos e bovinos de corte. Contudo, o banimento não foi total (BRASIL, 2004; BRASIL, 2005; BRASIL, 2007; BRASIL, 2009; BRASIL, 2011; BRASIL, 2012, BRASIL, 2016; BRASIL, 2020).

Adaptação a estresse: surtos envolvendo alimentos de baixa acidez, como salsichas fermentadas, suco de maçã e laranja demonstraram a adaptação bacteriana a situações de estresse como baixo pH. Os agentes implicados foram E. *coli O157:H7*, *Salmonella*, e *L. monocytogenes* os quais normalmente são sensíveis a pH <4,5 e espera-se que sejam reduzidos rapidamente sob refrigeração. Contudo, o isolamento desses organismos nesses alimentos demonstra o surgimento de variantes resistentes a ácido e, portanto, capazes de crescer em alimentos de baixa acidez (RAY; BHUNIA, 2014).

Práticas de agricultura: em 1993, nos EUA, um surto marcante cujo alimento envolvido foi hambúrguer de uma rede de *fast food* cujo patógeno envolvido foi *E. coli O157:H7* e atingiu cerca de 700 pessoas, com 4 óbitos. Em 2006, outro surto *E. coli O157:H7* atingiu cerca de 200 pessoas, com 3 óbitos e o alimento envolvido foi espinafre. Especulações são feitas se os métodos de criação e alimentação de animais e aves atualmente utilizados podem ter dado a alguns patógenos melhores chances de se estabelecerem como portadores nos animais e aves. Assim como a água de irrigação possa ter sido contaminada com o esterco do gado indicando a necessidade de melhores práticas agriculturais para prevenir os surtos de origem alimentar.

População idosa e imunocomprometida: o envelhecimento e o comprometimento do sistema imune tornam as pessoas nessas condições mais susceptíveis a infecções. Essas populações são, portanto, mais vulneráveis ao consumirem um alimento contaminado com um patógeno mesmo com uma dose baixa. Patógenos como *L. monocytogenes* pode ser fatal ou causar severos danos em idosos, neonatos e mulheres grávidas. Contudo, em pessoas imunocompetentes poderá não ter a mesma resposta com o mesmo alimento. Organismos oportunistas como *Aeromonas hydrophila e Plesiomonas Shigelloides* atualmente estão sendo implicados como possíveis patógenos de origem alimentar (RAY; BHUNIA, 2014).

A Tabela 6 lista alguns patógenos de origem alimentar considerados preocupantes os quais poderão no futuro ser considerados mundialmente um problema.

Tabela 6. Patógenos de origem alimentar emergentes preocupantes.

Patógeno	Características	Alimento envolvido/isolado	Patogenicidade
Cronobacter sakazak	Bacilo Gram negativo Anaeróbio facultativo, não esporulado, móvel, termotolerante Adapta-se bem ao estresse osmótico	Sobrevive em cerais para crianças com Aw 0,30-0,83 Associado em surtos envolvendo Fórmula infantil em pó Isolado: arroz, pão, leite, queijo, alimentos desidratados, condimentos, chá, carnes e água.	Não está completamente elucidado: atinge a corrente sanguínea. Em crianças causa bacteremia, enterocolite necrosante, meningite neonatal e meningoencefalite. Taxa de mortalidade em infantes: 50-80%. Adultos imunocomprometidos e idosos: Sintomas clínicos de pneumonia, sepse, úlceras nos pés, infecções de feridas e osteomielite

Patógeno	Características	Alimento envolvido/isolado	Patogenicidade
Clostridium difficile	Bacilo Gram-positivo, esporulado anaeróbio obrigatório. considerado patógeno humano nosocomial, adquirido no hospital: responsável pela diarreia associada a antibiótico	Isolado de animais selvagens: porcos, bezerros, aves, cavalos, burros, cães, gatos, focas, cobras, coelhos e avestruzes. Isolado principalmente: carnes moídas (porco, bovino e aves. Isolado com menos frequência: vegetais crus (pepino, cebola, rabanete, cenoura, cogumelos e saladas prontas) e leite.	produção de duas toxinas: A e B. Toxina A: enterotoxina – causa diarreia, Toxina B – induz citotoxicidade e danifica a membrana mucosa. Sintomas clínicos: diarreia autolimitada leve, cólicas e dor abdominal até colite pseudomembranosa com risco de vida, megacólon e perfuração intestinal.

Patógeno	Características	Alimento envolvido/isolado	Patogenicidade
Escherichia coli O104:H41	Bacilo Gram negativo anaeróbio facultativo	Reservatório natural exato não é conhecido: possível adaptação ao homem isolado: amostras clínicas mas não de veículo alimentar suspeito	produção da toxina de Shiga gastroenterite: diarreia sanguinolenta Combinação de fatores de virulência de *E. coli* enteroagregativa (EAEC) e cepas de *E. coli* enterohemorrágica (EHEC): Sintomas são característicos da *E. coli* enterohemorrágica (EHEC) (produtora da toxina Shiga) *E. coli* O157:H7 membro da enteroagregativa *E. coli* (EAEC): expressa aderência agregativa e fímbrias necessárias para sua adesão.

Fonte: adaptado de RAY; BHUNIA, 2014; KARCH *et al.*, 2012

Patógenos Oportunistas

Os patógenos oportunistas normalmente não causam doenças em humanos, mas algumas espécies produzem toxinas e dessa forma o consumo de alimentos contaminados por estas espécies poderão vir a causar doença, principalmente em certas condições como, por exemplo, se forem consumidos em grandes números, ou se os indivíduos são muito jovens, não estão em condições físicas normais ou imunocomprometidos.

A patogenicidade de um organismo depende de sua capacidade de invadir um hospedeiro, multiplicar-se no seu interior e evitar ser atingido pelas suas defesas. (BLACK, 2021)	**Patógeno oportunista** refere-se aos organismos capazes de causar doença apenas em indivíduos imunocomprometidos. (LEVINSON, 2011)

Patógenos Bacterianos oportunistas

Aeromonas hydrophila

As espécies móveis do gênero *Aeromonas* incluem *Aeromonas hydrophila, A. caviae* e *A. sobria.* São bacilos Gram negativos, móveis com flagelo polar. São anaeróbios facultativos, mas crescem melhor em condições aeróbias. São oxidase e catalase positivos e fermentadores de carboidratos com produção de ácido e gás. São mesófilos, com temperatura ótima entre 28 e 42 °C. Muitas cepas multiplicam-se a 5 °C, são tolerantes ao sal, e crescem a 4% de NaCl a 28 °C, mas a velocidade de crescimento diminui a 5 °C. A faixa de pH está entre 4,0 a 10,0 e são ácido-tolerantes a 28 °C. A pasteurização efetivamente mata as células (FRANCO; LAWNDGRAF, 2008; RAY; BHUNIA, 2014).

Características da doença e Associação com alimentos

O habitat natural das *Aeromonas* spp. é o ambiente aquático e são patogênicas a anfíbios, peixes e répteis e algumas espécies de *Aeromonas* são capazes de causar gastroenterites em humanos. A mais comum das diarreias causadas por estas espécies assemelham-se à cólera, com diarreia aquosa e febre moderada. O outro tipo de gastroenterite, as fezes apresentam-se sanguinolentas e mucosas. Normalmente a diarreia é moderada e restrita. Outros sintomas associados com a infecção por *Aeromonas* incluem colite ulcerativa, anemia hemolítica e disfunção renal. A patogênese se deve a diversos fatores de virulência como citotoxinas, enterotoxinas, hemolisina, adesinas e sideróforos, além de enzimas como proteases (RAY; BHUNIA, 2014; FRANCO; LAWNDGRAF, 2008).

A. hydrophila tem sido isolada em amostras de água em pH na faixa de 5,2-9,8 e temperatura de 4 a 45°C, em água clorada e em fezes de vacas, carneiros e porcos. E devido à natureza de seu habitat pode ser encontrada em muitos animais, especialmente os de origem animal. Pode ser isolado de leite cru, frutos do mar (ostras, caranguejos, camarões) carnes vermelhas e de frango, carnes cozidas e saladas pré-preparadas em carne de porco e de vaca embaladas a vácuo e água mineral engarrafada. Devido a sua natureza psicrotrófica pode crescer em alimentos mantidos sob refrigeração e mesmo com uma carga inicial baixa atingir uma população elevada com o tempo de armazenamento. Contudo, sua população pode ser controlada com processamentos térmicos, controle de contaminação cruzada e a utilização de parâmetros de controle, como baixo pH e baixa Aw (RAY; BHUNIA, 2014; FRANCO; LAWNDGRAF, 2008).

Embora não tenha havido casos confirmados de infecção alimentar por *A.hydrophila*, incidentes de gastroenterite devido ao consumo de água e alimentos contaminados com esta espécie já foi relatado e muitas cepas de *A.hydrophila*tem isoladas de alimentos demonstraram a produção de citocinas e hemolisina, mas não se sabe se estas toxinas são capazes de causar gastroenterite em humanos (RAY; BHUNIA, 2014).

Plesiomonas shigelloides

Os membros do gênero *Plesiomonas* são bacilos Gram negativos, anaeróbios facultativos, não esporulados, móveis, fermentadores de açúcares, catalase e oxidase positivos. Muitas das características são similares ao gênero *Aeromonas* spp. *Plesiomonas shigelloides* tem sido isolado do conteúdo intestinal de humanos e de animais de sangue quente e frio. Já foi encontrado em água doce e salobra e em peixes e ostras oriundas dessas águas. A maioria das cepas cresce entre 8 °C e 45 °C, e o ótimo a 25 °C – 35 °C. A pasteurização mata as células. Fatores como baixas temperaturas (< 10 °C), baixo pH (< 4,) e concentração salina (>5%) podem ser usados como controle de seu crescimento (RAY; BHUNIA, 2014; FRANCO; LAWNDGRAF, 2008).

Características da doença e Associação com alimentos

Muitos surtos de gastroenterite humana já tiveram a associação com *P. shigelloides* tendo a água potável contaminada como veículo. Os sintomas assemelham-se aos de outras infecções causadas por bacilos Gram negativos e incluem diarreia, dores abdominais, náusea, vômito, febre, cefaleia que podem durar uma semana ou mais. O organismo é considerado oportunista uma vez que foi isolado nas fezes tanto de indivíduos não afetados como de indivíduos sofrendo da gastroenterite. Afeta mais os indivíduos com menos resistência como os jovens, idosos e doentes. Além disso, muitas cepas estão associadas com bacteremia e septicemia. Cepas de *P. shigelloides* produzem enterotoxina tipo cólera e enterotoxinas lábeis e termotolerantes que podem ser responsáveis pela diarreia (RAY; BHUNIA, 2014; FRANCO; LAWNDGRAF, 2008).

Grupo coliformes

O grupo coliforme inclui espécies dos gêneros *Escherichia, Klebsiella, Enterobacter, e Citrobacter,* pertencentes à família *Enterobacteriaceae.* Estudos têm demonstrado que espécies de *Klebsiella, Enterobacter e Citrobacter* (referidas como coliformes não *E. coli*) colonizam o trato digestivo humano e produzem potentes enterotoxinas. *Enterobacter cloacae, Klebsiella pneumonia, e Citrobacter* spp., associados a casos de diarreia aguda severa e crônica e isolados de fezes e do trato digestivo, foram capazes de produzir enterotoxinas similares a toxinas termolábeis e termotolerantes da enterotoxigênica *E. coli*. Essa habilidade de produção de toxinas semelhantes a cepas toxigênicas de *E. coli* provavelmente se deve à transferência de plasmídeos que codificam essas toxinas. Os coliformes não *E. coli* normalmente estão presentes em alimentos crus, mas também alguns alimentos não pasteurizados devido contaminação pós-tratamento e algumas cepas podem crescer a temperaturas de refrigeração e o abuso de temperatura pode facilitar o rápido crescimento (RAY; BHUNIA, 2014).

Determinados alimentos como queijos, especialmente os que são produzidos a partir de leite não pasteurizado, como o queijo minas frescal, possuem potencial de contaminação. Queijos frescos, como o minas frescal, quando passam por mudanças em sua composição, particularmente na redução de sódio, são susceptíveis a possível contaminação, pois o sódio é efetivo no controle de patógenos e organismos deteriorantes, incluindo membros da família *Enterobacteriaceae* (AMORIM; NASCIMENTO, 2017).

Infecções e Intoxicações de origem alimentar: não bacterianas

Algumas das infecções e intoxicações de origem alimentar não são causadas por bactérias ou suas toxinas. Alimentos contaminados por micotoxinas, vírus, protozoários e vermes, riquétsias ou outras substâncias tóxicas são capazes de causar infecções ou intoxicações.

Fungos toxigênicos

Os fungos são heterotróficos e se alimentam através da absorção de nutrientes solúveis. Contudo, é a habilidade de certos fungos em produzirem metabólitos tóxicos, denominadas de micotoxinas, e sua associação com muitas doenças humanas, desde gastroenterites até suas propriedades carcinogênicas, que gera sérias preocupações pelo fato de que muitos desses fungos são encontrados em alimentos.

Micotoxicose: síndrome resultante da ingestão de toxina de um alimento contaminado por fungo (FRAZIER, 2014).

Algumas espécies de fungos possuem a capacidade de crescerem em alimentos com baixa atividade de água como os cereais, por exemplo. Normalmente os fungos não causam o tipo de putrefação nos alimentos como as bactérias.

Esporão do centeio: Historicamente, os primeiros impactos negativos da contaminação por ergotismo em grãos sobre a saúde humana e animais foram documentados nos tempos antigos. É provável que o ergotismo, também conhecido como Fogo Sagrado ou Fogo de Santo Antônio se tornou uma ameaça aos humanos nas regiões onde o centeio era a principal fonte de alimento, que aconteceu na Europa medieval. O fungo parasita *Claviceps purpúrea* produz seus maiores endósporos principalmente no centeio, embora também possam ser encontrados em aveia, cevada e trigo. A ingestão de grãos de centeio contaminados, contendo alcaloides, geralmente na forma de pão de centeio, causa a intoxicação conhecida como ergotismo que leva a distúrbios neurológicos e gangrena. Na Idade Média, especialmente nas regiões onde o centeio era o alimento básico, muitos casos de epidemias peculiares foram registrados. Em 2012, a Autoridade Europeia para a Segurança dos Alimentos emitiu um parecer no qual estabelece uma ingestão diária tolerável dos alcaloides do centeio (GRZYBOWSKI; PAWLIKOWSKA-ŁAGÓD; POLAK, 2021).

As micotoxinas são produtos metabólitos secundários que quando ingeridos com os alimentos produzem a micotoxicose. Embora existam muitos gêneros de fungos filamentosos que são toxigênicos, três espécies são especialmente importantes: *Aspergillus, Penicillium* e *Fusarium.*

Micotoxinas de *Aspergillus*: aflotoxinas

A aflotoxina fluoresce intensamente na luz ultravioleta sendo produzida principalmente pelos fungos *Aspergillus flavus* e *A. parasiticus.* São conhecidas as aflotoxinas B1 e B2 que apresentam fluorescência azul, as aflotoxinas G1 e G2 com fluorescência verde e a aflotoxinas

M isolada de leite. São produzidas em maior quantidade em substratos ricos em carboidratos, gorduras e proteínas, e temperaturas de 23 °C a 26 °C favorecem sua produção. São comumente encontradas no amendoim, semente de algodão, castanhas e grãos de outros cereais como milho (FRANCO; LAWNDGRAF, 2008).

Além de ser altamente tóxica, a aflotoxina é um dos compostos mais carcinogênicos para os ratos. Pequenas quantidades são suficientes para causar danos hepáticos, hemorragias no trato gastrointestinal e na cavidade peritoneal. Em doses subletais, os animais apresentam hiperplasia biliar e adicionalmente há um acúmulo de gordura no fígado (FRANCO; LAWNDGRAF, 2008). As aflotoxinas M1 e M2 são excretadas no leite de vacas quando estas comem alimentos contendo aflotoxinas e embora sejam menos tóxicas que os tipos parenterais B1 e B2, a M1 retém sua toxicidade e habilidade carcinogênica em muitos animais (FRAZIER; WESTHOFF; VANITHA N M, 2014).

O desenvolvimento de métodos analíticos muito sensíveis para aflotoxinas permitiu a demonstração de que sua ocorrência é muito difundida em muitos produtos agrícolas, especialmente o amendoim e milho (ADAMS; MOSS, 2008; FRANCO; LAWNDGRAF, 2008).

As espécies *A. flavus* e *A. parasiticus,* as principais produtoras de aflotoxinas, são comuns nos trópicos e subtrópicos, gerando preocupação aos países importadores de pistache, amendoim e castanha-do-brasil cuja produção ocorre em países tropicais e subtropicais, inclusive o Brasil.

Atualmente se reconhece que a produção de aflotoxinas não é simplesmente um problema de más condições de armazenamento, como se pensava inicialmente, mas elas podem ser produzidas na cultura em crescimento antes da colheita. Em situações de estresse, como na seca, as espécies aflotoxigênicas de *Aspergillus* podem estabelecer uma relação endofítica com a planta saudável e produzir quantidades baixas, mas significativas, de aflotoxinas (ADAMS; MOSS, 2008).

Fungos endofíticos: estão presentes no interior das plantas durante todo ou, pelo menos, uma parte do seu ciclo de vida, vivendo de forma simbiótica (sem causar prejuízos ou danos aparentes).
(DUTTA *et al.*, 2014)

Geralmente, o crescimento da cepa toxigênicas e a elaboração da aflotoxinas ocorrem após a colheita ou na formulação do produto. Contudo, certas culturas como amendoim, semente de algodão e milho são suscetíveis à invasão do fungo, crescimento e a produção da micotoxina antes da colheita. A contaminação e a potencial produção da aflotoxinas nestas culturas estão relacionadas aos danos causados por insetos, umidade, condições climáticas e práticas agrícolas (FRAZIER; WESTHOFF; VANITHA N M, 2014).

No Brasil, a regulação dos limites máximos tolerados para micotoxinas em alimentos é estabelecida pela Resolução da Diretoria Colegiada – RDC nº 7 de 18 de Fevereiro de 2011, onde para a aflatoxina M1 nos alimentos leite fluido, leite em pó e queijos, o Limite máximo tolerado (LMT (μg/kg) é de 0,5, 5 e 2,5 μg/kg respectivamente e para as aflatoxinas B1, B2, G1, G2 são diversos alimentos, sendo: cereais e produtos de cereais, exceto milho e derivados, incluindo cevada malteada, amendoim (diversas apresentações) e milho (diversas apresentações) (principais alvos de contaminação) os limites máximos tolerados 5, 20 e 20 μg/kg respectivamente (BRASIL, 2011).

Embora a aflatoxina possa ser considerada um dos produtos naturais mais cancerígenos para alguns animais, a susceptibilidade relativa de humanos às aflatoxinas não é conhecida.

Ocratoxinas: *Aspergillus alutaceus* (anteriormente denominado de *A. ochraceus*) é o principal produtor de ocratoxinas. *A. alutaceus* é um contaminante comum de nozes, castanha, grãos de cereais como cevada, trigo, aveia, soja, arroz e amendoim. As mais importantes são as ocratoxinas A e B (FRANCO; LAWNDGRAF, 2008).

A ocratoxina A, potente nefrotóxica, é tóxica a ratos, patos, pintos, galinhas, trutas e outros animais. Sua potência em toxicidade é cerca de um terço das aflotoxinas, outros derivados ou análogos ou são igualmente tóxicos ou menos tóxicos que a ocratoxina A. Essa micotoxina causa lesões renais (danos tubulares) e hepáticas (acúmulo de gordura) em animais.

As ocratoxinas são de interesse em alimentos por várias razões. Em primeiro lugar não se tem conhecimentos sobre quais são os efeitos nos humanos, são tóxicas a animais, algumas são termorresistentes e capazes de resistir à prolongada autoclavagem, outras são capazes de crescer a temperaturas abaixo de 10 °C e, ocratoxinas têm sido isoladas em alimentos (FRANCO; LAWNDGRAF, 2008; FRAZIER; WESTHOFF; VANITHA N M, 2014).

Fungos desse gênero como *A. versicolor*, *A. nidulans* e *A. rugulosus* produzem esterigmatocistina que é estruturalmente similar a aflotoxinas, com uma potência carcinogênica provavelmente entre um décimo e um centésimo da aflotoxina. Sua presença tem sido relatada em trigo, aveia e café (FRAZIER; WESTHOFF; VANITHA N M, 2014).

Micotoxinas de *Penicilium*

O gênero *Penicilium* produz inúmeras toxinas que são apresentadas na tabela 7.

Tabela 7. Micotoxinas produzidas por espécies de *Penicilium*.

Espécie	Toxina	Doenças/animais	Alimento (s) envolvido (s)
P. rubrum	Rubratoxina: produção de pigmento vermelho	doença hemorrágica: aves, suínos, gado bovino	Milho
P. expansum *P. claviforme* *P. urticae*	Patulina	Ação antibiótica Também apresenta atividade fungistática tóxica para sementes e mudas: beterraba, milho, trigo, ervilha, pepino. camundongos e ratos: pode ser fatal 0,3-2,5 mg/kg peso corporal	Suco de frutas, principalmente maçã. Estável em condições ácidas. termorresistente: 100 °C/15 min. potencial de produção a temperaturas de refrigeração.
P. citrinum	Citrinina	afeta função renal (~glomerulonefrite) e nefrose tóxica em animais inoculados experimentalmente.	alimentos fermentados (arroz amarelo): produção de pigmentos amarelos
P. citreoviridae	citreoviridina	animais inoculados experimentalmente: convulsões, paralisia dos membros traseiros, vômitos, problemas cardiovasculares e respiratórios.	

Fonte: adaptado de FRANCO; LAWNDGRAF, 2008; FRAZIER; WESTHOFF; VANITHA N M, 2014

Micotoxinas de *Fusarium*

Algumas espécies do gênero *Fusarium* podem causar doenças devastadoras em plantas e podem também estar envolvidas na deterioração pós-colheita. As espécies *F. gramineum*, *F. tricinctum* e *F. moniliforme* produzem as micotoxinas tricotecenos, fumonisinas e a zearalenona.

Os tricotecenos são responsáveis por uma síndrome denominada ATA (aleucia tóxica alimentar). As micotoxinas são produzidas principalmente no trigo, cevada, aveia e milho. Condições climáticas no inverno são propícias para a produção das micotoxinas. A síndrome, também conhecida como mielotoxicose, é considerada grave por destruir a medula óssea devido à ação imunossupressora dos tricotecenos. Um surto ocorrido na Rússia entre 1942-1947 provocou a morte de centenas de pessoas devido ao consumo de produtos assados preparados com milho armazenado por longo tempo a baixa temperatura. Estas micotoxinas são resistentes ao calor (não são destruídos a 100 °C), a tratamentos ácidos e alcalinos e podem permanecer nos grãos por 6 anos (FRANCO; LAWNDGRAF, 2008; ADAMS; MOSS, 2008; FRAZIER; WESTHOFF; VANITHA N M, 2014).

As fumonisinas produzidas pelo *F. moniliforme* estão associadas a doenças como a leucoencefalomalácia em equinos e edema pulmonar em suínos.

A zearalenona produzida pelo *F. gramineum* causa síndrome estrogênea nos suínos (e em outros animais) pela sua produção no milho (e outros cereais como trigo e cevada) e utilizados na ração. Sua produção é favorecida pelas temperaturas alternadas (dias quentes, noites frias) e pelo excesso de umidade durante o armazenamento dos grãos (FRANCO; LAWNDGRAF, 2008).

Viroses de origem alimentar

Algumas características dos vírus podem ser listadas (FRAZIER; WESTHOFF; VANITHA N M, 2014):

- São ultramicroscópicos em tamanho (variando de 10 a 450 nm);
- São capazes de atravessar os filtros na maioria das bactérias (0,22 µm);

- São cultiváveis somente em linhagens celulares de hospedeiros;
- Incapazes de replicação sem um hospedeiro;
- Hábeis em infectar pessoas, animais, plantas ou bactérias, mas com um hospedeiro alvo muito específico.

São partículas virais, sem estrutura celular (são acelulares) e possuem somente um tipo de ácido nucleico (DNA ou RNA, nunca ambos) envolvido pelo capsídeo constituído de uma camada proteica. Contudo, existe uma exceção. O Mimivírus da família *Mimiviridae* o qual foi descoberto em 2003 apresenta em seu genoma os dois ácidos nucleicos: DNA e RNA (LA SCOLA *et al.*, 2003). Alguns vírus possuem uma membrana lipídica, denominada de envelope. O envelope não é transmitido via alimento, pois relativamente sensíveis e são destruídos quando expostos à bile e acidez do trato digestivo (ADAMS; MOSS, 2008).

Vírus: parasitas intracelulares obrigatórios

Figura 1. Componentes de um vírus (herpes vírus).

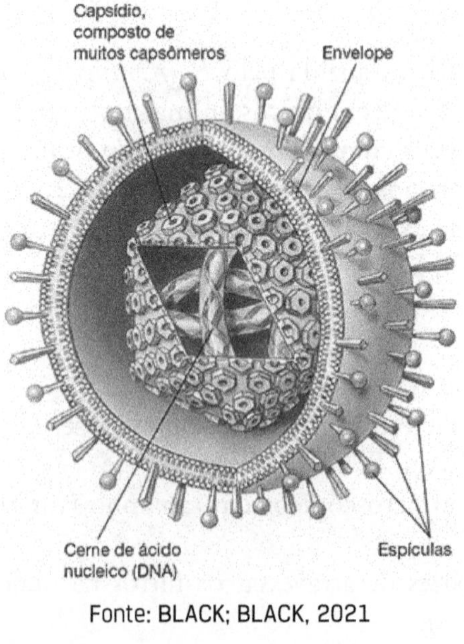

Fonte: BLACK; BLACK, 2021

Por serem intracelulares obrigatórios, os vírus somente se replicam na célula viva hospedeira pela utilização da maquinaria e metabolismo dessa célula hospedeira. Portanto, os vírus não se multiplicam nos alimentos os quais atuam apenas como veículos passivos da transmissão de infecção.

Atualmente os vírus são reconhecidos como importantes agentes causadores de doenças de origem alimentar. São reconhecidos mais de 100 vírus entéricos humanos transmitidos via fecal oral e, portanto, o alimento é potencialmente uma fonte de transmissão.

Os vírus entéricos podem ser introduzidos no alimento através de uma contaminação primária no local onde o alimento é produzido, ou como contaminação secundária durante a manipulação, preparação ou nos serviços de alimentação. É possível que vegetais utilizados em saladas e que sejam fertilizados com excrementos humanos ou irrigados com águas de irrigação contaminadas com esgoto possam ser contaminados com vírus enquanto estejam no campo. Sendo assim, frutas e vegetais já foram implicados em surtos de gastroenterites virais. Porém, também é possível que tenha sido uma fonte de contaminação secundária durante a preparação uma vez que evidência inequívoca de contaminação primária é grandemente restrita a moluscos bivalves. Estes animais já foram envolvidos em diversos surtos de hepatite e gastroenterites. Mexilhões, berbigões e ostras normalmente crescem em águas costeiras, rasas e frequentemente contaminadas com esgoto. Sua alimentação se dá através da filtração da água do mar para extrair matéria orgânica suspensa, de modo que ocorre a concentração de bactérias e vírus do meio ambiente ao redor. Estima-se que ostras podem filtrar até 4 litros de água do mar por hora e concentrar microrganismos em seu intestino em até 4 mil vezes. O hábito de muitas pessoas de consumirem moluscos crus (como as ostras) ou com um aquecimento brando, e relativamente descontrolado (para evitar que a carne adquira consistência de borracha) agrava mais ainda mais o problema (ADAMS; MOSS, 2008).

Vírus de Importância em Alimentos

Hepatite A

A via de transmissão do vírus da hepatite A é a fecal oral. O período de incubação varia de 2 a 6 semanas. O vírus multiplica-se nas células epiteliais do intestino e se dissemina até o fígado através do sistema porta. É no final do período de incubação que o vírus é excretado pelas fezes. Os sintomas iniciais são anorexia, febre, mal estar, náuseas e vômitos, e após alguns dias sintomas hepáticos como a icterícia e urina escura surgem (ADAMS; MOSS, 2008).

Entre os alimentos, os moluscos bivalves merecem destaque. O consumo de moluscos crus e saladas cruas têm sido incriminados em muitos casos de hepatite A. Outros alimentos como frutas, leite também podem ser veículos comuns da transmissão do vírus. Normalmente a fonte dos surtos, com exceção dos frutos do mar, a transmissão se dá através de um manipulador de alimentos infectado e pelo fato de que o período da infecção ser tão longo, muitas vezes é difícil a identificação da fonte (FRANCO; LAWNDGRAF, 2008; ADAMS; MOSS, 2008).

Hepatite E (emergente) (HEV)

O vírus da hepatite E é um vírus de RNA fita simples que causa uma infecção aguda viral com uma leve icterícia. As pessoas mais susceptíveis são os pacientes com doença hepática crônica, grávidas, crianças. O período de incubação é cerca de 60 dias. É um vírus de origem hídrica de transmissão fecal-oral. Contudo, alguns surtos foram associados ao consumo de carne de veado e fígado de suíno cru ou mal-cozido (especialmente no Japão). A doença é considerada como zoonose e o HEV já foi rotineiramente isolado de suínos em muitos países e por isso com um potencial de que no futuro haja surtos de HEV devido ao consumo de carne de suínos mal cozida (RAY; BHUNIA, 2014).

Poliomielite

O poliovírus causa a poliomielite, também chamada de pólio ou paralisia infantil. O período de incubação é de 3 a 5 dias com sintomas como dor de cabeça, febre e dor de garganta. O homem é o hospedeiro natural cujo habitat é o intestino. A doença é mais frequente e severa em crianças mais velhas e em jovens adultos. Inicialmente a doença é uma viremia transitória, porém em alguns casos minoritários, aqueles que não possuem anticorpos, e, portanto, desprotegidos, pode progredir para um segundo estágio onde o vírus invade as meninges causando as dores nas costas e dores de cabeça. No pior cenário, o vírus pode atingir os neurônios no cordão espinhal causando a destruição celular e vários graus de paralisia e sua ascensão ao cérebro pode causar a morte (FRANCO; LAWNDGRAF, 2008; ADAMS; MOSS, 2008).

Em muitos países, a poliomielite está erradicada, inclusive no Brasil, devido aos programas de vacinação, melhoras nas condições de higiene e a pasteurização do leite. Com os programas de vacinação em massa, o alimento já não é mais importante como veículo de transmissão.

Gastroenterites por Rotavírus

O Rotavírus é um vírus de RNA fita dupla e atinge principalmente crianças menores de 6 anos. Causam diarreia devido à alteração no fluxo de água e eletrólitos na mucosa intestinal e interfere na reabsorção de fluidos intestinais. A infecção se instala dentro de 48 horas e dura cerca de 3 a 5 dias. Contudo, o vírus pode ser eliminado nas fezes por até 40 dias após os sintomas terem cessado. São mais comuns nos meses de inverno e água e alimentos podem ser importantes veículos de transmissão.

Gastroenterites por Norwalk vírus

O Norwalk vírus é um vírus de RNA fita simples, e a gastroenterite é semelhante a do rotavírus e afeta tanto crianças como adultos. O período de incubação é de 48 horas e a infecção é de curta duração, em torno de 12 a 48 h. É mais frequente no verão e os principais alimentos envolvidos nos surtos são a água, vegetais crus e pescado.

Encefalopatia Espongiforme Bovina (EEB)

A Encefalopatia Espongiforme Bovina (EEB) faz parte do grupo das síndromes degenerativas do cérebro: as Encefalopatias Espongiformes. O agente causador dessas síndromes é o príon, uma proteína de conformação espacial alterada e com potencial infeccioso. O príon contém uma proteína PrPSc, uma versão modificada da proteína PrPC, encontrada normalmente na superfície externa dos neurônios, e diferenças na estrutura terciária a torna resistente a degradação proteolítica e sua remoção quando sua vida útil termina. Acredita-se que haja uma interação entre PrPSc e PrPC na superfície do neurônio levando à formação de mais PrPSc, sua acumulação e formação de placa e início dos sintomas neurológicos (ADAMS; MOSS, 2008).

O príon é altamente resistente ao calor: 160 °C por 24 h, 360°C por uma hora, e autoclavagem a 121°C por uma hora. Também resiste a tratamento com hipoclorito de sódio 0,5%, peróxido de hidrogênio por uma hora e a etanol. Porém a completa inativação ocorre com autoclavagem a 132°C por uma hora e meia e tratamentos químicos com hidróxido de sódio 1M/20°C/1h, hipoclorito de sódio 2%/1h/20°C (RAY; BHUNIA, 2014).

A Encefalopatia Espongiforme Bovina, popularmente conhecida como "doença da vaca louca" foi diagnosticada pela primeira vez em 1986 no Reino Unido em gado. A denominação de "vaca louca" se deve que no início dos anos de 1990 quando a doença foi detectada no gado, que apresentava um comportamento anormal devido à perda do tecido do cérebro. Acredita-se que o agente atravessou a barreira das espécies e foi transmitida ao gado através da alimentação feita com restos de carnes (cérebro e medula espinhal) de ovelhas contaminadas com a proteína. Atualmente partes como cérebro e medula espinhal são descartados e não voltam à cadeia de alimentação, além de um monitoramento mais rigoroso. A grande preocupação consistia no fato de que, se o agente era capaz de atravessar a barreira das espécies de ovinos para bovinos e ser adquirido através da alimentação, poderia fazê-lo novamente e infectar humanos. Em 1996, uma nova variante da doença de CreutzfeldtJakob (vDCJ) foi relatada, indicando a transmissão da EEB a humanos, o que resultou um grande impacto na indústria pecuária do Reino Unido e no mundo. E com isso, a alimentação de ruminantes com subprodutos de origem animal ficou proibida desde então. (ADAMS; MOSS, 2008).

Os sintomas psiquiátricos da doença incluem depressão, ansiedade, delírios paranoicos, abstinência, dores de cabeça e pescoço e demência progressiva. A doença dura cerca de 14 meses e no estágio terminal o paciente fica acamado, mudo cinético (a pessoa não consegue se mover nem emitir sons). Análises *post mortem* de tecidos cerebrais com aparência esponjosa e imune ensaios, como Western blot ou ELISA, são usados para detectar EEB em bovinos após o abate.

Referências bibliográficas

ADAMS, Martin R.; MOSS, Maurice O. **Food Microbiolog**. Third Edit ed. Cambridge: Royal Society of Chemistry, 2008.

AMORIM, Angelo M. B.; NASCIMENTO, Janaína dos Santos. A highlight for Non-Escherichia coli and Non-Salmonella sp. Enterobacteriaceae in dairy foods contamination. **Frontiers in Microbiology**, v. 8, n. MAY, p. 2011–2014, 2017. DOI: 10.3389/fmicb.2017.00930.

BRASIL. Ministério da Agricultura, Pecuária e Abastecimento. Portaria SARC/MAPA nº 31, de 29 janeiro de 2002 – Proíbe o uso de princípios ativos à base de arsenicais e antimoniais, na fabricação de produtos destinados à alimentação animal, com finalidade de promotores de crescimento ou melhoradores de desempenho animal. Disponível em

https://www.gov.br/agricultura/pt-br/assuntos/insumos-agropecuarios/insumos-pecuarios/resistencia-aos-antimicrobianos/legislacao/PORTARIAN-31DE29DEJANEIRODE2002.pdf. Acesso em 22/01/2023.

BRASIL. Ministério da Agricultura, Pecuária e Abastecimento. Instrução Normativa MAPA nº 17, de 18 junho de 2004 – Proíbe a administração, por qualquer meio, na alimentação e produção de aves, de substâncias com efeitos tireostáticos, androgênicos, estrogênicos ou gestagênicos, bem como de substâncias ß-agonistas, com a finalidade de estimular o crescimento e a eficiência alimentar. Disponível em https://www.gov.br/agricultura/pt-br/assuntos/insumos-agropecuarios/insumos-pecuarios/resistencia-aos-antimicrobianos/legislacao/INSTRUONORMATIVAN17DE18DEJUNHODE2004.pdf. Acesso em 22/01/2023.

BRASIL. Ministério da Agricultura, Pecuária e Abastecimento. Instrução Normativa SDA/MAPA nº 35, de 14 novembro de 2005 – Proíbe a fabricação, a importação, a comercialização e o uso de produtos destinados à alimentação animal contendo a substância química denominada Carbadox.

Disponível em https://www.gov.br/agricultura/pt-br/assuntos/insumos-agropecuarios/insumos-pecuarios/resistencia-aos-antimicrobianos/legislacao/INSTRUONORMATIVAN35DE14DENOVEMBRODE2005.pdf. Acesso em 22/01/2023.

BRASIL. Ministério da Agricultura, Pecuária e Abastecimento Instrução Normativa SDA/MAPA nº 34, de 13 setembro de 2007 – Proíbe o registro e a autorização para a fabricação, a importação, a comercialização e para o uso de produtos destinados à alimentação animal contendo a substância química denominada Violeta Genciana (Cristal Violeta), com a finalidade de aditivo tecnológico antifúngico. Disponível em https://www.gov.br/agricultura/pt-br/assuntos/insumos-agropecuarios/insumos-pecuarios/resistencia-aos-antimicrobianos/legislacao/INSTRUONORMATIVAN34DE13DESETEMBRODE2007.pdf. Acesso em 22/01/2023.

BRASIL. Ministério da Agricultura, Pecuária e Abastecimento Instrução Normativa MAPA nº 26, 9/07/2009 - Art. 18. *Os anfenicóis, tetraciclinas, beta lactâmicos (benzilpenicilâmicos e cefalosporinas), quinolonas e sulfonamidas sistêmicas são de uso exclusivo em produtos antimicrobianos de uso veterinário, sendo vedada a sua utilização como aditivos zootécnicos melhoradores de desempenho ou como conservantes de alimentos para animais.* Disponível em https://www.gov.br/agricultura/pt-br/assuntos/insumos-agropecuarios/insumos-pecuarios/resistencia-aos-antimicrobianos/legislacao/copy_of_INSTRUONORMATIVAN26DE9DEJULHODE2009.pdf. Acesso em 22/01/2023.

BRASIL. Ministério da Agricultura, Pecuária e Abastecimento. Instrução Normativa nº 9, de 8 de abril de 2009. Procedimentos de controle da *Listeria monocytogenes* em produtos de origem animal prontos para o consumo. Brasília, DF. D.O.U., 09/04/2009 – Seção 1

BRASIL. Ministério da Agricultura, Pecuária e Abastecimento Instrução Normativa MAPA nº 55, de 1 de dezembro de 2011 – Proíbe a importação, a produção, a comercialização e o uso de substâncias naturais ou artificiais, com atividade anabolizantes hormonais, para fins de crescimento e ganho de peso em bovinos de abate. Disponível em https://www.gov.br/agricultura/pt-br/assuntos/insumos-agropecuarios/insumos-pecuarios/resistencia-

-aos-antimicrobianos/legislacao/INSTRUONORMATIVAN55DE1DEDEZEMBRODE2011.pdf. Acesso em 22/01/2023.

BRASIL. Ministério da Agricultura, Pecuária e Abastecimento Instrução Normativa MAPA nº 14, de 17 de maio 2012 – Proíbe em todo o território nacional a importação, fabricação e o uso das substâncias antimicrobianas espiramicina e eritromicina com finalidade de aditivo zootécnico melhorador de desempenho na alimentação animal. Disponível em https://www.gov.br/agricultura/pt-br/assuntos/insumos-agropecuarios/insumos-pecuarios/resistencia-aos-antimicrobianos/legislacao/INSTRUONORMATIVAN14DE17DEMAIODE2012.pdf. Acesso em 22/01/2023.

BRASIL. Ministério da Agricultura, Pecuária e Abastecimento Instrução Normativa MAPA nº 45, de 22 de novembro de 2016 – Proíbe, em todo o território nacional, a importação e a fabricação da substância antimicrobiana sulfato de colistina, com a finalidade de aditivo zootécnico melhorador de desempenho na alimentação animal, na forma desta Instrução Normativa. Disponível em https://www.gov.br/agricultura/pt-br/assuntos/insumos-agropecuarios/insumos-pecuarios/resistencia-aos-antimicrobianos/legislacao/INSTRUONORMATIVAN45DE22DENOVEMBRODE2016.pdf. Acesso em 22/01/2023.

BRASIL. Ministério da Agricultura, Pecuária e Abastecimento Instrução Normativa SDA/MAPA nº 1, de 13 de janeiro de 2020 – Proíbe, em todo território nacional, a importação, a fabricação, a comercialização e o uso de aditivos melhoradores de desempenho que contenham os antimicrobianos tilosina, lincomicina, e tiamulina, classificados como importantes na medicina humana. Disponível em https://www.gov.br/agricultura/pt-br/assuntos/insumos-agropecuarios/insumos-pecuarios/resistencia-aos-antimicrobianos/legislacao/INSTRUONORMATIVAN1DE13DEJANEIRODE2020.pdf. Acesso em 22/01/2023.

BRASIL. Ministério da Saúde. Agência Nacional de Vigilância Sanitária. Resolução de Diretoria Colegiada – RDC nº 07, de 18 de fevereiro de 2011. Dispõe sobre limites máximos tolerados (LMT) para micotoxinas em alimentos. Disponível em https://bvsms.saude.gov.br/bvs/saudelegis/anvisa/2011/rdc0007_18_02_2011_rep.pdf

BRASIL. Ministério da Saúde. Secretaria de vigilância em saúde. Manual Integrado de Vigilância, Prevenção e Controle de Doenças Transmitidas por Alimentos. Brasília, DF: Secretaria de Vigilância em Saúde Departamento de Vigilância Epidemiológica, 2010. Disponível em: https://bvsms.saude.gov.br/bvs/publicacoes/manual_integrado_vigilancia_doencas_alimentos.pdf. Acesso em 12/01/2023.

BRASIL. Ministério da Saúde, Secretaria de Vigilância em Saúde. Botulismo, Brasil, 2006 a 2020. Boletim Epidemiológico 35, v. 52, outubro de 2021. Brasília, DF: Secretaria de Vigilância em Saúde. Disponível em https://www.gov.br/saude/pt-br/centrais-de-conteudo/publicacoes/boletins/epidemiologicos/edicoes/2021/boletim_epidemiologico_svs_35.pdf/view. Acesso em 20/01/2023.

BATISTA, Jeniffer Dutra de Souza; SOUZA, De; SOARES, Larissa Silva; LUIZA, Lara; OLIVEIRA, Freitas De; BALDONI, Nayara Ragi; MARIA, Farah; CHEQUER, Drumond. Intoxicações por alimentos e bebidas e ocorrência das doenças de transmissão hídrica e alimentar no Brasil. **Saúde e Pesquisa**. v. 15, n. 4, 2022. DOI: 10.17765/2176-9206.2022v15n4.e11170.

BLACK, Jacquelyn G.; BLACK, Laura J. **Microbiologia - Fundamentos e Perspectivas**. 10ª edição ed. [s.l.]: Guanabara Koogan, 2021.

CDC. Centers for Disease Control and Prevention. **Addressing emerging infectious disease threats: a prevention strategy for the United States** (Executive Summary). Atlanta, Georgia: U.S. Department of Health and Human Services. 1994; 43 (N. RR-5).

CDC. Centers for Disease Control and Prevention. **Estimates of Foodborne Illness. Burden of Foodborne Illness**, 2018. Atlanta, Georgia: U.S. Department of Health and Human Services https://www.cdc.gov/foodborneburden/2011-foodborne-estimates.html. Acesso em 24/01/2023.

CERESER, Natacha Deboni; COSTA, Fernanda Malva Ramos; ROSSI, Oswaldo Durival; DA SILVA, Décio Adair Rebellatto; SPEROTTO, Vitor Da Rocha. Botulismo de origem alimentar. Ciencia Rural, v. 38, n. 1, p. 280-287, 2008. DOI: 10.1590/S0103-84782008000100049.

DUTTA, Devanushi; PUZARI, Keshab Chandra; GOGOI, Robin; DUTTA, Pranab. BRAZILIAN ARCHIVES OF BIOLOGY AND TECHNOLOGY Endophytes: Exploitation as a Tool in Plant Protection. **Arch. Biol. Technol**. v. 57557, n. 5, p. 621-629, 2014. Disponível em: http://dx.doi.org/10.1590/S1516-8913201402043.

ESTEVES DO AMARAL, Felipe Lemos; DA SILVA, Elias Figueiredo; LIMA LACERDA, Francisco Arley; PINTO, Natália Bitu. Análise retrospectiva dos casos de intoxicação humana por alimentos no Brasil no período de 2008 a 2016. **Revista Intertox de Toxicologia, Risco Ambiental e Sociedade**, v. 12, n. 1, p. 48-59, 2019. DOI: 10.22280/revintervol12ed1.424.

FRANCO, Bernadete D. de Melo; LAWNDGRAF, Marisa. **Microbiologia dos alimentos**. São Paulo: Atheneu, 2008.

FRAZIER, William C.; WESTHOFF, Dennis C.; VANITHA N M. **Food Microbiology**. fifth ed. New Delh: McGraw Hill Education (India) Private Limited, 2014.

GRZYBOWSKI, Andrzej; PAWLIKOWSKA-ŁAGÓD, Katarzyna; POLAK, Agnieszka. Ergotism and Saint Anthony's fire. **Clinics in Dermatology**, v. 39, n. 6, p. 1088-1094, 2021.

KARCH, Helge et al. The enemy within us: Lessons from the 2011 European Escherichia coli O104:H4 outbreak. **EMBO Molecular Medicine**, v. 4, n. 9, p. 841-848, 2012. DOI: 10.1002/emmm.201201662.

LA SCOLA, Bernard; ROBERT, Catherine; AUDIC, Stéphane; CATHERINE ROBERT; JUNGANG, Liang; DE LAMBALLERIE, Xavier; DRANCOURT, Michel; DRANCOURT, Michel Richard Birtles; JEAN--MICHEL CLAVERIE; CLAVERIE, Jean-Michel. A giant virus in amoebae. Science, vol. 299, no. 5615, p. 2033, 2003. https://doi.org/10.1126/science.1081867.

LEVINSON, Warren. **Microbiologia Médica Imunologia**. 10 ed. ed. Porto Alegre: ARTMED® EDITORA S.A., 2011.

MALACRIDA, Amanda Milena; CORTEZ, Dias Victor Hugo; LEHMCKUHL, Lima Camila. Perfil epidemiológico das doenças bacterianas transmitidas por alimentos no Brasil. **II Simpósio - Produção sustentável e saúde animal "A Integração da Pós-Graduação"**, p. 158-162, 2017.

NEVES, Millena Correia de Moraes. Levantamento de dados oriundos do DATASUS relativos a ocorrências / surtos de intoxicação alimentar no Brasil de 2007-2014 João Pessoa, 2015. Disponivel em https://repositorio.ufpb.br/jspui/handle/123456789/1004. Acesso em 10/01/2023.

PERESI, Jacqueline T. M.; ALMEIDA, Ivete A. Z. C.; LIMA, Sonia I.; MARQUES, Denise F.; RODRIGUES, Elisabete C. A.; FERNANDES, Sueli A.; GELLI, Dilma S.; IRINO, Kinue. Surtos de enfermidades transmitidas por alimentos causados por Salmonella Enteritidis. **Revista de Saúde Pública**, v. 32, n. 5, p. 477-483, 1998. DOI: 10.1590/s0034-89101998000500011.

RAY, Bibe; BHUNIA, Arun. **Fundamental Food Microbiology**. Fifth Edit ed. Boca Raton: CRC Press Taylor & Francis Group, 2014.

SHINOHARA, Neide Kazue Sakugawa; DE BARROS, Viviane Bezerra; JIMENEZ, Stella Maris Castro; MACHADO, Erilane De Castro Lima; DUTRA, Rosa Amália Fireman; DE LIMA FILHO, José Luiz. Salmonella spp., important pathogenic agent transmitted through foodstuffs. **Ciência e Saúde Coletiva**, v. 13, n. 5, p. 1675-1683, 2008. DOI: 10.1590/s1413-81232008000500031.

CAPÍTULO 6:

DETERIORAÇÃO EM ALIMENTOS E CONSERVAÇÃO DE ALIMENTOS

O QUE É DETERIORAÇÃO?

De acordo com o dicionário Oxford, a palavra deterioração significa "estado alterado para pior; danificação, decomposição, estrago".

Um alimento deteriorado é aquele cujas características estão alteradas de modo que já não é mais aceitável. Contudo, essas alterações nem sempre são de origem microbiológica. Por exemplo, um alimento pode estar inaceitável devido a danos causados por insetos ou roedores, descoloração, rancidez. Mas a atividade microbiana é a grande responsável pela deterioração de alimentos.

A deterioração se caracteriza pela alteração das propriedades organoléticas ou sensoriais do alimento, ou seja, aquelas que são sentidas pelo sentido humano: cor, odor, textura e sabor. O tema desse capítulo é a deterioração microbiológica dos alimentos com enfoque nos principais microrganismos que causam sua deterioração e os tipos de alimentos afetados. E mais especificamente a deterioração nos grupos específicos de alimentos como os de origem animal, vegetal e cereais e os principais métodos de conservação para esses alimentos.

Palavras-chave: deterioração de alimentos; bactérias e fungos deteriorantes; alimentos deteriorados.

Figura 1. Alimentos deteriorados.

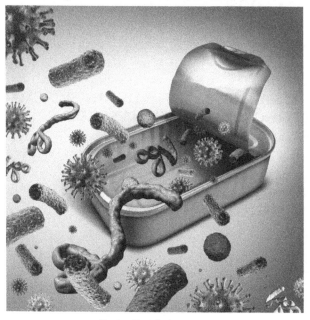

Fonte: Google imagens

Veja o Mapa do capítulo:

- **DETERIORAÇÃO**
  Tipos microbianos
  Microrganismos predominantes: Fungos e leveduras deteriorantes, Bactérias
  Tipos de Alimentos
- **DETERIORAÇÃO DE GRUPOS ESPECÍFICOS DE ALIMENTOS**
  LEITE
  Produtos Lácteos derivados
  Produtos Lácteos fermentados

Produtos condensados
Produtos desidratados

- **CARNE**

Carnes, carne moída ou em pedaços
Carnes curadas

- **FRANGOS**
- **PESCADOS**

Peixes
Moluscos
Crustáceos

- **OVOS**
- **CEREAIS E PRODUTOS DE PANIFICAÇÃO**
- **PRODUTOS DE ORIGEM VEGETAL**

Frutas e vegetais
Sucos Naturais ou Concentrados
Suco congelado
Vegetais minimamente processados

- **ALIMENTOS ENLATADOS**

DETERIORAÇÃO

A deterioração dos alimentos caracteriza-se pela alteração de suas propriedades organolépticas como cor, sabor (ou *flavour*), odor e textura.

Propriedade organoléptica
Cor: indicador da composição química e estado do alimento, diretamente ligado à aparência do alimento. Também podem ser analisados tonalidade, brilho e intensidade.
***Flavour*/sabor**: proveniente de reações químicas no paladar localizado na língua. É uma combinação de percepções obtidas nas papilas gustativas e do aroma percebido pelo olfato. É amplamente subjetivo.
Odor: mistura complexa de gases, vapores e poeira.
Textura: qualidades de um alimento que podem ser sentidas com os dedos, língua, palato ou dentes.

Fonte: adaptado de VACLAVIK; CHRISTIAN, 2014; CARELLE; CÂNDIDO, 2015

Essas alterações são decorrentes da multiplicação microbiana no alimento cujos produtos resultantes do metabolismo geram compostos voláteis desagradáveis os quais os sentidos humanos como o paladar e olfato podem detectar (FORSYTHE, 2013). Mas a deterioração microbiana nos alimentos pode se manifestar de diversas maneiras e em combinação. Por exemplo, o crescimento microbiano visível pode ser aparente na forma de limo na superfície ou colônias, a degradação de componentes estruturais do alimento pode gerar a perda da textura. A manifestação mais comum, contudo, se dá através dos produtos químicos do metabolismo: gazes, pigmentos, polissacarídeos, odores e sabores desagradáveis (ADAMS; MOSS, 2008).

Os alimentos deteriorados não causam toxinfecções, pois os microrganismos são deteriorantes e não patogênicos. Sendo assim, estes alimentos apresentam um problema de qualidade e não de segurança de alimentos. E dessa forma não são aceitos pelo consumidor. Os termos agradável e desagradável são muito subjetivos e se referem à expectativa do consumidor (FORSYTHE, 2013).

O início da deterioração microbiana é relativamente súbito, ou seja, não é um desenvolvimento gradual no qual dia a dia vai piorando, mas surge de uma forma não esperada e desagradável. Isso se deve ao crescimento exponencial microbiano e o metabolismo também procede a um ritmo exponencial.

Fase de crescimento exponencial ou **Fase log**: a reprodução celular é mais ativa: as células estão passando pela fissão binária e o tempo de geração é constante (intervalo durante o qual a população dobra) atinge um mínimo constante (TORTORA; FUNKE; CASE, 2017)

Diversos fatores podem levar a degradação do alimento tornando-o inaceitável para o consumo humano. Os danos podem ser causados por insetos, danos físicos por batidas, pressão, congelamento, secagem e radiação ou pela atividade enzimática dos próprios tecidos animais e vegetais, alterações químicas não induzidas por microrganismos ou por enzimas de ocorrência natural e atividade de bactérias, fungos e leveduras (FORSYTHE, 2013).

Para que a deterioração microbiana ocorra alguns eventos devem ocorrer em sequência:

1. Os microrganismos devem entrar no alimento através de alguma fonte.
2. O ambiente do alimento (pH, Aw, potencial Eh, nutrientes e agentes inibitórios) devem favorecer o crescimento dos contaminantes.
3. O alimento deve estar armazenado a temperatura (ou abuso) que permita a multiplicação microbiana.
4. O alimento deve ser armazenado sob condições de crescimento por um período de tempo para a multiplicação microbiana a um nível que seja necessário para causar as alterações detectáveis.

Adaptado de RAY; BHUNIA, 2014.

Tipos microbianos

Fungos, leveduras e bactérias por serem capazes de crescer em alimentos crus ou processados, multiplicam-se e causam a deterioração.

Vírus e parasitas não se multiplicam em alimentos.

As bactérias estão em uma posição mais favorável em relação à multiplicação por possuírem um tempo de geração mais curto, seguidas de leveduras em relação aos fungos. Portanto, as bactérias são capazes de causar a deterioração no alimento mais rapidamente que os fungos. Contudo, em alguns alimentos os fungos podem prevalecer. É o caso de pães, queijos duros, salsichas fermentadas (salame e chouriço), frutas ácidas e vegetais. Portanto, destes três grupos microbianos, a maior incidência de deterioração, especialmente deterioração rápida, de alimentos processados é causada por bactérias, seguida de leveduras e fungos. O nível no qual a deterioração é detectada deve ser atingido de modo que as alterações na cor, odor e textura sejam percebidas e acompanhadas com a formação de limo ou gás e acumulação de líquido. Esse nível normalmente é referido como nível de detecção de deterioração. Um alimento com uma carga microbiana alta de bactérias deteriorantes (ou leveduras) e condições de armazenamento que favoreçam rápido crescimento (tempo de geração curto) deterioram-se mais rapidamente do que o alimento com uma carga microbiana inicial baixa com tempo de geração longo (RAY; BHUNIA, 2014).

Nível de detecção de deterioração: $10^{6\text{-}8}$ células/g/ml.

(dependendo do tipo específico de deterioração e tipo microbiano).

O alimento não deteriorado, não estéril, contém muitos tipos de microrganismos como bactérias, fungos e leveduras (também vírus) e a população de cada tipo varia grandemente. Contudo, no alimento deteriorado um ou dois tipos predominam, e eles podem nem mesmo estar presentes em maior número inicialmente no alimento intacto ou fresco.

Somente os microrganismos com menor tempo de geração (sob condições de armazenamento) atingem os números rapidamente e causam a deterioração.

Alimentos Frescos

A multiplicação e o metabolismo bacteriano são os principais responsáveis pelas alterações na qualidade dos alimentos frescos. As alterações podem ocorrer no pH assim como a formação de compostos tóxicos, odores desagradáveis, formação de gás e camadas limosas. A oxidação de lipídeos e os pigmentos presentes em alimentos gordurosos também poderão levar a formação de sabor indesejável ou a descoloração (FORSYTHE, 2013).

Caso as condições sejam favoráveis os microrganismos presentes inicialmente poderão se desenvolver e de acordo com a suscetibilidade à deterioração, os alimentos são classificados como não perecíveis (ou estáveis), semiperecíveis e perecíveis. Alimentos frescos com alta atividade de água são favoráveis ao crescimento microbiano e susceptíveis a deterioração mais facilmente que alimentos com baixa atividade de água, como farinhas, por exemplo.

Microrganismos predominantes: Fungos e leveduras deteriorantes

Alimentos sólidos e com baixa Aw (0,7-0,8) são os mais propícios à deterioração por fungos que crescem em uma ampla faixa de pH de 3,0 a 8,0. Frutas e vegetais são muito susceptíveis a deterioração por fungos, assim como produtos de panificação. As espécies mais comuns deteriorantes são *Mucor*, *Rhizopus*, *Botrytis*, *Penicillium*, e *Aspergillus*. Espécies como *Penicillium e Aspergillus* são toxigênicas, ou seja, produzem micotoxinas. As leveduras geralmente causam deterioração em alimentos com alto conteúdo de açúcar ou sal, como alimentos fermentados (picles, chucrute), xaropes e bebidas alcoólicas. Geleias, xaropes e mel são deteriorados por leveduras osmofílicas como *Saccharomyces* e *Torulopsis* spp. As leveduras também crescem em frutas e sucos com baixo pH, na superfície de carnes e queijos. As principais leveduras deteriorantes incluem *Saccharomyces spp. Zygosaccharomyces, Candida, e Dekkera/Brettanomyces* (RAY; BHUNIA, 2014). Os fungos produzem enzimas pectinolíticas, que amolecem os tecidos vegetais, causando putrefação. *Rhizopus nigricans* é conhecido como o "mofo do pão", e causa manchas pretas no pão. Outros fungos como *Penicillium* e *Aspergillus* causam o mofo verde e *Neurospora sitophila* torna o pão avermelhado. Essa coloração se deve a grande produção de esporângios coloridos. Os fungos *Mucor, Rhizopus* e *Thamnidium* causam diversos tipos de deterioração em carnes (FORSYTHE, 2013; RAY; BHUNIA, 2014).

Microrganismos predominantes: Bactérias

Em teoria, qualquer microrganismo pode se multiplicar no alimento, atingir o nível de detecção de deterioração e causar deterioração, inclusive os usados na fermentação. Mas, na prática, são as espécies bacterianas as responsáveis pela deterioração da maioria dos alimentos.

Bactérias psicrotróficas

As bactérias psicrotróficas são capazes de crescer a 5 °C e abaixo, mas crescem rapidamente a 10 °C – 25 °C (ou até mesmo superiores). Alimentos mantidos sob refrigeração possuem uma longa vida útil, mas se houver abuso de temperatura (>10 °C) entre o processamento e consumo permite-se seu crescimento no alimento e sua deterioração. Sob condições aeróbias, os psicrotróficos aeróbios predominam e sob condições anaeróbias (também no interior de um alimento preparado) as bactérias anaeróbias e anaeróbias facultativas predominam.

Bactérias aeróbias psicrotróficas Gram negativas

Algumas espécies de bactérias aeróbias psicrotróficas incluem *Pseudomonas fluorescens, P. fragi*. Além de espécies de *Acinetobacter, Moraxella e Flavobacterium.* Produtos lácteos, carne vermelha, carne de frango, peixe e ovos são deteriorados por *Alteromonas, Shewanella putrefaciens, Aeromonas* spp. São alimentos com alta Aw e pH neutro, normalmente são estocados com níveis normais de oxigênio, ou seja, sem atmosfera modificada. Os mecanismos de deterioração incluem a produção de proteases, lipases termoestáveis responsáveis pelos aromas e sabores desagradáveis no leite mesmo após a morte dos microrganismos pela pasteurização (FORSYTHE, 2013; RAY; BHUNIA, 2014).

Bactérias Gram positivas não formadoras de esporos

Bastonetes positivos como as bactérias lácticas e a *Brocothrix thermosphacta* normalmente causam deterioração em carnes armazenadas em embalagens com atmosfera modificada ou a vácuo. Cervejas podem sofrer deterioração por *Acetobacter* e o *Pediococcus* que produzem uma espessa camada limosa de polissacarídeos, assim como bactérias lácticas produzem diacetil em cervejas, e em vinhos a produção de ácido láctico promove um gosto azedo no produto (FORSYTHE, 2013).

Psicrotróficos termodúricos – formadores de esporos Gram positivos. Estes incluem anaeróbios facultativos como esporos de *Bacillus coagulans* e *B. megaterium* e anaeróbios como *Clostridium laramie, C. esterthetícum, C. algidicarnis, C. putrefaciens* e espécies não identificadas de *Clostridium.* Os esporos sobrevivem ao tratamento térmico em baixas temperaturas, seguido de germinação e as células crescem em baixas temperaturas. Com o abuso de temperatura (acima de 5 °C) como durante o transporte, organismos mesófilos também podem crescer. O leite pasteurizado e conservado a 5 °C pode sofrer deterioração por *B. cereus* como o coalho doce" (coagulação da renina, sem acidificação) e a nata fina (*bitty cream*). Alimentos enlatados sofrem a deterioração "ácida sem produção de gás" (*flat sour*) por *B. stearothermophilus* que se multiplica no interior da lata, mas sem produção de gás, a lata não estufa. Já o *Cl. thermosaccharolyticum* provoca o estufamento da lata, pois produz gases. E *Desulfotomaculum nigrificans* causa mau cheiro devido à produção de sulfito de hidrogênio, e estufamento nas latas (FORSYTHE, 2013).

Bactérias termofílicas crescem entre 40 °C e 90 °C, com um ótimo de crescimento a 55 °C – 65 °C. Esporos de organismos termofílicos como *Bacillus* e *Clostridium* spp. podem estar presentes em alimentos processados em alta temperatura e quando mantidos quentes a 50 °C e 60 °C por longos períodos, como, por exemplo, em estabelecimentos de *fast food*, restaurantes, os esporos germinam, as células multiplicam-se e causam a deterioração. Outras bactérias termodúricas vegetativas que sobrevivem a tratamentos como a pasteurização ou termofílicos que atingem o alimento como contaminação pós-tratamento também podem se multiplicar nesses alimentos mantidos quentes, especialmente em temperaturas próximas de 50 °C. Estas incluem algumas bactérias lácticas, como o *Pediococcus acidilactici*, e *Streptococcus thermophilus* (RAY; BHUNIA, 2014).

Bactérias acidofílicas ou acidúricas

Este grupo de bactérias cresce relativamente rápido em alimentos de pH 4,6 ou abaixo e geralmente estão associadas com a deterioração de alimentos ácidos como suco de frutas, picles, molhos de salada, maionese e salsichas fermentadas (salame). Bolores e leveduras por serem também acidúricos também estão associados a estes tipos de alimentos.

Tipos de Alimentos

São os fatores intrínsecos que influenciam quais microrganismos irão multiplicar no alimento, desse modo os alimentos variam grandemente em sua susceptibilidade a deterioração. Um alimento com Aw baixa (~0,90) ou baixo pH (~5,3) será menos susceptível a deterioração bacteriana do que o alimento com uma Aw mais alta (~0,98) ou pH de 6,4, por exemplo. Já leveduras crescem igualmente bem sob ambas as condições.

De acordo com a RDC nº 216 de 2004, a Anvisa define os alimentos perecíveis como os produtos alimentícios, alimentos *in natura*, produtos semipreparados ou produtos preparados para o consumo que, pela sua natureza ou composição, necessitam de condições especiais de temperatura para sua conservação (BRASIL, 2004). Sendo assim, os alimentos perecíveis devido ao seu conteúdo elevado em água e sua disponibilidade, nutrientes, pH próximo da neutralidade oferecem ótimas condições de crescimento microbiano e por isso requerem condições específicas de armazenamento. Enquadram-se nessa categoria os alimentos frescos como os de origem animal (carnes, aves, pescados) e frutas e hortaliças, leite. Esses alimentos devem ser consumidos ou processados rapidamente uma vez que sua vida de prateleira ou vida útil é curta.

Os alimentos semiperecíveis (ou pouco perecíveis) são aqueles alimentos que possuem uma durabilidade satisfatória, em torno de semanas ou meses, mesmo não sendo industrializados. São alimentos que possuem uma proteção natural como cascas. Como exemplos podemos citar batata doce, cenoura, maçã, nozes e castanhas.

Alimentos não perecíveis (ou estáveis) são aqueles que já sofreram processos industriais e com isso possuem uma maior durabilidade e a vida útil do alimento é maior, meses ou até mesmo anos. São alimentos com baixa Aw como açúcar, farinhas, café, fubá, arroz, entre outros. Esses alimentos podem ficar armazenados a temperatura ambiente.

Além dos fatores intrínsecos, os fatores extrínsecos também exercem um papel importante na conservação dos alimentos, principalmente nas condições de armazenamento.

Nutrientes: A metabolização de carboidratos, compostos nitrogenados não proteicos, compostos proteicos e lipídeos presentes no alimento está associada com o crescimento microbiano no alimento e os microrganismos diferem muito em sua habilidade em degradar os diferentes tipos de nutrientes que o alimento oferece. Por exemplo, a habilidade ou inabilidade de utilizar a lactose como fonte de carboidrato, a caseína como fonte de nitrogênio ou a oxidação do ácido oleico. Da mesma forma, o mesmo nutriente pode ser utilizado por diferentes microrganismos por diferentes rotas metabólicas para produzir diferentes produtos. É o caso da glicose que pode ser metabolizada por bactérias lácticas homofermentativas e heterofermentativas. Ou o mesmo substrato pode ser degradado sob diferentes condições, por exemplo, condições anaeróbias ou aeróbias levando a produção de diferentes produtos finais do metabolismo. Glicose quando metabolizada aerobicamente por *Saccharomyces cerevisiae* a produção final é CO_2 e H_2O, mas anaerobicamente etanol e CO_2 são produzidos.

Portanto, o metabolismo dos nutrientes dos alimentos poderá afetar de modo adverso sua aceitação em termos de qualidade. Por exemplo, a produção de ácidos voláteis altera o odor, pigmentos alteram a coloração do alimento como ocorre com a oxidação de mioglobina da carne, ou a quebra da pectina de vegetais alterando sua textura (RAY; BHUNIA, 2014). A Tabela 1 apresenta as principais alterações ocorridas em alimentos devido aos produtos resultantes do metabolismo de nutrientes dos alimentos.

Tabela 1. Principais alterações em alimentos devido ao metabolismo de nutrientes.

Alteração	Produto final da metabolização
Odor	Produtos voláteis
Cor	Produção de pigmentos ou oxidação da coloração natural
Textura	Vegetais: pectinases Carne: proteinases Leite: enzimas proteolíticas
Acumulação de gás	Co_2, H_2, ou H_2S
Formação de limo	Produção de dextrano ou exopolisacarídeos
Acumulação de líquido	Quebra de estruturas que mantêm a umidade retida

Fonte: adaptado de RAY; BHUNIA, 2014

DETERIORAÇÃO DE GRUPOS ESPECÍFICOS DE ALIMENTOS

LEITE

Composição: água, gordura, proteína e lactose são os principais componentes do leite. O conteúdo em lipídeos compreende principalmente em ácidos graxos de C14, C18 e C18:1 presentes no leite fresco principalmente na forma de glóbulos de gordura rodeados por uma rica camada de fosfolipídios. Caseína representa cerca de 85% do conteúdo em proteína e ao se abaixar o pH para 4,6, as caseínas precipitam e os agregados em associação com fosfato de cálcio formam as partículas coloidais denominadas de micélios. As lactoalbuminas e aminoácidos também fazem parte do conteúdo. (ADAMS; MOSS, 2008).

Os microrganismos capazes de degradar a lactose possuem vantagem sobre aqueles que não possuem as enzimas necessárias para a degradação da lactose, as galactosidases. As lipases fazem a degradação das gorduras e assim liberam ácidos graxos voláteis como os ácidos butírico, cáprico e caproico. Sendo assim, a deterioração microbiana do leite pode advir do metabolismo da lactose, compostos proteicos, ácidos graxos insaturados e a hidrólise de triacilgliceróis (RAY; BHUNIA, 2014).

O leite é um excelente meio de cultura aos microrganismos devido a seus fatores intrínsecos como a alta Aw, pH próximo da neutralidade e riqueza de nutrientes. Embora o leite contenha substâncias antimicrobianas como a lactoperoxidase e aglutininas presentes no leite cru recém-ordenhado, estas são inativadas rapidamente.

Temperaturas mais elevadas usadas na pasteurização tendem a tornar a microflora deteriorante mais termorresistente, inclusive com bacilos formadores de esporos. Normalmente quando o leite coalha, já é considerado deteriorado, pois o sabor azedo e a coagulação são evidências da formação ácida, assim como a liberação do soro. A fermentação ácida láctica normalmente ocorre quando o leite cru é deixado à temperatura ambiente. A temperaturas entre 10 °C e 37 °C a produção do coalho no leite cru é causada por *Streptococcus lactis*, mas bactérias coliformes enterococos, lactobacilos e alguns micrococos também podem crescer. A temperaturas acima de 3 °C até 50 °C, *S. thermophilus e S. faecalis* produzem cerca de 1% de ácido, mas lactobacilos como *Lactobacillus bulgaricus* também podem produzir ácido. Os lactobacilos termófilos como *L. thermophilus* são capazes de crescer em temperaturas mais altas ainda. Se as condições não são favoráveis às bactérias lácticas, muitas outras bactérias térmicas lácticas podem causar a fermentação ácida no leite. Os coliformes também produzem algum ácido láctico e consideráveis quantidades de outros produtos como hidrogênio, dióxido de carbono, ácido acético, ácido fórmico e álcool. Outras espécies como *Micrococcus, Microbacterium,* e *Bacillus* também podem produzir ácido láctico, mas normalmente não conseguem competir com as bactérias lácticas. Espécies de *Clostridium* spp. produzem ácido butírico no leite quando as condições previnem ou inibem a formação normal do ácido láctico. Essa fermentação butírica, com a produção de hidrogênio e gás dióxido, ocorre após o tratamento térmico que destrói todas as células vegetativas bacterianas, mas também permite a sobrevivência de esporos de *Clostridium* (FRAZIER; WESTHOFF; VANITHA N M, 2014).

Fontes de Contaminação

As principais fontes de contaminação do leite são os equipamentos utilizados durante a manipulação, transporte, processamento ou armazenamento, mas pode ocorrer também durante a ordenha (FRANCO; LAWNDGRAF, 2008). Os resíduos do leite sobre as superfícies de equipamentos higienizados de forma inadequada irão atuar como foco para o crescimento microbiano e, consequentemente, irão contaminar as seguintes bateladas.

Contudo, uma ocasional negligência na limpeza e sanitização normalmente não é muito séria, uma vez que mesmo que uma grande quantidade de microrganismos possa se multiplicar, estes tendem a ser sensíveis ao tratamento térmico e serão mortos pela pasteurização (ADAMS; MOSS, 2008).

Utensílios de laticínios e as superfícies de contato com o leite são as principais fontes de contaminação. Como utensílios estão incluídos os baldes ou máquinas de ordenha, filtros, latas ou tubulações e o resfriador de leite. Bactérias podem se desenvolver em grande número no resíduo líquido se estes utensílios não forem adequadamente limpos, desinfectados e secos. As mãos e os braços de trabalhadores ou ordenhador são possíveis fontes de contaminação, ou até mesmo o ar, a sala de ordenha e mosca. Embora essas fontes provavelmente contribuem com poucas bactérias, elas podem ser uma fonte de patógenos ou microrganismos de deterioração. Mas a água de abastecimento da fazenda utilizada na sala de ordenha para limpeza, enxágue, terá algum efeito na qualidade do leite. Os cuidados tomados para evitar a contaminação irão afetar o número de bactérias por mililitro de leite a entrarem no leite (FRAZIER; WESTHOFF; VANITHA N M, 2014).

Alterações no gosto e aroma

Micrococcus, Enterococcus, alguns *Lactobacillus, Streptococcus, Corynebacterium,* e esporos de *Bacillus* e *Clostridium* por serem termodúricos podem sobreviver a pasteurização, pois são termodúricos. Além disso, pós-contaminação pode permitir a entrada de coliformes, *Pseudomonas, Alcaligenes, Flavobacterium.* O leite pasteurizado, mesmo sob refrigeração, tem uma vida útil curta e limitada, principalmente pelo crescimento desses psicrotróficos contaminantes. Quando a população atinge níveis de ≥ 10^6 cel/ml, as alterações no *flavour* já são detectáveis. Quando os esporos de *Bacillus* spp. psicrotróficos que sobreviveram à pasteurização, germinam e multiplicam-se causam um gosto amargo conhecido como *bitty* devido à produção da enzima lecitinase, que hidrolisa os fosfolipídios da membrana de glóbulos, causando a agregação dos glóbulos de gordura que se aderem às superfícies de recipientes como copos. Esse tipo de deterioração está principalmente associado com o abuso de temperatura, embora as espécies de *Bacillus* spp. estão tornando-se cada vez mais associadas a deterioração do leite refrigerado. O processamento em ultra alta temperatura (UHT – Ultrahigh temperature-treated) a 140/150 °C por alguns segundos permite a permanência de apenas alguns esporos viáveis de algumas bactérias termofílicas. À temperatura ambiente o leite UHT não é susceptível a deterioração, porém se for exposto a temperaturas elevadas (>40 °C) será susceptível a deterioração. (RAY; BHUNIA, 2014; ADAMS; MOSS, 2008).

As reações de fermentação ácida e butírica são responsáveis pelo sabor e odor ácidos, o ranço se deve às reações de oxidação ou hidrólise de gorduras. As reações de oxidação geram cetonas, aldeídos e ácidos e as reações de hidrólise geram ácidos graxos e glicerol. Os principais gêneros causadores dessas alterações são *Pseudomonas, Alcaligenes, Bacillus, Proteus, Clostridium*, além de bolores e leveduras. Cepas de *Lactobacillus lactis* var. *maltigenes* podem provocar aroma de caramelo ou queimado, *Enterobacter* causam odor a estábulo, *Pseudomonas maltigenes* provocam odor a batata e a *Aeromonas hydrophila* a peixe (FRANCO; LAWNDGRAF, 2008).

Alterações na cor: As alterações na cor do leite ou de seu creme estão relacionadas a sua composição química e suas características físicas. As reações químicas que ocorreram antes do processamento ou o crescimento de microrganismos produtores de pigmento levam ao surgimento de alterações na cor. Como exemplo, podemos citar a *Pseudomonas syncyanea* (azul e amarelo) na porção cremosa, *Flavobacterium* (amarelo), *Serratia marcescens* e *Micrococcus roseus* (vermelho) (FRANCO; LAWNDGRAF, 2008).

Produção de gás: normalmente a produção de gás no leite não é desejável, e geralmente é acompanhada pela formação de ácido. Os principais organismos produtores de ácido são os coliformes, *Clostridium* spp., as espécies de *Bacillus* produtoras de gás (que produzem hidrogênio e dióxido de carbono) além de leveduras, espécies propiônicas e os organismos heterofermentadores que produzem somente dióxido de carbono. A formação de gás no leite é evidenciada pela espuma que se forma na superfície e o leite está supersaturado com o gás, pelas bolhas de gás na coalhada, ou quando ao se cortar a coalhada há uma rápida produção de gás, a chamada fermentação tempestuosa. No leite cru, os coliformes são os mais aptos a produzirem gás. As leveduras lactose-fermentadoras embora produzam gás, estão em baixos números e não competem bem com as bactérias. Em altas temperaturas, as espécies formadoras de gás como *Clostridium* e *Bacillus* não competem bem com os formadores de ácido, mas se estes estiverem ausentes ou inativos, elas poderão atuar produzindo gás. Dessa forma, no leite pasteurizado, os principais formadores de ácido serão mortos, os esporos de *Clostridium* e *Bacillus* podem sobreviver e a formação de gás pelos formadores de esporos poderá ocorrer (FRAZIER; WESTHOFF; VANITHA N M, 2014).

Outras alterações

Alterações na viscosidade: leite, creme ou soro de leite podem sofrer alteração na viscosidade devido à produção de material capsular (de aspecto mucilaginoso) por algumas bactérias e de maior intensidade em baixas temperaturas. O crescimento de *Alcaligenes viscolatis* pode causar um aumento na viscosidade na superfície do leite, ou o desenvolvimento de *Enterobacter* spp., *Klebsiella oxytoca, Lactococcus lactis, Bacillus* spp. promove a dispersão da viscosidade ao interior do líquido. (FRANCO; LAWNDGRAF, 2008).

Proteólise: certas condições favorecem a proteólise, que geralmente é acompanhada por um sabor amargo devido à liberação de peptídeos da hidrólise das proteínas do leite. Essas condições incluem o armazenamento em baixas temperaturas, a destruição dos organismos lácticos e outros formadores de ácido pelo calor, e pela destruição do ácido formado no leite por bolores e leveduras formadoras de biofilme ou a neutralização do ácido por produtos de outros organismos.

Os tipos de proteólise incluem:

1. Proteólise ácida: a produção ácida e proteólise ocorrem juntas; produção de muito soro. Ex. diversas espécies de *Micrococcus.*
2. Proteólise com pouca acidez ou até com pouca alcalinidade. Espécies incapazes de fermentar lactose.
3. Coagulação doce: produzida por enzimas bacterianas (semelhantes à renina) no estágio inicial da proteólise. *Bacillus cereus* tem sido implicado na coagulação doce.
4. Proteólise lenta: enzimas intracelulares bacterianas após sua autólise. Sob condições normais não é significante. Mas pode se tornar importante quando longos períodos são permitidos como no queijo curado ou em produtos com longa vida útil.
5. Atividade proteolítica residual da proteinase termoestável. Ex. a enzima proteinase produzida por *Pseudomonas fluorescens* sobrevive à pasteurização, embora a bactéria não.

Adaptado de FRAZIER; WESTHOFF; VANITHA N M, 2014.

A coagulação doce tem se tornado mais comum no leite devido às altas temperaturas usadas na pasteurização, a capacidade psicrotrófica de alguns bacilos e a vida de prateleira mais longa. A coagulação com pouca acidez acontece antes da digestão da caseína. Mas outros organismos podem hidrolisar a proteína tão rapidamente que a coagulação nem é evidente e resulta em um líquido claro sem sinal da caseína ou coágulo. Dentre as bactérias ativamente proteolíticas encontram-se espécies bacterianas não formadoras de esporos, como *Micrococcus, Alcaligenes, Pseudomonas, Proteus, Flavobacterium e Serratia* (FRAZIER; WESTHOFF; VANITHA N M, 2014).

Produtos Lácteos derivados

Produtos lácteos concentrados

Os principais tipos de produtos lácteos concentrados são o leite evaporado, leite condensado e o leite condensado doce. Estes produtos são submetidos a tratamento térmico suficiente para matar as células vegetativas assim como os esporos de bolores e algumas bactérias.

O leite evaporado é o leite integral condensado com cerca de 7,5% de gordura e 25% de sólidos totais. É hermeticamente fechado e aquecido para se obter um produto comercialmente estéril. Sob condições adequadas de processamento, somente os esporos bacterianos termofílicos podem sobreviver e se expostos a altas temperaturas (43 °C ou mais) podem germinar e subsequentemente crescer. Nessas condições, espécies de *Bacillus* como *B. coagulans* podem causar a coagulação do leite com a formação de flocos, coágulos ou uma coalhada sólida. O leite condensado geralmente é leite integral condensado, com 10 a 12% de gordura e 36% de sólidos totais. O tratamento térmico é próximo às temperaturas de pasteurização, em seguida é sujeito à evaporação sob vácuo parcial a 50 °C. No leite condensado também poderá haver a presença de organismos termodúricos que subsequentemente podem crescer e causar a deterioração. Outros microrganismos também podem entrar no produto durante o processo de condensação e mesmo sob refrigeração têm uma vida útil limitada. O leite condensado doce contém aproximadamente 8,5% de gordura, 28% de sólidos totais e 42% de sacarose. O leite é inicialmente aquecido a altas temperaturas, entre 80 °C a 100 °C e condensado a aproximadamente 60 °C sob vácuo e colocado no recipiente. Leveduras osmofílicas como *Torula* spp. podem deteriorar o leite condensado doce devido a sua baixa Aw formando gás e se o recipiente tiver espaço e oxigênio suficientes fungos como *Penicillium* e *Aspergillus*) podem crescer na superfície (RAY; BHUNIA, 2014).

A manteiga: contém 80% de gordura, podendo ser salgada ou não. A qualidade da manteiga depende da qualidade do creme e das condições sanitárias usadas durante o processamento. Os defeitos de *flavour* como odores a rancidez, pútridos e a peixe são causados por bactérias como *Pseudomonas* spp., leveduras como *Candida* spp. e fungos como *Geotrichum candidum* que crescem na superfície, assim como também pode ocorrer descoloração na superfície. Na manteiga não salgada, coliformes, enterococos e pseudomonas podem crescer favoravelmente na fase aquosa por conterem nutrientes do leite e produzir odores desagradáveis.

Produtos Lácteos fermentados

Buttermilk (ou leitelho, soro de leite coalhado), iogurte e queijo são produtos lácteos fermentados produzidos a partir da inoculação do leite com culturas *starter* bacterianas específicas. São produtos diferenciados em sua acidez, Aw e estabilidade de armazenamento. O leitelho geralmente possui um pH de 4,8 e 0,8% de ácido láctico, sendo assim leveduras podem crescer e provocar deterioração pela produção de gás. Algumas culturas *starter* produzem exopolissacarídeos que conferem uma textura viscosa. Embora o iogurte natural (pH de 4,5 com 1% de ácido láctico) não seja deteriorado por bactérias indesejáveis, este pode desenvolver um *flavour* amargo devido a peptídeos amargos produzidos por algumas culturas bacterianas, como *Lactobacillus delbrueckii* subsp. *bulgaricus* usado como cultura *starter.* Em iogurtes que contenham outros ingredientes, muitas dessas alterações não são detectadas devido à presença dos ingredientes adicionados. Bolores também podem se desenvolver na superfície de iogurtes quando estes são armazenados por longo tempo (RAY; BHUNIA, 2014).

Queijos tipo *cottage* (não maturado) são suscetíveis à deterioração por bactérias Gram negativas devido ao seu alto conteúdo em umidade e baixa acidez. Predominam os bacilos psicrotróficos, leveduras e mofos. Uma textura viscosa e o desenvolvimento de odores desagradáveis, pútrido, produzidos principalmente por *Alcaligenes* e *Pseudomonas.* Em queijos como Gouda, Ementhal e provolone (com pH elevado, baixo teor de sal e Aw relativamente alta) os esporos de algumas espécies de *Clostridium*, como *Cl. tyrobutyricum* sobrevivem à pasteurização do leite, germinam e crescem no ambiente anaeróbio produzindo CO_2, H_2 e butirato do metabolismo do lactato. Queijos curados de massa dura, como o Cheddar, por exemplo, podem apresentar um gosto amargo como resultado de uma rápida produção de peptídeos amargos durante a maturação. Geralmente nesse tipo de alteração cepas de *Lactococcus lactis*, usadas como culturas *starter* e que produzem ácido, rapidamente estão envolvidas. Estes queijos também podem ter uma quantidade grande de aminas biologicamente ativas, como histamina e tiramina, produzidas por descarboxilases que podem estar presente em algumas culturas *starter* ou na microflora do queijo como *Enterococcus* e alguns coliformes. A descarboxilação ocorre durante o processo de maturação onde a lise celular libera as enzimas, o que promove a descarboxilação dos aminoácidos e acumulação dessas aminas (RAY; BHUNIA, 2014).

Prevenção e Conservação

A qualidade do leite será mantida melhor quando um número menor de microrganismos está presente, especialmente aqueles que crescem facilmente no leite. E quanto menor a carga microbiana total inicial, especialmente de esporos bacterianos, melhor a manutenção da qualidade do leite. A estimação do número de bactérias normalmente é utilizada como indicativo das precauções e cuidados na manipulação durante a produção. O exterior da vaca e as superfícies de contato são consideradas as possíveis fontes tanto de altos números como de microrganismos indesejáveis. Como organismos indesejáveis incluem aquelas bactérias que crescem bem no leite, como as bactérias lácticas, coliformes, psicrotróficos que crescem em temperaturas de refrigeração nas quais o leite normalmente é mantido, os termodúricas que resistem à pasteurização e, os patógenos. No caso dos produtos fermentados, como os leites fermentados ou queijos, são muito importantes os organismos que irão competir com a cultura "*starter*" e produzir defeitos no produto. Assim, os coliformes, anaeróbios e leveduras podem produzir gases e odores desagradáveis. Outros organismos podem inibir a cultura "*starter*" e causar defeitos na textura ou *flavour* do produto. No tratamento de alta temperatura (UHT), a presença de esporos ou microrganismos termorresistentes pode ser fonte de deterioração, como no leite evaporado ou leite condensado. Uma vez que os microrganismos entraram no leite, sua remoção efetiva é difícil. Processos de centrifugação como a clarificação ou separação conseguem remover alguns organismos. A centrifugação de alta velocidade remove cerca de 99% dos esporos e mais de metade das células vegetativas bacterianas. Contudo, os processos de centrifugação não são muito usados comercialmente (FRAZIER; WESTHOFF; VANITHA N M, 2014).

Processos de conservação: Uso do calor

Pasteurização e Ultrapasteurizarão

A pasteurização, tratamento térmico lento é utilizado para sua conservação. Os objetivos da pasteurização é matar todos os patógenos que possam estar no leite e serem transmitidos às pessoas e melhorar a qualidade. O ideal que o tratamento seja realizado sem afetar o *flavour*, aparência, propriedades nutricionais ou a cremosidade do leite (FRAZIER; WESTHOFF; VANITHA N M, 2014).

A pasteurização foi criada por Pasteur em 1864 que descobriu que com o aquecimento de alimentos e bebidas acima de 60 °C reduzia a deterioração.

A pasteurização pode ser realizada das seguintes formas:

Pasteurização rápida (HTST – high temperature short time): temperaturas superiores a 75 °C por 15 segundos.

Pasteurização lenta (LTLT – low temperature long time): com temperaturas entre 58 °C e 70 °C por 30 minutos.

O principal objetivo é reduzir a carga microbiana e assim estender a vida útil do produto. Atualmente o processo HTST é o mais empregado.

O tratamento UHT (*ultra-high temperature*) objetiva destruir os microrganismos o máximo possível com o mínimo de alterações químicas ao produto. Nesse sistema, o vapor adicionado ou o excesso de água são removidos após o tratamento térmico em uma câmara de vácuo estéril. Ao se combinar esse tipo de tratamento térmico com uma embalagem asséptica resulta em um produto categorizado como "comercialmente estéril" ou leite esterilizado, contudo, essa designação não significa esterilização absoluta, mas um produto estéril no sentido comercial. O produto é designado como leite longa vida, garantindo longos períodos de estocagem sem refrigeração, desde que a embalagem não tenha sido aberta. São utilizadas temperaturas entre 130 °C e 150 °C durante 2 a 4 segundos, e em seguida são rapidamente resfriadas a uma temperatura inferior a 32 °C. A associação de altas temperaturas com o tempo ideal, elimina ou reduz as bactérias esporuladas a níveis baixíssimos (FRAZIER; WESTHOFF; VANITHA N M, 2014; CARELLE; CÂNDIDO, 2015).

Geralmente o sistema HTST reduz o número de microrganismos no leite pelo menos em 90 a 99%. Mas a eficiência da pasteurização ou a porcentagem da redução da carga microbiana depende da temperatura empregada e o tempo mantido, o número total de bactérias e a proporção da carga total microbiana que são organismos formadores de esporos ou termodúricos (FRAZIER; WESTHOFF; VANITHA N M, 2014). A pasteurização convencional deve matar todas as leveduras e bolores e a maioria das células vegetativas bacterianas no leite. As bactérias sobreviventes são denominadas de termodúricas. As mais importantes não formadoras de esporos são

- Bactérias lácticas termófilas: enterococos – *Streptococcus thermophilus*
- Lactobacilos termófilos: *Lactobacillus bulgaricus e L. lactis*
- Espécies de *Microbacterium*
- Certas espécies de *Micrococcus*

Adaptado de FRAZIER; WESTHOFF; VANITHA N M, 2014.

Os organismos termodúricos formadores de esporos incluem dois principais grupos:

1. Espécies de *Bacillus*: aeróbios a facultativos formadores de esporos. Geralmente os mais numerosos são *B. cereus* que é proteolítico. Mas outras espécies também são importantes como: *B. licheniformis, B. subtilis* (proteolítico), *B. coagulans* (termofílico), *B. polymyxa* (formador de gás).
2. Espécies de *Clostridium*: anaeróbios, formadores de esporos. Alguns são sacarolíticos, como *C. butyricum,* e outros proteolíticos e sacarolíticos.

Adaptado de FRAZIER; WESTHOFF; VANITHA N M, 2014.

Muitos desses organismos que crescem no leite também produzem gás. Outras diversas bactérias também podem sobreviver à pasteurização, mas não crescem bem no leite. E à medida que o processamento de alimento aumenta a temperatura de pasteurização para aumentar a vida útil do produto, também aumenta significativamente a presença de bactérias formadoras de esporos.

O tratamento térmico dado ao creme destinado à produção de manteiga durante a pasteurização é mais longo do que o creme destinado à comercialização. O aquecimento é feito a 71,1 °C ou acima por 30 min pelo método tradicional ou 87,7 °C a 93,3 °C por alguns segundos pelo método HTST. Isso se deve ao fato de que o creme é mais protetivo aos organismos do que o leite, e o creme para manteiga provavelmente contém uma população maior de microrganismos do que a maioria dos lotes de leite. Na manufatura do leite condensado açucarado, quando é feito um pré-aquecimento a 71 a 100 °C por 10 a 30 min e os processos de evaporação a 48,9 a 57,2 °C, estes processos são processos de pasteurização que matam todos os patógenos e devem destruir todos os organismos que possam deteriorar o produto enlatado final. Assim como também é pasteurização o cozimento a 65,6 °C ou mais na manufatura de queijos processados que mata a maioria dos microrganismos nos queijos originais. O leite evaporado é enlatado e então termoprocessado através de vapor sob pressão, geralmente acompanhado de agitação. O pré-aquecimento do leite a 93-100 °C ou mais (antes da evaporação) mata todos os organismos, menos os esporos bacterianos resistentes. O produto evaporado enlatado é processado a 115-118°C por 14 a 18 minutos, resultando em produto comercialmente estéril (FRAZIER; WESTHOFF; VANITHA N M, 2014).

Processos de conservação: Uso do frio

A não ser pelos produtos enlatados e desidratados, a maioria dos produtos lácteos requer o uso de baixas temperaturas como método de conservação.

A deterioração normalmente é decorrente das reações químicas mediadas por enzimas endógenas bacterianas e estas reações são dependentes da temperatura. À medida que a temperatura abaixa, a taxa de reatividade também abaixa. As temperaturas de refrigeração são aquelas próximas, mas acima do ponto de congelamento, normalmente entre 0 e 5 °C.

Em termos de deterioração, há uma alteração qualitativa, pois as baixas temperaturas exercem um efeito seletivo ao prevenir o crescimento de mesófilos e conduzindo a uma microflora dominada por psicrotróficos (ADAMS; MOSS, 2008). Aparentemente a habilidade de crescer a baixas temperaturas está associada com a composição e arquitetura da membrana plasmática. À medida que a temperatura abaixa, a membrana plasmática passa por uma fase de transição de um estado cristalino líquido a um gel rígido no qual o transporte de solutos é severamente limitado. E nos psicrotróficos e psicrófilos essa temperatura de transição é mais baixa e grandemente devido a altos níveis de ácidos graxos insaturados e de cadeia curta nos lipídeos de sua membrana. Se um organismo se adapta a crescer em baixas temperaturas, a proporção desses componentes em sua membrana será aumentada (ADAMS; MOSS, 2008).

Refrigeração

Para que um leite seja considerado de boa qualidade, ele deve ser refrigerado logo após a ordenha, normalmente a 10 °C ou menos dentro de 2 horas e mantido sob refrigeração até seu processamento. O leite recentemente pasteurizado deve ser refrigerado a 7,2 °C ou menos e assim mantido e deve ser mantido refrigerado durante toda a cadeia de produção, desde o armazenamento na fazenda, transporte até a planta processadora ou estação de recebimento e seu armazenamento ali. Assim como nos locais de venda, residências, restaurantes até seu consumo. Leites fermentados e queijos não curados também devem ser refrigerados após a manufatura e mantidos assim até seu consumo. A maioria dos queijos curados também são mantidos sob refrigeração após a cura seja completa (FRAZIER; WESTHOFF; VANITHA N M, 2014).

Congelamento

Os alimentos começam a congelar entre -0,5 e -3,0 °C, sendo que o ponto de congelamento é mais baixo que o da água pura devido aos solutos presentes.

Sorvetes e outras sobremesas lácteas são congelados como parte de seu processamento e são armazenados a baixas temperaturas no estado congelado onde a multiplicação microbiana é impossível. O conteúdo microbiano dos ingredientes: o leite, creme, açúcar, ovos, estabilizantes e materiais flavorizantes e colorantes, além da contaminação adquirida durante o processamento determinam os números e os tipos de microrganismos, assim como o conteúdo microbiano após a pasteurização e congelamento. A pasteurização reduz estes números e os tipos de microrganismos, mas o congelamento não mata, ou mata relativamente poucos organismos, e o armazenamento no estado congelado permite a sobrevivência da maioria dos microrganismos por longos períodos (FRAZIER; WESTHOFF; VANITHA N M, 2014).

Pasteurização reduz a carga bacteriana.	**Congelamento** permite a sobrevivência da maioria dos organismos por longos períodos.

Outros processos de conservação

Produtos condensados

O leite evaporado é feito através da remoção de cerca de 60% da água do leite integral, de modo que cerca de 11,5% da lactose está em solução, além de sais inorgânicos solúveis. Essa alta concentração de açúcar é inibitória ao crescimento de alguns microrganismos e pode retardar ou prevenir o crescimento dos sobreviventes aos tratamentos térmicos (FRAZIER; WESTHOFF; VANITHA N M, 2014).

No leite condensado doce (ou açucarado) preparado a partir do leite integral é adicionado principalmente sacarose, mas ocasionalmente glicose antes da evaporação. Seu conteúdo médio em açúcar, incluindo a lactose além do açúcar adicionado, é cerca de 54% e na parte líquida até 60%. O produto feito a partir de leite desnatado contém cerca de 58% de açúcar total e cerca de 66% na parte líquida do produto condensado. Sendo assim, essa alta concentração de açúcar além do conteúdo em sais inorgânicos, torna a umidade indisponível a qualquer organismo osmofílico (FRAZIER; WESTHOFF; VANITHA N M, 2014).

Produtos desidratados

A desidratação consiste na remoção da água no alimento por evaporação, com transferência de calor e massa, até que se obtenha um teor de umidade geralmente menor do que 5%. Com a desidratação se objetiva aumentar a vida de prateleira, além de reduzir os custos com embalagens, armazenamento, eliminar a necessidade da cadeia do frio e diversificar a oferta de produtos (NESPOLO *et al.*, 2015). Antes de tratamento de secagem, o leite passa por um processo de concentração e pré-aquecimento. O pré-aquecimento tem o objetivo de pasteurizar o leite e assim eliminar os microrganismos menos resistentes ao aquecimento. O processo de evaporação, especialmente se for contínuo, pode resultar no aumento dos organismos termofílicos e, se o produto concentrado ou evaporado for armazenado, um aumento no número de organismos pode ocorrer, pois a temperatura de evaporação não é alta o suficiente e, além disso, o leite resfria rapidamente. Normalmente no produto final desidratado as bactérias termodúricas são as mais numerosas e os numerosos casos de surtos de salmonelose e estafilococos atribuídos a leite em pó indicam que estes patógenos ocasionalmente podem sobreviver no produto final (FRAZIER; WESTHOFF; VANITHA N M, 2014).

CARNE

Composição: A carne é um alimento nutritivo, e apresenta elevada atividade de água (Aw), sua composição química é rica em componentes nitrogenados, vitaminas e fatores de crescimento e possui um pH favorável a maioria dos microrganismos. Estas condições tornam a carne, assim como outros produtos de origem animal, um excelente meio de cultura aos microrganismos. Estruturalmente o músculo é constituído de fibras musculares que são longas, finas, multinucleadas e unidas em feixes por tecido conjuntivo. A membrana citoplasmática recebe o nome de sarcolema onde em seu interior estão contidas as miofibrilas, a actina e a miosina.

Em sua composição, o glicogênio que está armazenado no fígado e nos músculos, atua como reserva de energia, pois ao ser decomposto fornece energia pelas vias glicolíticas e respiratórias. Mas após a morte do animal, o processo respiratório cessa, o oxigênio não é mais fornecido ao músculo, o potencial redox (Eh) cai, a respiração pára, mas a quebra glicolítica do glicogênio continua de modo a elevar o ácido láctico e com isso a diminuição do pH muscular. No músculo mamífero típico, normalmente o pH cai de 7,0 para 5,4-5,5 e o ácido láctico fica em torno de 1%. Certas condições antes do abate poderão ter um efeito sobre o pH final da carne. Se o animal for exercitado, sofrer estresse ou exposto ao frio, o suprimento de glicogênio será limitado e com isso a acidificação acontece somente até que o glicogênio acabe e o pH final será maior. Se o pH final for > 6,2 a carne terá uma condição seca, firme e escura, isso porque as proteínas da carne estão acima de seu ponto isoelétrico e retêm grande parte da umidade presente. A coloração escura se deve à mioglobulina em vez do vermelho vibrante de oximioglobina. O pH mais elevado também promove o crescimento microbiano mais rápido e com isso a deterioração ocorre mais cedo (FRAZIER; WESTHOFF; VANITHA N M, 2014).

O armazenamento aeróbio refrigerado de carnes vermelhas, seja não embalada ou coberta com um filme permeável ao oxigênio, produz um potencial de redox (Eh) elevado na superfície da carne permitindo o crescimento de psicrotróficos aeróbios. Nessas condições, bacilos não fermentativos Gram negativos crescem mais rapidamente. Os principais gêneros descritos são *Pseudomonas, Acinetobacter* e *Psychrobacter*. Outras espécies também podem ser encontradas, mas em menor quantidade incluem alguma *Enterobacteriaceae* como *Serratia liquefaciens* e *Enteobacter agglomerans* (ADAMS; MOSS, 2008).

Fontes de Contaminação

No animal saudável, as barreiras físicas e o sistema imune o protegem contra infecções. Os órgãos internos e os músculos do animal recentemente abatido são relativamente livres de microrganismos. Normalmente os números de uma amostra asséptica de tecidos são menores que 10 UFC Kg^{-1}, contudo, sob condições de estresse ou se o animal estiver sofrendo uma infecção estes números podem aumentar. Carnes frescas de animais e aves contêm um grande número de bactérias potencialmente deteriorantes e incluem espécies de *Pseudomonas, Acinetobacter, Moraxella, Shewanella, Alcaligenes, Aeromonas, Escherichia, Enterobacter, Serratia, Hafnia, Proteus, Brochothrix, Mi-*

crococcus, Enterococcus, Lactobacillus, Leuconostoc, Carnobacterium, e *Clostridium* assim como bolores e leveduras. A microflora deteriorante predominante na carne dependerá da disponibilidade de nutrientes e oxigênio, temperatura e tempo de armazenamento, pH e o tempo de geração dos microrganismos presentes em um determinado ambiente. Organismos psicrotróficos podem se tornar predominantes se a carne é mantida constantemente a temperaturas de refrigeração (≤ 5 °C) e dessa forma, os organismos psicrotróficos são os principais deteriorantes da carne crua. Organismos psicrotróficos aeróbios e anaeróbios facultativos são favorecidos quando o armazenamento é feito sob condições aeróbias a baixas temperaturas (RAY; BHUNIA, 2014).

As principais fontes de contaminação são as fontes externas durante a sangria, manipulação e processamento. Durante a sangria, esfola e corte, as principais fontes de microrganismos são as partes externas do animal como os cascos, pelos e o couro, e o trato intestinal, pois a parte externa do animal abriga um grande número assim como muitos tipos de microrganismos do solo, água, alimentação, esterco e sua microflora natural e o conteúdo intestinal. As fontes intermediárias incluem facas, panos, mãos e roupas dos trabalhadores. Outras fontes a serem consideradas durante a manipulação da carne incluem caixas, carrinhos ou outros recipientes, outra carne contaminada, ar e pessoas. Outras carnes que estiveram sob refrigeração podem ser fonte de psicrotróficos, cuja presença é extremamente indesejável. Os equipamentos como moedores, enchedores de salsichas e tripas, ou ingredientes especiais como as especiarias também poderão adicionar microrganismos indesejáveis em números apreciáveis. E o crescimento microbiano na superfície em contato com as carnes e nas próprias carnes aumenta seus números (FRAZIER; WESTHOFF; VANITHA N M, 2014).

Alterações: A primeira indicação da deterioração são os odores desagradáveis onde se acredita que os níveis de glicose são diminuídos pela utilização de aminoácidos como substrato para o crescimento dos microrganismos. Na carne com um nível de glicose residual mais baixo, esse estágio é atingido mais cedo e a deterioração ocorre mais rapidamente na carne com um pH alto.

Os odores desagradáveis detectados na carne deteriorada compreendem uma complexa mistura de ésteres voláteis, álcoois, cetonas e compostos contendo enxofre, compostos estes resultantes do metabolismo bacteriano. Espécies de *Pseudomonas* spp. exercem um papel predominante na deterioração de carnes armazenadas aerobicamente sob refrigeração. *Pseudomonas* spp. têm um tempo de geração curto, portanto, crescem rapidamente usando inicialmente glicose e então aminoácidos, com a produção de sulfitos, ésteres e ácidos. *Acinetobacter* e *Moraxella* metabolizam preferencialmente aminoácidos, em vez de glicose, e em carnes com alto pH ou baixo conteúdo em glicose, crescem rapidamente e produzem odores desagradáveis (RAY; BHUNIA, 2014).

Alterações em aerobiose: Limosidade superficial: condições como a temperatura e a atividade de água são determinantes na produção da limosidade superficial microbiana. Em alimentos com alta atividade de água e mantidos sob refrigeração, as espécies de *Pseudomonas* e *Alcaligenes* são responsáveis por esta alteração enquanto em alimentos de menor atividade de água como salsichas e linguiças, os micrococos e as leveduras são os que causam a limosidade na superfície (FRANCO; LAWNDGRAF, 2008).

Alterações na cor: os dois pigmentos responsáveis pela coloração da carne são a mioglobina, presente no tecido muscular, que constitui 80-90% e a hemoglobina presente no sangue e constitui o restante do pigmento total. As alterações na cor se devem as reações entre os pigmentos e diversos substratos. No entanto, estas reações dependem do estado do ferro presente no grupo heme. Quando o ferro se encontra oxidado, o íon férrico (Fe^{+3}) não reage com outras moléculas, inclusive o oxigênio molecular. No estado reduzido, o íon ferroso reage rapidamente com a água e com o oxigênio molecular. Para que a carne fresca apresente a coloração típica é importante que estas condições reduzidas sejam mantidas, pois o ferro reduzido na mioglobina reage com o oxigênio produzindo a coloração vermelha. Contudo, certas alterações na cor poderão ocorrer na carne quando há produção bacteriana de H_2S e compostos oxidantes como peróxidos. A carne pode se tornar esverdeada, marrom ou cinza. O esverdeamento causado por H_2O_2 ocorre em salsichas, carnes curadas embaladas a vácuo após a exposição ao ar com a formação de uma porfirina oxidada esverdeada. O esverdeamento também pode ser causado pelo crescimento de microrganismos no centro do produto, onde o baixo Eh propicia o acúmulo de H_2O_2. O principal microrganismo envolvido nesse tipo de esverdeamento é o *Lactobacillus viridescens*, mas outros organismos também podem estar envolvidos como *Leuconostoc, Enterococcus faecium* e *E. faecalis*, além de outras espécies de *Lactobacillus* produtoras de H_2O_2 como *Lactobacillus viridescens* e *L. fructivorans*. Outras alterações na cor se deve a produção de pigmentos por bactérias como *Serratia marcescens* que provoca pontos vermelhos. Leveduras também podem produzir pigmentos de coloração branca, creme, rosa ou marrom. Certos bolores como *Sporotrichum carnis* são responsáveis por pontos brancos e os esporos de diversas espécies de *Penicillium* provocam o aparecimento de pontos verdes (FRANCO; LAWNDGRAF, 2008).

Figura 2A. carne fresca: coloração avermelhada.

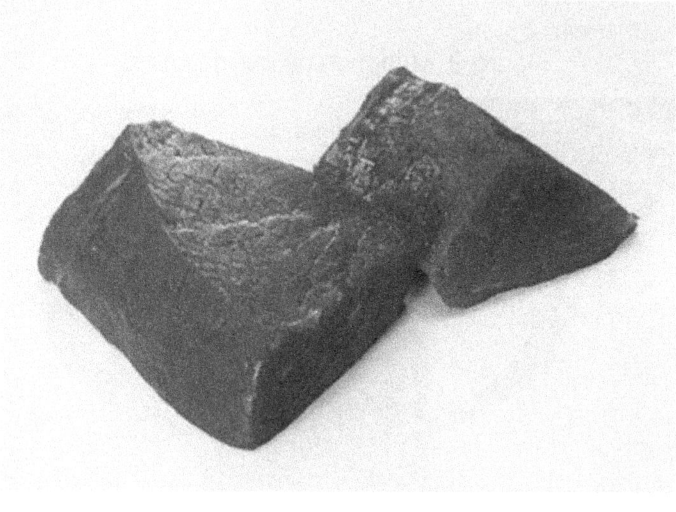

Fonte: Google imagens

Figura 2B. Estados da mioglobina: Carne parcialmente marrom – oxidada.

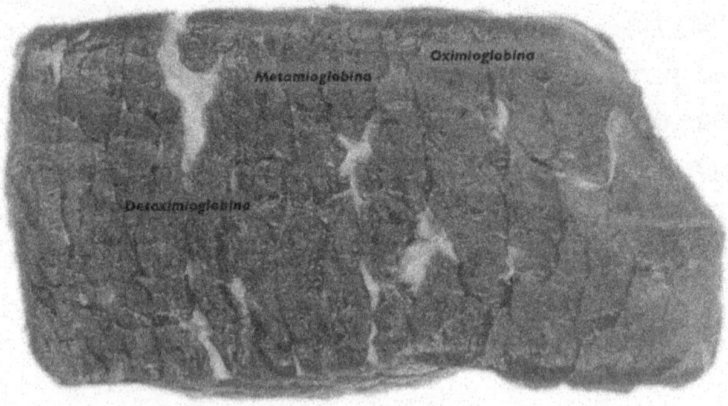

Fonte: Google imagens

Figura 3. Mudança de cor da carne.

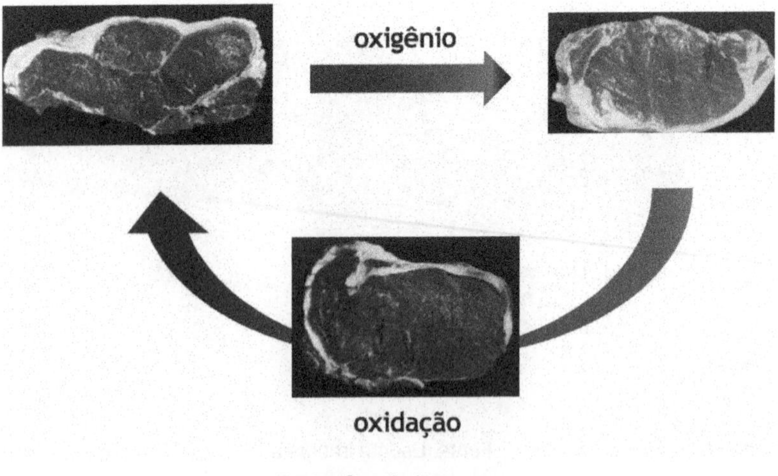

Fonte: Google imagens

Rancificação: Embora a maioria da rancificação na carne não seja de origem microbiana, os microrganismos lipolíticos podem causar lipólise através da ação de lipases ou oxidação de gorduras pela ação de oxidases. *Pseudomonas* e outros organismos Gram negativos, leveduras e bolores são os principais microrganismos lipolíticos causadores da degradação de gorduras na carne e degradação oxidativa de ácidos graxos. Contudo, os produtos da hidrólise das gorduras como os ácidos graxos livres são inibitórios para muitos microrganismos assim como os peróxidos produzidos na oxidação dos ácidos graxos insaturados.

Alterações em condições de anaerobiose

Em condições de anaerobiose, bactérias anaeróbias e anaeróbias facultativas são capazes de crescer na carne e causar deterioração.

Nas embalagens de atmosfera modificada: Em uma mistura de CO_2 e O_2, o anaeróbio facultativo *Brochothrix thermosphacta* tem seu crescimento favorecido, especialmente em carnes com pH 6,0 ou superior. Seu metabolismo leva à produção de odores a queijo. Em embalagens a vácuo os psicrotróficos anaeróbios facultativos e anaeróbios produzem diferentes tipos de deterioração. Espécies de lactobacilos produzem ácido láctico e ácidos graxos voláteis que conferem o odor ao queijo, contudo, ao se abrir a embalagem esse odor desaparece. Se houver a produção gás sulfídrico devido à metabolização de cisteína, o produto terá odor e cor desagradáveis. Outros organismos como os heterofermentadores *Leuconostoc carnosum* e *Leu. gelidum* produzem ácido láctico, que leva à acumulação de gás e líquido na embalagem. Grandes quantidades de metilsulfitos e H_2S podem ser produzidos por *Shewanella putrefacience* que pode crescer tanto sob condições aeróbias como anaeróbias. E além desses odores ofensivos, a cor normal também é alterada para uma coloração esverdeada, pois o H_2S oxida a mioglobina formando a metamioglobinna, responsável pela coloração esverdeada da carne. O esverdeamento também pode ser causado por algumas cepas que produzem H_2S em pequenas quantidades. Coloração de rosa a avermelhada ocorre quando o pH se torna alcalino devido à produção de aminas e amônia. A deterioração por proteólise tem sido associada a espécies de *Clostridium* psicrotróficos como o *Clostridium laramie* com o acúmulo de líquido na embalagem e odores ofensivos com a predominância de H_2S. Inicialmente a carne torna-se incomumente vermelha, então se torna verde (devido à oxidação da mioglobina pelo H_2S). (RAY; BHUNIA, 2014).

Putrefação: a putrefação significa a decomposição anaeróbia de proteínas com a produção de compostos de aroma desagradáveis. Os principais produtos são H_2S, indol, escatol, putrescina e cadaverina. Espécies de *Clostridium* são os principais agentes causadores, mas outras bactérias facultativas também podem causar putrefação ou auxiliar na sua produção como espécies dos gêneros *Pseudomonas* e *Alcaligenes*. Anaeróbios facultativos como *Enterobacter, Serratia, Proteus,* e *Hafnia* metabolizam aminoácidos e produzem aminas, amônia, metilsulfitos e mercaptanas. O termo putrefação tem sido usado muitas vezes de forma equivocada, pois qualquer tipo de deterioração com odores desagradáveis ou ofensivos tem sido designada como putrefação. Como é o caso da trimetilamina em pescados e o ácido isovalérico na manteiga são descritos como odores pútridos. (FRAZIER; WESTHOFF; VANITHA N M, 2014; RAY; BHUNIA, 2014).

Acidificação: o odor ou gosto azedo podem ser causados pelos ácidos orgânicos como o ácido fórmico, ácido acético, ácido butírico, ácido propiônico. Os principais fatores que levam à acidificação são:

- Ação das próprias enzimas da carne durante o envelhecimento ou amadurecimento.
- Produção anaeróbia de ácidos graxos ou ácido láctico por ação bacteriana.
- Proteólise sem putrefação por bactérias facultativas anaeróbias.

Fonte: adaptado de FRAZIER; WESTHOFF; VANITHA N M, 2014.

Carne moída ou em pedaços

A carne moída por possuir uma área de superfície maior que os cortes para venda se deteriora mais rapidamente. Em condições de aerobiose, espécies de *Pseudomonas* spp. predominam e causam alterações na cor, textura, odor e viscosidade. O interior inicialmente é microaerofílico, pois o oxigênio dissolvido está aprisionado, o ambiente torna-se anaeróbio com a predominância dos anaeróbios facultativos. Nas embalagens a vácuo as bactérias lácticas predominam inicialmente podendo haver acúmulo de gás na embalagem. Outras bactérias lácticas podem crescer pela utilização de aminoácidos. Quando a glicose é consumida, anaeróbios facultativos Gram negativos crescem e degradam aminoácidos que produzem odor pútrido.

Carnes curadas

Os fatores que podem levar à deterioração de carnes curadas incluem:

- Carga microbiana
- Apresentar ou não deterioração incipiente
- Alteração nos pigmentos
- Manipulação inadequada
- Armazenamento prolongado

Adaptado de FRANCO; LAWNDGRAF, 2008.

As vantagens de se usar os sais de cura consistem no fato de que inibem o crescimento de bactérias Gram negativas, os principais deteriorantes das carnes e favorecem o crescimento de bactérias Gram positivas, leveduras e bolores, além de reduzirem o tempo de processamento térmico para a produção de produtos cárneos estáveis.

O limo superficial e o emboloramento são os principais defeitos microbiológicos apresentados pelas carnes curadas. Bactérias lácticas como *Lactobacillus*, *Streptococcus*, *Leuconostoc*, espécies de *Micrococcus* spp. e leveduras são os principais responsáveis pela limosidade superficial. Estes microrganismos crescem a temperaturas de refrigeração na superfície dos produtos cárneos curados com umidade adequada, mas não são capazes de crescer se a superfície está seca. A contaminação acontece após o processamento. O emboloramento pode ser controlado com o uso de embalagens a vácuo ou películas envolventes impermeáveis ao oxigênio, assim como o armazenamento em baixas temperaturas retarda o crescimento de bolores (FRAZIER; WESTHOFF; VANITHA N M, 2014).

Preservação e Métodos de conservação

Como a maioria dos alimentos perecíveis, as carnes são um excelente meio de cultura devido ao seu alto conteúdo em água, pH neutro e ricas em nutrientes. Sendo assim uma combinação de métodos de preservação são utilizados.

A contaminação com organismos deteriorantes é quase impossível de se evitar, pois alguns microrganismos podem estar presentes nos gânglios linfáticos, ossos e músculos. Sendo assim a preservação de carnes pode ser considerada como mais difícil do que outros tipos de alimentos e a não ser que passe por um rápido resfriamento logo após o abate, a carne poderá passar por alterações indesejáveis tanto na aparência e *flavour* além de propiciar o desenvolvimento de microrganismos antes de ser processada (FRAZIER; WESTHOFF; VANITHA N M, 2014).

Preservação:

A assepsia durante o abate e o manuseio permite a preservação mais fácil por qualquer método e com isso pode-se prolongar o tempo de armazenamento sob refrigeração, o envelhecimento (*Dry aging*) para ressaltar a maciez da carne e métodos de cura e defumação são mais bem sucedidos.

A contaminação do exterior deve ser evitada o máximo possível. Para remover o máximo possível da sujeira grosseira (pele, pelo e patas) recomenda-se a pulverização de água do animal antes do abate. Contudo, o couro e os pelos do animal são fontes importantes de contaminação das superfícies da carcaça durante a esfola, assim como fontes externas (utensílios utilizados na sangria e através dos manipuladores). Filmes utilizados para embalar carnes impedem a entrada de bactérias e afetam o crescimento das que já estão lá. Novos sistemas de embalagem têm sido aprimorados com o objetivo de aumentar a vida de prateleira dos produtos cárneos, proporcionar melhor aparência, além de evitar a entrada de microrganismos. A carne fresca conserva melhor sua cor vermelha em embalagens permeáveis ao oxigênio e sem vácuo. Em embalagens impermeáveis aos gases, o CO_2 produzido pelas bactérias será retido, provocando perda na coloração e favorece o crescimento de bactérias lácticas sobre as demais. A utilização do vácuo contribui para diminuir a multiplicação dos microrganismos aeróbios, sobretudo, os mofos, reduz a velocidade de multiplicação dos *Staphylococcus* e estimula a multiplicação das bactérias produtoras de ácido lático (FRAZIER; WESTHOFF; VANITHA N M, 2014).

Métodos de Conservação: uso do calor

A apertização, ou seja, o tratamento térmico em recipientes hermeticamente fechados, é considerado como o de maior importância industrial, mundialmente empregado, não só na grande indústria, como também na produção doméstica (GAVA, 1998).

Microbiologicamente, o principal objetivo do aquecimento do alimento é destruir as células vegetativas e os esporos de microrganismos incluindo bolores, leveduras, bactérias e vírus. A maioria dos alimentos é aquecida para destruir patógenos específicos e alguns deteriorantes. O aquecimento também destrói enzimas indesejáveis microbianas e do alimento e que afetariam adversamente a aceitação do alimento. Além disso, alguns microrganismos também produzem proteinases termoestáveis e lipases no alimento e o aquecimento em um específico tempo pode ajudar a reduzir ou destruir a atividade dessas enzimas. Isso pode ser importante especialmente em alimentos armazenados por longo tempo em temperatura ambiente. O aquecimento também poderá destruir as toxinas (produzidas por microrganismos ou naturalmente presentes no alimento). Contudo, as toxinas termoestáveis não são completamente destruídas mesmo após tratamentos térmicos com altas temperaturas. O aquecimento de alimentos prontos para consumo antes de serem servidos geralmente é usado para prevenir o crescimento de patógenos e microrganismos deteriorantes. A temperatura acima de 50 °C, preferencialmente 60 °C, é utilizada para o controle do crescimento de muitos microrganismos nesses alimentos durante o armazenamento antes de servir. (RAY; BHUNIA, 2014).

Por serem alimentos de baixa acidez, a maioria dos produtos cárneos constituem bom meio de cultura para as bactérias que sobrevivem ao tratamento térmico. A velocidade de penetração do calor varia de acordo com o estado físico do produto que poderá ser bastante rápida em sopas, por exemplo, ou muito lenta em carnes bem embaladas ou em pastas. O tratamento térmico também é afetado por temperos, sal ou nitratos e nitritos nos processos de cura e geralmente esta adição torna o tratamento mais eficaz. Os nitratos na carne ajudam a matar os esporos de bactérias anaeróbias pelo calor e inibem a germinação dos esporos sobreviventes (FRAZIER; WESTHOFF; VANITHA N M, 2014).

As carnes industrializadas dividem-se em dois grupos de acordo com o tratamento térmico empregado:

1. Carnes que são tratadas termicamente com a finalidade de tornarem-se comercialmente estéreis. Carnes enlatadas que não necessitam de armazenamento especial.
2. Carnes que recebem um tratamento térmico suficiente para destruir parte dos organismos deteriorantes, mas necessitam de refrigeração para evitar sua alteração, por exemplo, os presuntos.

Adaptado de FRAZIER; WESTHOFF; VANITHA N M, 2014.

Tabela 2. Fatores que afetam o tratamento térmico.

Natureza do Alimento	Natureza dos microrganismos	Natureza do processo
Composição: carboidratos, proteínas, lipídeos, solutos – fornecem proteção aos microrganismos contra o calor. ⇧ concentração ⇧ resistência microbiana Alimentos líquidos x alimentos sólidos: pequenas partículas suspensas em líquidos mais suscetíveis ao calor do que alimentos sólidos ou alimentos com grandes pedaços em líquido.	Fatores inerentes de resistência das espécies e cepas. Estágio de crescimento Previa exposição ao calor Células vegetativas (bolores, leveduras, bactérias) são mais sensíveis que esporos e geralmente são destruídas, incluindo vírus, dentro de 10 min. a 65 °C. A maioria de termodúricos e termofílicos são destruídos a 75-80 °C/5-10 min.	Depende do binômio: temperatura/tempo. ⇧ temperatura ⇩ tempo Alimento líquido/em recipiente menor: aquecido mais rapidamente que o sólido.

Natureza do Alimento	**Natureza dos microrganismos**	**Natureza do processo**
⇧ Aw Mais susceptíveis ⇧ pH calor é mais letal na presença de ácidos orgânicos: acéticos, propiônico e láctico. Substâncias Antimicrobianas: depende da natureza	Leveduras e Esporos de bolores: 65-70 °C/poucos min. esporos bacterianos – geralmente 80-85 °C/ poucos min. não são destruídos. Muitos são destruídos a 100 °C/30 min, mas muitos não são destruídos em 24h. Todos os esporos bacterianos: destruídos a 121 °C/15 min. abaixo dessa temperatura, alguns esporos ainda podem sobreviver.	Aquecimento do alimento em uma dada temperatura por um específico tempo significa: cada partícula desse alimento deve ser aquecido a uma específica temperatura e permanecer nessa temperatura por um específico tempo.

Fonte: Adaptado de RAY; BHUNIA, 2014

Além do processo de apertização, o calor pode ser aplicado na conservação de produtos cárneos de outras formas. Como o uso de água quente na superfície das carnes, por exemplo, para prolongar seu tempo de conservação, no entanto, esse procedimento pode diminuir a quantidade de substâncias nutritivas e ocasionar mudanças na cor. A carga microbiana pode ser diminuída com o cozimento da salsicha e o calor aplicado nos defumados ajudam na sua conservação. O cozimento das carnes para consumo imediato reduz de forma considerável a carga microbiana e desta forma aumenta seu período de conservação (FRAZIER; WESTHOFF; VANITHA N M, 2014).

Métodos de Conservação: uso do frio

A utilização do frio na conservação da carne baseia-se na redução da velocidade de multiplicação dos microrganismos patogênicos ou deteriorantes e das reações enzimáticas que o músculo sofre.

Um dos métodos mais utilizados na conservação da carne é a refrigeração. Logo após o abate, as carcaças devem ser mantidas em baixas temperaturas e a cadeia do frio deve ser seguida, ou seja, as baixas temperaturas devem ser mantidas durante o transporte, manipulação e exposição dos cortes para a venda e no armazenamento destes cortes na geladeira do consumidor.

A queda na temperatura tem um efeito nos microrganismos presentes na carne. O ritmo do crescimento microbiano diminui à medida que a temperatura decresce. E embora as temperaturas mais frias inibam o crescimento, a atividade metabólica continua, ainda que lentamente, até certo limite. Uma diminuição de 10 °C pode deter o crescimento de alguns microrganismos e retardar o de outros (GAVA, 1998). A atividade enzimática continua, embora muito lentamente.

Quanto mais rapidamente for o resfriamento, menor a oportunidade para o crescimento de organismos mesófilos. A temperatura de armazenamento varia de -1,4 a 2,2 °C. O tempo limite para o armazenamento em baixas temperaturas (*Chilling storage*: temperaturas não muito acima do ponto de congelamento e geralmente envolve resfriamento com gelo ou por refrigeração mecânica) da carne bovina é de 30 dias, dependendo do número de microrganismos presente, a temperatura e a umidade relativa. Enquanto para suínos, ovelhas e carneiro é de 1 a 2 semanas, e para vitela mais curto ainda. Linguiças não cozidas, como a linguiça de porco não curada, deve ser preservada por refrigeração. O tempo do armazenamento pode ser encurtado com o uso de embalagens com atmosfera modificada, com a adição de CO_2 ou ozônio, por exemplo. Os microrganismos são inibidos com quantidades crescentes de dióxido de carbono na atmosfera, mas também aceleram a formação de metemoglobina e, portanto, a perda da cor natural (FRAZIER; WESTHOFF; VANITHA N M, 2014).

Organismos psicrotróficos, principalmente os do gênero *Pseudomonas*, são os mais preocupantes na refrigeração, contudo outros gêneros também podem causar problemas como os gêneros *Acinetobacter, Moraxella, Alcaligenes, Micrococcus, Lactobacillus, Streptococcus,*

Leuconostoc, Pediococcus, Flavobacterium, e *Proteus*, além de leveduras e bolores que podem crescer nas carnes em baixas temperaturas (FRAZIER; WESTHOFF; VANITHA N M, 2014).

Congelamento

O congelamento é considerado como o método mais eficiente para a conservação de alimentos por longo tempo, pois o conteúdo nutritivo é mantido e o produto se mantém muito parecido com o material fresco do que produtos apertizados, por exemplo. Os alimentos começam a congelar na faixa de - 0,5 a -3ºC e o ponto de congelamento é menor que o da água pura devido aos solutos. À medida que a água é convertida em gelo durante o congelamento, a concentração de solutos na água ainda não congelada aumenta e com isso diminui seu ponto de congelamento de modo que mesmo a muito baixas temperaturas, como -60 °C, certa quantidade de água ainda permanece não congelada. Normalmente, as temperaturas usadas no congelamento são menores que -18 °C e nestas temperaturas não há crescimento microbiano, contudo, alguma atividade microbiana residual ou atividade enzimática endógena (como lipases) pode ainda persistir e eventualmente deteriorar o alimento. Outro fator inibitório ao crescimento microbiano é a baixa atividade de água produzida pela remoção da água na forma de gelo. (ADAMS; MOSS, 2008).

Outros métodos

Desidratação

Na desidratação, a disponibilidade da água necessária nas reações que levam à deterioração é drasticamente reduzida e consequentemente com a redução da atividade de água obtém-se a estabilidade necessária ao produto desidratado ao longo de sua vida de prateleira. A desidratação também reduz os custos com a cadeia de transporte e armazenamento, além de dispensar a cadeia de frio.

A secagem natural, geralmente ao sol, pode ser aplicada em carnes. O tempo de secagem depende da maior ou menor concentração de água em sua composição, da maior ou menor incidência de sol e pode levar de 2 a 12 dias. Em carnes, a redução da umidade pode chegar a 45% (CARELLE; CÂNDIDO, 2015).

A carne seca (*Jerky beef*) é um produto cárneo curado, com adição de nitrito de sódio na salmoura cujo teor de umidade na porção muscular no produto final deve ser 45%. Sua embalagem deve ser a vácuo. O charque é um produto cárneo (obtido de carne bovina) salgado e seco ao sol, de umidade intermediária e com valores de atividade de água na faixa de 0,74-0,78 (BRASIL, 2020).

Na carne seca, assim como em presuntos defumados, o crescimento de microrganismos pode ocorrer antes do processamento e poderá se desenvolver durante a cura, mas são reduzidos durante o processamento da desidratação e defumação. Salsichas secas, como o salame, são conservadas principalmente pelo seu baixo teor de umidade, pois algumas variedades não são defumadas. O invólucro também oferece proteção.

Cura

A cura é um método de conservação que utiliza os sais de cura como nitrato e nitrito com a presença de sal (NaCl). São produtos que conferem efeitos desejados de estabilidade, aroma, sabor, cor e confere ao produto uma aparência típica. O Charque brasileiro, o presunto cru tipo Parma são exemplos de carnes curadas que utilizam somente o sal. Copa e linguiças secas utilizam sal e nitrato, salsichas, mortadela, presunto cozido, fiambres e algumas linguiças frescas utilizam sal e nitrito. Alguns desses produtos utilizam misturas de sal, nitritos e uma quantidade muito pequena de nitrato por necessitarem de um tempo longo de armazenamento e distribuição. Açúcar também poderá ser adicionado como substrato para bactérias que transformam nitrato em nitrito (FRAZIER; WESTHOFF; VANITHA N M, 2014).

O sal atua como agente flavorizante e preservativo cujo propósito principal é abaixar a atividade de água. O açúcar adiciona *flavour* e fornece energia às bactérias redutoras de nitrato. O nitrato de sódio é um fixador indireto de cor e bacteriostático na solução ácida, especialmente contra anaeróbios. Além disso, serve de reservatório a partir do qual o nitrito pode ser formado pela redução bacteriana durante a cura longa. Nitrito de sódio é a fonte de óxido nítrico que é o real fixador da cor e possui também algum efeito bacteriostático na solução ácida. O efeito preservativo dos agentes de cura se deve principalmente ao cloreto de sódio, com algum efeito bacteriostático do nitrito e muito pouco do nitrato. Esses sais, o açúcar e as proteínas da carne em combinação abaixam o valor da Aw das carnes curadas. Outros fatores preservativos são as temperaturas de cura (geralmente entre 2,2 e 3,3 °C) e a defumação. Alguns tipos de salsichas, como os salames, salsichas secas e semissecas passam por fermentação láctica durante sua cura. (FRAZIER; WESTHOFF; VANITHA N M, 2014).

A defumação tem como objetivos a adição de *flavour* desejáveis e a preservação do produto. A adição de agentes preservativos em conjunto com a ação do calor durante a defumação possui um efeito germicida, assim como a desidratação da carne juntamente com as substâncias químicas provenientes da fumaça inibe o crescimento microbiano durante o armazenamento. Produtos obtidos a partir de métodos tradicionais de cura e defumação, como presuntos defumados e carne seca dispensam o uso de refrigeração. Contudo, muitos métodos modernos produzem perecíveis que necessitam de refrigeração como os presuntos pré-cozidos com alto teor de umidade (FRAZIER; WESTHOFF; VANITHA N M, 2014).

FRANGOS

Assim como as demais carnes, a carne de frango é altamente perecível e sua deterioração mesmo sob refrigeração pode levar de 4 a 12 dias.

Nutricionalmente, a carne de frango é rica em proteínas, aminoácidos essenciais, fonte de vitaminas do complexo B e baixo teor de gordura com uma pequena proporção de carboidratos, além de conter minerais. Seu conteúdo em gordura total, gordura saturada e colesterol é menor que nas carnes bovina e suína. (SAENGPHOL; PIRAK, 2018; TAHERGORABI *et al.*, 2011). Portanto, a carne fresca de aves é um alimento que favorece o crescimento de microrganismos devido aos ricos elementos nutricionais.

A fonte primária da contaminação de frangos é o conteúdo intestinal. As bactérias são as principais contaminantes as quais crescem principalmente na pele, partes internas das cavidades do corpo e qualquer superfície cortada. Os produtos da decomposição realizada por estas bactérias se difundem vagarosamente para o interior da carne.

Pseudomonas spp. e leveduras como *Torulopsis* e *Rhodotorula* são os principais deteriorantes em frangos eviscerados mantidos a 10 °C ou menos. Acima dessa temperatura crescem *Alcaligenes* spp. e *Flavobacterium* spp. A limosidade surge com o tempo e *Pseudomonas* podem produzir o pigmento esverdeado dependendo da quantidade de íons ferro na água de lavagem. Outras alterações como rancificação, fosforescência, alterações na cor e odores e sabores estranhos ocorrem (FRANCO; LAWNDGRAF, 2008).

Organismos deteriorantes como *Pseudomonas* spp., *Acinetobacter*, *Moraxella* spp., *Enterobacter* spp., *Shewanella putrefaciens*, *Bochothrix thermosphacta* e *Lactobacillus* spp. podem estar presentes na pele de aves. A pele também pode carregar patógenos como *Campilobacter jejuni* e ser transferido para superfícies de trabalho. As cascas de ovos tornam-se contaminadas com bactérias intestinais durante a passagem pela cloaca e no contato com a superfície das incubadoras.

A deterioração de carcaças, em temperaturas acima de 20 °C, ocorre rapidamente por bactérias provenientes do intestino dos animais, as quais contaminaram a carne durante a evisceração. Microrganismos mesófilos como *Escherichia coli*, *Aeromonas* spp., *Proteus* spp. e *Micrococcus* spp. são os principais microrganismos deteriorantes. Em temperaturas abaixo de 20 °C, os psicrotróficos, como a *Pseudomonas* spp. (dos tipos fluorescente e não fluorescente) e *Brochothrix thermosphacta* são os organismos predominantes. Em temperaturas de refrigeração de 5 °C ou menor, bactérias aeróbias como as *Pseudomonas* crescem na superfície e em até uma profundidade de 3 a 4 mm nos tecidos subjacentes. A proteólise produz compostos voláteis de cheiro desagradável, como indol, dimetil dissulfeto e amônia e o sabor rançoso e desagradável são devidos às oxidações químicas de lipídeos insaturados (FORSYTHE, 2013).

PESCADOS: PEIXES, MOLUSCOS E CRUSTÁCEOS

Peixes

Composição: a carne do peixe contém altos níveis de compostos nitrogenados não proteicos (NNP), como aminoácidos livres, óxido de trimetilamina e creatinina, peptídeos e proteínas e quase nenhum carboidrato. O pH normalmente fica acima de 6,0. As principais bactérias que promovem a deterioração são os bacilos aeróbios Gram negativos como *Pseudomonas* spp., *Acinetobacter, Moraxella,* e *Flavobacterium*, e os bacilos anaeróbios facultativos como *Shewanella, Alcaligenes e Vibrio*. Contudo, devido ao tempo de geração mais curto, a deterioração por *Pseudomonas* spp. psicrotróficos predomina sob condições aeróbias de armazenamento em temperaturas de refrigeração e temperaturas levemente acima. (RAY; BHUNIA, 2014).

O peixe é um alimento altamente perecível devido a sua composição da carne. No caso dos peixes gordos, a deterioração pode ser devido à alta proporção de ácidos graxos poli-insaturados que são quimicamente mais reativos do que os ácidos graxos saturados presentes na carne de mamíferos. E isso torna os peixes muito mais susceptíveis ao desenvolvimento da rancidez oxidativa.

Contudo, a principal fonte da deterioração em peixes é de origem microbiana. Os níveis de carboidratos na carne de peixes são naturalmente muito baixos os quais são degradados durante sua morte. Como consequência, o pH final do tecido muscular é 6,2-6,5 (o pH final no tecido do mamífero é em torno de 5,5). Com a ausência de carboidratos, as bactérias presentes no peixe irão imediatamente se utilizar de materiais nitrogenados facilmente assimiláveis e produzindo odores e *flavours* desagradáveis. Nos peixes cultivados na aquicultura este efeito é menos pronunciado uma vez que eles são alimentados até sua saciedade o que aumenta o nível de glicogênio no fígado e músculo. O óxido de trimetilamina (TMAO) faz parte do sistema de regulação osmótica e ocorre em grande quantidade nos peixes marinhos. O TMAO funciona como aceptor final de elétrons por bactérias não fermentativas como *Shewanella putrefaciens* permitindo seu crescimento em condições microaerofílicas e anaeróbias. O produto dessa redução é a trimetilamina que é um importante componente do odor característico do peixe. Além disso, o TMAO também contribui para o alto Eh (Potencial de oxirredução) na carne do peixe (ADAMS; MOSS, 2008).

Deterioração/fontes de contaminação: As proteínas do peixe são menos estáveis que as proteínas de mamíferos e a extensiva proteólise só é aparente quando o produto já está bastante deteriorado e a degradação proteica melhora o acesso bacteriano aos nutrientes. A velocidade com que a deterioração ocorre está relacionada com a carga microbiana inicial. Quanto maior a carga microbiana, mais cedo a deterioração ocorre. Peixes de águas frias possuem uma maior proporção de psicrotróficos e estes poderão, portanto, encurtar grandemente a vida útil do peixe refrigerado. A deterioração de peixes refrigerados se deve principalmente à atividade de bacilos Gram negativos como *Shewanella putrefaciens* e *Pseudomonas* spp. (também encontrados na deterioração de carnes) (ADAMS; MOSS, 2008).

A deterioração microbiana é determinada pelas espécies microbianas, seu nível, o meio ambiente onde o peixe se encontra, os tipos de peixe, os métodos de captura e sua subsequente manipulação.

A microflora no peixe vivo depende do conteúdo microbiano nas águas onde ele vive. O limo que cobre a superfície do peixe contém espécies dos gêneros *Pseudomonas, Acinetobacter, Moraxella, Alcaligenes, Micrococcus, Flavobacterium, Corynebacterium, Sarcina, Serratia, Vibrio* e *Bacillus*. As bactérias em peixes oriundos de águas do hemisfério norte são principalmente psicrófilas, enquanto em peixes de águas tropicais são mais mesófilas. Peixes de água doce apresentam membros dos gêneros encontrados em águas salgadas, além de espécies de *Aeromonas, Lactobacillus, Brevibacterium, Alcaligenes* e *Streptococcus*. No intestino de peixes de águas salgadas e doces são encontradas bactérias dos gêneros *Alcaligenes, Pseudomonas, Flavobacterium, Vibrio, Bacillus, Clostridium* e *Escherichia*. Barcos, caixas, lixeiras, casas de peixe e os pescadores tornam-se altamente contaminados com estas bactérias e as transferem para o peixe durante sua limpeza (FRAZIER; WESTHOFF; VANITHA N M, 2014).

O típico odor desagradável do peixe em decomposição se deve a um coquetel de substâncias químicas como compostos sulfurosos, metil mercaptana, dimetil sulfeto e ésteres que contribuem para o odor. Outras aminas, além de TMA são produzidas durante o catabolismo bacteriano de amino ácidos. (ADAMS; MOSS, 2008).

Bacilos Gram negativos inicialmente metabolizam os compostos NPP por oxidação, seguida de putrefação que leva à produção de diferentes tipos de compostos voláteis, como NH_3, trimetilamina (pela redução do óxido de trimetilamina), histamina (a partir da histidina, causador da intoxicação escombroide), putrescina, cadaverina, indol, H_2S, mercaptanas, dimetil sulfeto e ácidos graxos voláteis como ácido acético, isobutírico e isovalérico. Estes ácidos voláteis são responsáveis por diferentes tipos de odores como o rançoso/amargo, pútrido ou odor a "peixe". Proteinases extracelulares produzidas por bactérias proteolíticas hidrolisam proteínas do peixe e fornecem peptídeos e aminoácidos para posterior metabolismo por bactérias deteriorantes. A produção de limo, a descoloração das guelras e olhos (no peixe inteiro) e a perda da textura do músculo (devido à proteólise) também estão associados com o crescimento bacteriano (RAY; BHUNIA, 2014).

Figura 4. Deterioração de pescado.

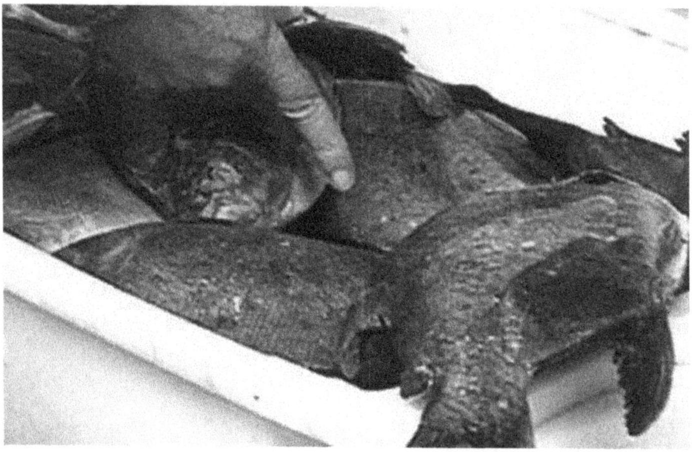

Fonte: https://mopescados.wordpress.com/2012/05/21/deterioracao-de-peixes

> Intoxicação escombroide: intoxicação alimentar causada pela toxina escombroide ou histamina do peixe.

Nos peixes armazenados a vácuo ou em atmosfera com CO_2, o crescimento de bactérias deteriorantes aeróbias é prevenido, contudo, bactérias anaeróbias ou facultativas anaeróbias podem crescer. Bactérias lácticas, incluindo enterococos, podem se tornar predominantes. Sob refrigeração, os produtos terão uma vida útil relativamente longa devido ao lento crescimento das bactérias deteriorantes. Em peixes salgados, especialmente os que são levemente salgados, a deterioração ocorre por bactérias halofílicas como *Vibrio*, especialmente em baixas temperaturas e *Micrococcus*, em altas temperaturas. Peixes defumados, especialmente os com baixa Aw, o crescimento da maioria das bactérias é inibido, contudo, bolores podem crescer na superfície. Produtos à base de peixe contendo a carne moída como surimi (e análogos) geralmente contêm uma carga bacteriana muito alta resultante do próprio peixe e do extensivo processamento que a carne sofre. Peixes enlatados como atum, sardinha sofrem um processamento de esterilização comercial, contudo, podem ser deteriorados por formadores de esporos termofílicos, a não ser que condições adequadas de preservação e armazenamento sejam mantidas (RAY; BHUNIA, 2014).

Crustáceos

Crustáceos, como lagostas, possuem uma grande quantidade de compostos NNP (como aminoácidos, especialmente arginina e óxido de trimetilamina) e se deterioram muito mais rapidamente e por essa razão são mantidos vivos imediatamente antes de seu consumo. Sendo assim, caranguejos e lagostas são mantidos vivos até seu processamento e camarões morrem durante sua captura. Seu conteúdo em glicogênio é de cerca de 0,5% e pH acima de 6,0 (ADAMS; MOSS, 2008).

Camarões, caranguejos, lagostas e outros frutos do mar similares contêm em sua superfície um limo cuja composição provavelmente é muito similar a de peixes. Espécies de *Bacillus, Micrococcus, Pseudomonas, Acinetobacter, Moraxella, Flavobacterium, Alcaligenes,* e *Proteus* já foram encontradas em camarões (FRAZIER; WESTHOFF; VANITHA N M, 2014).

A natureza da deterioração é muito similar àquela que ocorre em peixes. Em camarões, a deterioração microbiana se caracteriza principalmente por odores estranhos devido à produção de metabólitos de NNP, produção de limo e perda da textura da carne e coloração. O rápido processamento e congelamento pode minimizar a deterioração. Lagostas ao serem congeladas logo após seu processamento ou se vendidas vivas geralmente não estão expostas às condições de deterioração. O cozimento de caranguejos, lagostas e camarões estende sua vida útil, contudo, poderão ser expostos a condições que causem contaminação pós-tratamento térmico e então acondicionados em baixas temperaturas de refrigeração ou congelamento (RAY; BHUNIA, 2014).

Moluscos

Os moluscos (ostras, mexilhões) quando comparados com os peixes e crustáceos possuem níveis mais baixos de compostos NNP, mas níveis mais elevados de glicogênio, em torno de 3,5 – 5,5% e um pH normalmente acima de 6,0. *Pseudomonas* spp. e outros bacilos Gram negativos predominam na microbiota. São mantidos vivos até seu processamento ou seja, desconchados, cozimento/refrigeração/congelamento. Sendo assim, a deterioração microbiológica ocorre após seu processamento (RAY; BHUNIA, 2014). Contudo, outras formas alternativas de processamento de moluscos bivalves têm sido sugeridas como embalagens com atmosfera modificada, congelamento individual rápido e pasteurização, entre outros (TRIBUZI *et al.*, 2020).

Durante o armazenamento sob refrigeração, os microrganismos metabolizam os compostos NNP e carboidratos, e estes ao serem metabolizados produzem ácidos orgânicos por bactérias lácticas como *Lactobacillus* spp., enterococos e coliformes e consequentemente abaixando seu pH. *Pseudomonas* e *Vibrio* são os principais responsáveis pela quebra de compostos nitrogenados, especialmente em temperaturas de refrigeração, resultando na produção de NH_3, aminas e ácidos graxos voláteis (RAY; BHUNIA, 2014).

Preservação e Métodos de conservação

De todas as carnes, o pescado é o mais susceptível à deterioração devido a processos como a autólise, oxidação, hidrólise de gorduras e a deterioração microbiana. De modo geral, os métodos para a preservação do pescado são mais rígidos do que os empregados para as outras carnes. Quando capturado longe da planta processadora, estes métodos devem ser empregados imediatamente e no próprio barco pesqueiro. A evisceração deve ser realizada imediatamente de modo a parar a atividade enzimática digestiva.

O *rigor mortis*, a rigidez muscular, é especialmente importante na preservação do pescado, pois retarda as alterações que ocorrem *post mortem*, a autólise assim como a decomposição bacteriana. Se o pescado tiver menos atividade muscular sem serem manuseados rudemente ou machucados durante sua captura, o *rigor mortis* será mais longo. O pH da carne do pescado após a morte relaciona-se à quantidade de glicogênio disponível na ocasião da morte. O pH será menor se a quantidade de glicogênio for maior e quanto menor a atividade muscular antes da morte, maior será o nível de glicogênio ou o pH final (FRAZIER; WESTHOFF; VANITHA N M, 2014).

O sal também atua como preservativo químico, porém as qualidades química e bacteriológica do sal são importantes, pois a presença de impurezas como sais de cálcio e magnésio podem dificultar a penetração do cloreto de sódio. Sendo assim, bactérias halofílicas ou tolerantes ao sal que são introduzidas podem causar descolorações nos peixes.

Métodos de conservação: uso do frio

O pescado fresco não sofre qualquer tipo de processo de conservação, a não ser pela ação do gelo. O pescado resfriado é devidamente acondicionado em gelo e mantido entre -0,5 e -2 °C e o pescado congelado é tratado por métodos de congelamento não superior a -25 °C.

O objetivo do uso do frio é evitar ou retardar as reações químico-enzimáticas envolvidas no processo de autólise que o pescado sofre e evitar ou retardar o desenvolvimento bacteriano que contribui para a deterioração do pescado. Quanto mais baixa a temperatura maior será a redução da ação química, enzimática e o crescimento microbiano e uma temperatura suficientemente baixa inibirá o crescimento de todos os microrganismos.

A manutenção da cadeia do frio é considerada como método mais importante na conservação do pescado e o meio mais comum é o emprego do gelo (CRIBB; SEIXAS FILHO; MELO, 2018).

Resfriamento

Quando a temperatura é reduzida rapidamente para 0 ºC, após a captura a maioria dos processos enzimáticos e a deterioração bacteriana são controlados por até 14 dias, desde que mantido efetivamente nessa condição de frio durante o processamento e comercialização. O resfriamento é considerado como uma medida de controle importante para a manutenção da qualidade do pescado fresco, incluindo a sua segurança microbiológica. Contudo, se o produto já estiver em estágio avançado de deterioração, é impossível melhorar a qualidade do produto ou retroceder esses processos de decomposição existentes em um peixe mal conservado. Por isso, a qualidade da matéria-prima e as boas práticas na captura e no abate são fundamentais para considerar a vida de prateleira de um pescado conservado pelo uso do frio (CRIBB; SEIXAS FILHO; MELO, 2018).

A temperatura da câmara de refrigeração onde se encontram os produtos a conservar não é tão baixa e quase nunca inferior a 0 °C, obtendo-se assim uma conservação por dias ou semanas, dependendo do produto. As temperaturas utilizadas no armazenamento por refrigeração geralmente são um pouco acima do ponto de congelação. A refrigeração pode ser usada como meio de conservação básica ou como conservação temporária até que se aplique outro método de conservação. Contudo, a conservação por refrigeração limita-se a um determinado tempo, onde não se evitam, porém se retardam as atividades microbianas e enzimáticas (GAVA, 1998).

Pré-resfriamento: o procedimento de pré-resfriamento consiste no uso do gelo e sua mistura com a água no pescado capturado, o qual possibilita um rápido resfriamento, capaz de manter a aparência do pescado brilhante e atraente para o consumidor. A temperatura mantém-se ligeiramente acima do ponto de congelamento. Contudo, o gelo de baixa qualidade, em quantidade insuficiente ou com má distribuição sobre o pescado pode afetar a qualidade do pescado. É recomendável medir a temperatura inicial do pescado e sempre mantê-la abaixo de 4 ºC (CRIBB; SEIXAS FILHO; MELO, 2018).

Congelamento

O princípio do congelamento consiste na redução da temperatura a valores que dificultam a ação de agentes deteriorantes. O pescado é um alimento que possui uma alta quantidade de água (entre 60 a 90%) e o processo de congelamento deverá ser capaz de converter a maior parte dessa água em gelo para torná-la indisponível aos microrganismos em fase de crescimento (CRIBB; SEIXAS FILHO; MELO, 2018).

O pescado é um dos maiores grupos de alimentos que passam pelo congelamento. No congelamento a temperatura do alimento é reduzida abaixo do ponto de solidificação da água. A diminuição da atividade de água se deve à imobilização da água em gelo e a concentração resultante dos solutos dissolvidos na água não congelada. A conservação, portanto, ocorre pela ação da baixa temperatura e a diminuição da atividade de água reduzida (CRIBB; SEIXAS FILHO; MELO, 2018). Com a diminuição da temperatura a atividade enzimática torna-se cada vez mais lenta, até um determinado ponto, onde ocorre uma paralisação total. A água disponível sofre mudança de estado físico para formar os cristais de gelo. Com o aumento na concentração de solutos ocorre alterações no pH, viscosidade, tensão superficial, potencial redox e consequentemente reações de estresse sobre as células microbianas.

Assim como as demais carnes, o congelamento não mata todos os microrganismos presentes e crescimento ocorre após o descongelamento se o tempo permitir. A flora bacteriana psicrotrófica presente no pescado sobrevive ao congelamento e estão aptas a crescer durante o descongelamento como espécies dos gêneros *Pseudomonas, Acinetobacter, Moraxella, Alcaligenes e Flavobacterium.* Além disso, esporos do tipo E do *Clostridium botulinum* sobrevivem ao congelamento e armazenamento os quais poderão crescer e produzir a toxina quando as temperaturas atingem 3,3 °C ou acima. Frutos do mar crus congelados contêm poucos enterococos, coliformes ou estafilococos. Contudo, números desses organismos podem aumentar na planta de processamento durante as operações de corte/ filetagem, descabeçamento, empanamento ou outras operações. (FRAZIER; WESTHOFF; VANITHA N M, 2014).

Uma das formas de preservação é a adição de preservativos químicos na água antes do congelamento, como cloreto de sódio (distribuído de forma uniforme) ou benzoato de sódio distribuído de forma não uniforme. O gelo então é finamento moído para ser usado no pescado de modo que o preservativo seja espalhado igualmente (FRAZIER; WESTHOFF; VANITHA N M, 2014).

A assepsia do pescado ao chegar à planta processadora feita com a água de lavagem contendo cloro (5 mg/L de hipoclorito de sódio) evita a proliferação de microrganismos nos resíduos de sangue, e auxilia na retirada do muco constituído de glicoproteínas liberadas por glândulas da pele. Estas glândulas se não removidas servem de substrato para microrganismos. Nas águas de pior qualidade, a cloração é menos efetiva e o uso de uma maior concentração de cloro, nesse caso, pode prejudicar o sabor do pescado.

A legislação brasileira, através da ANVISA (BRASIL, 1997; BRASIL, 2002) estabelece quais substâncias químicas, incluindo desinfetantes, sanitizantes e detergentes que podem ser utilizados para limpeza e higiene nas plantas processadoras de pescado.

O pescado quando adequadamente congelado consegue manter suas características organolépticas e a sua qualidade. Métodos de proteção são utilizados pela indústria pesqueira como o glaciamento (*glazing*) e a embalagem com vácuo para impedir a circulação do ar sobre a superfície do produto, os quais normalmente são utilizados em combinação (CRIBB; SEIXAS FILHO; MELO, 2018).

Outros métodos

Salga e Secagem

Um dos métodos tradicionais mais antigos de conservação consiste na remoção da água do alimento através da secagem (ou desidratação). Pode ser utilizado como único método de conservação do pescado ou ser utilizado em combinação com a salga e/ou defumação.

A desidratação prolonga o período de conservação útil do alimento por inibir o desenvolvimento microbiano, a atividade de algumas enzimas e determinadas reações químicas por meio da redução da água livre.

O princípio da salga baseia-se na desidratação ocasionada por um desequilíbrio osmótico. As membranas presentes nos tecidos celulares dos peixes quando ainda vivos são semipermeáveis à passagem de substâncias como a água e alguns sais, por exemplo. Com a morte do animal, essas membranas se tornam permeáveis e permitem processos de troca de substâncias entre as células e o ambiente extracelular. E assim, ao se adicionar o sal, este penetra no interior dos tecidos promovendo sua desidratação. A remoção da água dos tecidos e a sua parcial substituição pelo sal impedem a decomposição, seja por autólise ou pela ação de microrganismos (LIMA; KIRSCHNIK; GABERZ, 2013).

No ambiente hipertônico, a célula microbiana sofre a plasmólise, ou seja, a saída de água que resulta na inibição do crescimento ou morte celular. O mesmo acontece com a carne do pescado, onde a penetração do sal no tecido favorece a perda de água livre por osmose, resultando na redução de atividade de água do produto. Com a diminuição da atividade de água ocorre a inibição da multiplicação de microrganismos, as enzimas são inativadas e a velocidade das reações químicas tissulares também é diminuída.

Precauções devem ser tomadas em relação à qualidade do sal, como sua pureza, a concentração granulométrica e a contaminação microbiana. Por exemplo, espécies halófilas como as dos gêneros *Micrococcus, Corynebacterium* e *Bacillus* podem estar presentes em concentrações suficientes para contaminar e comprometer a qualidade e a segurança do pescado curado (LIMA; KIRSCHNIK; GABERZ, 2013).

O método de salga úmida consiste na imersão do pescado em uma solução salina. O sal tem a função de diminuir ou impedir a decomposição do alimento por autólise ou pela ação de microrganismos. Ao penetrar no pescado, diminui a quantidade total de água existente e com isso, diminui a disponibilidade de água para a ação enzimática ou crescimento de microrganismos (FERREIRA, 2002).

Na salga seca, o sal (cloreto de sódio) é colocado como uma fina camada sobre a superfície do pescado eviscerado ou em forma de filés, que se dissolve formando uma solução concentrada, protegendo da deterioração. Entretanto, nesse processo da salga seca, o pescado é mais suscetível à oxidação lipídica devido ao contato do oxigênio com o produto. Além disso, a penetração do sal não é homogênea e a forte desidratação causa uma grande desnaturação. Na salga úmida a diferença é que a matéria-prima é imersa em salmoura e a solução saturada de sal permanece no recipiente que contém o pescado, garantindo uma baixa concentração de oxigênio no meio, protegendo a gordura do processo de oxidação e a desidratação da carne do peixe é moderada, evitando a aparência desagradável proporcionada na salga seca.

A concentração de sal na salmoura geralmente está em torno de 18% e saturação pode ser menor, especialmente após o pescado ser introduzido. Quanto maior a temperatura da solução, maior a concentração de sal necessária para prevenir a contaminação. Esta contaminação provém do pescado que normalmente introduz espécies de *Pseudomonas, Acinetobacter, Moraxella, Alcaligenes* e *Flavobacterium.* O gelo, além de introduzir estes gêneros, também poderá introduzir cocos e *Corynebacterium.* Com o uso continuado da salmoura o número de microrganismos aumenta devido a sucessivas camadas de pescado e com isso também o crescimento de bactérias halotolerantes como os micrococos. (FRAZIER; WESTHOFF; VANITHA N M, 2014).

Defumação

De acordo com a Embrapa, entende-se por pescado defumado o produto obtido pela defumação do pescado íntegro, submetido previamente à cura pelo sal. A tecnologia de defumação pode ser a quente ou a frio, desenvolvida em estufas apropriadas e realizada por meio da queima de madeiras não resinosas, secas e duras (LIMA; KIRSCHNIK; GABERZ, 2013).

A defumação é um dos mais antigos métodos de conservação de alimentos. A defumação de pescados envolve basicamente 3 etapas, a saber: a salmouragem ou a cura, a secagem ou a desidratação e a defumação propriamente dita. Além da diminuição da atividade de água, os compostos da fumaça, como fenóis, aldeídos, cetonas, hidrocarbonetos e ésteres possuem ação antimicrobiana e antioxidante, os quais inicialmente se depositam na superfície e depois penetram o músculo.

Os compostos fenólicos antioxidantes na fumaça também mantêm os níveis de oxidação lipídica baixos (FRANCO *et al.*, 2010). Contudo, o pescado defumado é um produto perecível e deve ser mantido sob refrigeração.

O que caracteriza a defumação como método de conservação é a combinação de fumaça, sal e secagem (defumação), além de proporcionar uma alteração nas características organolépticas do produto em termos de sabor, cor, aroma e textura. Além de fornecer aroma às carnes, a fumaça inibe o crescimento microbiano, retarda a oxidação das gorduras. A composição da fumaça é complexa e sua ação bactericida e bacteriostática se deve à presença de fenóis, formaldeídos e ácidos orgânicos. Além disso, os efeitos combinados durante o processo como a salga, a cocção e a secagem, garantem a diminuição da atividade microbiana, retardando seu desenvolvimento sobre o pescado defumado (LIMA; KIRSCHNIK; GABERZ, 2013).

Uso do calor: conservas

O tratamento térmico em recipientes hermeticamente fechados, o enlatamento ou conserva, constitui-se o mais importante dentre os processos de conservação pelo uso de calor. O enlatamento de alimentos envolve um intenso tratamento térmico em etapas de cozimento e esterilização (esterilização comercial). O produto final obtido será diferente da matéria-prima *in natura*, tanto em aspecto como em característica organoléptica. Os produtos enlatados não necessitam da cadeia do frio, e o objetivo final consiste em obter um produto de boa qualidade e capaz de ser armazenado durante um tempo razoável (1-2 anos). O tratamento térmico aplicado aos pescados deve ser adequado e suficiente para eliminar todos os microrganismos patogênicos responsáveis pela deterioração e inativação das enzimas presentes no pescado (LIMA; KIRSCHNIK; GABERZ, 2013).

O processamento térmico significa a aplicação de calor ao alimento durante um período de tempo e a uma temperatura cientificamente determinada para alcançar uma esterilidade comercial (Gava, 1998). *Clostridium botulinum* é o organismo de maior risco para as indústrias de enlatados devido à resistência de seus esporos ao processo térmico quando este não for suficiente e suas formas vegetativas por serem anaeróbias produzem neurotoxinas quando o pH do alimento se encontra acima de 4,6.

> Esterilização comercial: nenhum microrganismo viável pode ser detectado por métodos convencionais de semeadura.
>
> ou
>
> O número de sobreviventes é tão baixo que nessas condições de envasamento e armazenamento é insignificante.

Enlatamento é considerado uma importante tecnologia de preservação do pescado para consumo humano cujo fundamento consiste na inativação de enzimas e microrganismos pelas altas temperaturas. As espécies de pescados mais apreciadas incluem atuns, sardinhas, cavalinhas, arenques, salmões, camarões, polvos, lulas.

As seguintes características devem ser consideradas em relação ao tipo de tratamento térmico a ser empregado como método de conservação:

Peixes marinados (pH < 4,5): Tratamento térmico brando. Elevação da temperatura até 90 °C, seguida de resfriamento rápido.

Peixes enlatados com molho (Levemente ácido: 4,5 < pH < 5,3): Esterilização comercial com temperatura acima de 100 °C baseada na destruição de *Clostridium botulinum* (120-125 °C durante 25-35 minutos para sardinhas e 116 °C durante 12 minutos para atum).

Adaptado de LIMA; KIRSCHNIK; GABERZ, 2013.

Fermentação

A fermentação consiste em duas etapas: a salga, realizada em concentrações variadas de sal, e a maturação, quando o produto passa por hidrólise proteica controlada, provocada por enzimas endógenas e/ou produzidas por microrganismos halotolerantes. A fermentação é um processo realizado pelos microrganismos para a obtenção de energia que ocorre na ausência de oxigênio. A fermentação de pescados pode ocorrer pela ação de microrganismos selecionados ou de enzimas endógenas localizadas no próprio tecido do pescado. A alteração de textura, aparência, aroma e sabor do produto se deve à hidrólise das proteínas musculares. O produto final apresenta-se mais estável que a matéria-prima que o originou, havendo redução significativa de volume, podendo haver aumento do valor nutricional e da digestibilidade. Contudo, no Brasil, os produtos fermentados de pescado não possuem ainda representatividade comercial assim como os pescados defumados (LIMA; KIRSCHNIK; GABERZ, 2013).

OVOS

O ovo por ser um alimento perecível deve ser protegido por meio da refrigeração para evitar a perda de água e reduzir as trocas gasosas que poderão acarretar mudanças físico-químicas e abrindo portas para a contaminação.

Composição

Os poros na casca e na membrana interna não previnem a entrada de bactérias e hifas de bolores, especialmente se o tamanho do poro aumenta durante o armazenamento. A presença da umidade facilita a entrada de bactérias móveis. A albumina (ou seja, a clara) e a gema contêm cerca de 0,5-1,0% de carboidratos e possuem um alto teor em proteína, mas o conteúdo em NNP é baixo. Alguns fatores antimicrobianos estão presentes no ovo, como a alteração do pH para a faixa de 9-10 durante o armazenamento e enzimas como a lisozima que quebra o mucopeptídeo da parede celular bacteriana, a conalbumina que promove a quelação do ferro, e proteínas antivitaminas como a avidina que liga a riboflavina. Proteinases inibem o crescimento microbiano (RAY; BHUNIA, 2014).

Fontes de contaminação e alterações

Os ovos internamente são estéreis, porém a casca logo se torna contaminada por matéria fecal proveniente da ave, ninho ou gaiola, pela água de lavagem, manipulação e também pelo material no qual os ovos são embalados. Os organismos que inicialmente contaminam os ovos estão em números relativamente baixos na casca. Por exemplo, a *Salmonella* spp. pode estar na casca ou no ovo assim que é posto, aumenta durante o processamento e aparece em números significativos nos ovos desidratados ou congelados.

Bacilos Gram negativos são os organismos predominantes na casca dos ovos e estes incluem diversos gêneros como *Pseudomonas, Proteus, Alcaligenes, Aeromonas* e o grupo coliformes. A deterioração em ovos normalmente é denominada de podridão, ou ovo podre. A podridão verde (esverdeamento da albumina) é causada pelo crescimento de *Pseudomonas fluorescens*, A podridão negra é causada pela produção de H_2S por *Proteus vulgaris* onde são observados pontos negros, descoloração e posterior desintegração da gema. *Serratia marcescens* produz um pigmento vermelho. Fungos também podem causar a podridão em ovos, especialmente bolores dos gêneros *Penicillium, Alternaria*, e *Mucor* que crescem no interior do ovo, principalmente se este já estiver deteriorado (RAY; BHUNIA, 2014). A podridão fúngica se deve ao micélio que atinge o interior do ovo através dos poros ou ranhaduras na casca. A tabela 2 apresenta as alterações em ovos causadas por microrganismos.

Figura 5. Deterioração de ovos.

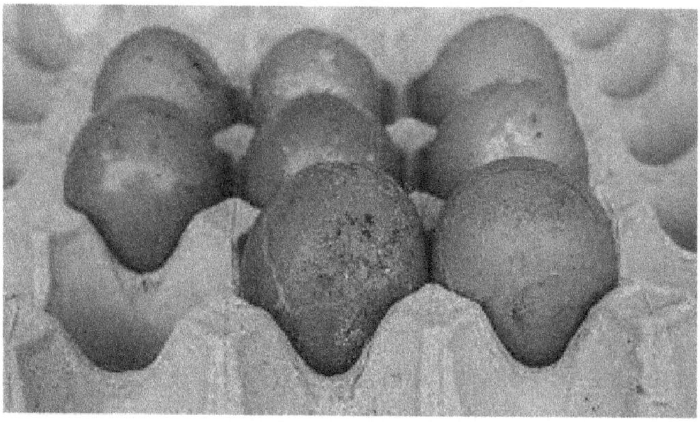

Fonte: Google imagens

Tabela 3. Alterações causadas por microrganismos em ovos.

Microrganismo	Alterações
Pseudomonas fluorescens	Pontos verdes na clara fluorescência em adiantado estado de deterioração.
Pseudomonas, Acinetobacter, Alcaligenes, certas bactérias do grupo coliformes	Pontos coloridos na gema estágios mais avançados: desintegração da gema.
Proteus spp., *Pseudomonas* e *Aeromonas*	Pontos negros até escurecimento da gema e posterior desintegração
Serratia marcescens	Manchas vermelhas
Proteus vulgaris e *Proteus intermedium*	Putrefação tipo creme
Penicilium spp.	Pontos amarelos, azuis ou verdes na parte interna da casca, denominado de cabeça de alfinete.
Sporotrichum e *Cladosporium* spp.	Geleificação da clara com manchas vermelhas (*Sporotrichum*) e negras (*Cladosporium*).

Fonte: Adaptado de FRANCO; LAWNDGRAF, 2008; JAY, 2005

As alterações bacterianas também causam alterações no odor que podem ser caracterizadas desde a ausência de odor, odor pouco detectável, odor frutado, odor altamente ofensivo (este causado por *Pseudomonas, Acinetobacter, Alcaligenes*) e odor pútrido com evidente produção de H_2S.

Preservação e Métodos de conservação

Preservação: o próprio ovo tem seus modos de se preservar da invasão microbiana. A cutícula que reveste a casca é a primeira linha de defesa e retarda a entrada de microrganismos. Essa cutícula é constituída de um material proteico insolúvel em água e forma uma capa protetora sobre toda a superfície do ovo. Mas a casca é porosa a fim de permitir a troca de gases durante o desenvolvimento embrionário.

A membrana interna também funciona como uma barreira mecânica que é temporária e oferece proteção contra a infiltração das hifas de fungos através dos poros da casca e da membrana. Portanto, em seu armazenamento deve-se evitar o acúmulo de umidade na superfície da casca. E uma rápida mudança na temperatura de armazenamento irá permitir que bactérias ultrapassem a barreira mecânica da casca e sua membrana. Esta por sua vez, sofre mudanças com o tempo favorecendo uma rápida multiplicação bacteriana. As taxas de mudanças físicas e químicas nos ovos dependem do tempo e temperatura de armazenamento, a umidade relativa e a composição da atmosfera. Além das barreiras físicas da casca e sua membrana, a albumina, ou seja, a clara, é um meio inadequado para o crescimento de muitos microrganismos devido ao seu pH alcalino em torno de 9-10, seus baixos níveis de compostos simples de nitrogênio, presença de uma apoproteína que liga a riboflavina, avidina que liga a biotina e fatores antiproteolíticos que previnem a ação de proteinases de liberarem compostos nitrogenados necessários ao crescimento bacteriano. Além disso, a conalbumina (ovotransferrina) faz a quelação do ferro e a lisozima degrada a parede celular de bactérias Gram positivas (FRAZIER; WESTHOFF; VANITHA N M, 2014).

Cuidados devem ser tomados para reduzir a contaminação com material fecal, seja da ave ou do ninho. Para pequenas produções, a Embrapa recomenda a limpeza a seco através da remoção de sujidades com papel ou colher de aço inoxidável (MIRANDA; AMANDA LIMA ALBUQUERCQUE; PETRA, 2021). A lavagem com água morna remove a sujeira e parte dos microrganismos, mas facilita a penetração de bactérias no ovo através dos poros na casca. A não ser que precauções sejam tomadas, a água aumenta o número de bactérias deteriorantes. Os ovos lavados manualmente são menos sujeitos à podridão do que os não lavados e os ovos lavados em máquinas apresentam mais podridão do que os lavados manualmente. Antissépticos como solução de hipoclorito de sódio 1%, compostos quaternários, detergentes e combinações de detergentes e sanitizantes têm sido utilizados em soluções de lavagem. As temperaturas utilizadas variam de 32 a 60 °C (FRAZIER; WESTHOFF; VANITHA N M, 2014).

Conservação: uso do calor

Pasteurização: aquecimento progressivo até no mínimo 60 °C e a manutenção dessa temperatura por um período de 3,5 minutos. Posteriormente, os ovos recém-pasteurizados devem ser refrigerados à temperatura de 2 °C a 5 °C. A combinação de diferentes binômios de tempo e temperatura na pasteurização dos ovos objetiva a eliminação da *Salmonella* spp. (BRASIL, 1990).

Conservação: uso do frio

O método de conservação de ovos mais utilizado é o uso de baixas temperaturas, incluindo a refrigeração. A refrigeração inibe ou retarda as atividades enzimáticas, as reações químicas, crescimento e atividades dos microrganismos. O tempo e a temperatura devem ser controlados durante o período de armazenamento. À medida que o ovo vai envelhecendo, perdas da qualidade interna são observadas. Sendo assim, a interação entre a temperatura de conservação e o período de estocagem afeta de forma significativa a qualidade do ovo (JONES *et al.*, 2002; SANTOS *et al.*, 2009).

De acordo com legislação brasileira o ovo fresco deve ser armazenado entre 8 e 15 °C e a umidade relativa do ar variando entre 70 e 90% durante 30 dias. A refrigeração é recomendada apenas quando armazenado no estabelecimento comercial e a validade de ovos comercializados "*in natura*" é de 30 dias, e de acordo com a Resolução nº 216 quando mantidos fora de refrigeração, os ovos devem ser utilizados no máximo em uma semana (BRASIL, 2004).

Os principais objetivos da refrigeração são o prolongamento da conservação ao retardar os processos de deterioração, além de preservar os caracteres sensoriais e valores nutritivos. E, preferencialmente, ao serem adquiridos, os ovos devem ser armazenados entre 0 e 4 °C.

CEREAIS E PRODUTOS DE PANIFICAÇÃO

Cereais

Os cereais constituem em uma das mais importantes fontes de carboidratos na dieta humana. Arroz, trigo e milho são as culturas mais importantes.

O exterior dos grãos colhidos retém alguns dos microrganismos que eles possuíam enquanto cresciam assim como a contaminação do solo, insetos e outras fontes.

A microbiologia de cereais durante seu crescimento, colheita e armazenamento é dominada principalmente por fungos. Bolores do campo são bem adaptados às mudanças que muitas vezes ocorrem de forma rápida na superfície de plantas em senescência.

Senescência: processo que acompanha o envelhecimento e morte de plantas ou parte delas.

Bolores requerem para seu crescimento ótimo uma Aw relativamente alta, contudo, certos gêneros como *Cladosporium, Alternaria* e *Epicoccum* são capazes de sobreviver durante mudanças rápidas que acontecem na dessecação em um dia ensolarado, por exemplo, ou nas condições mais frescas e úmidas durante a noite. Alguns desses gêneros possuem espécies patogênicas e saprofíticas, como o gênero *Fusarium* (ADAMS; MOSS, 2008).

Os chamados fungos de armazenamento são bem adaptados às condições mais constantes dos cereais armazenados e geralmente crescem em atividades de água mais baixas. Dentre eles, destacam-se os gêneros *Penicillium* e *Aspergillus*, mas espécies de *Fusarium* também podem estar envolvidas na deterioração se os grãos forem armazenados em condições úmidas (ADAMS; MOSS, 2008).

Os fatores ambientais que mais influenciam a deterioração de cereais por fungos e a produção de micotoxinas são a Aw e a temperatura. A Tabela 4 apresenta os requerimentos de Aw de alguns comuns fungos de campo e de armazenamento.

O processo de crescimento de bolores sobre os cereais começa com a diminuição da germinabilidade do grão, seguida pela descoloração, a produção de metabólitos, incluindo as micotoxinas, aumento na temperatura, a produção de odores de mofo, endurecimento e um rápido aumento na Aw. Esta sequência de eventos conduz a um completo definhamento da planta com o aumento no crescimento de uma ampla gama de microrganismos. (ADAMS; MOSS, 2008).

Tabela 4. Requerimentos mínimos de Aw de alguns comuns fungos de campo e de armazenamento.

Espécies	Aw mínima
Fungos de campo	
Fusarium culmorum	0,89
Fusarium graminearum	0,89
Alternaria alternata	0,88
Cladosporium herbarum	0,85
Fungos de armazenamento	
Penicillium aurantiogriseum	0,82
Penicillium brevicompactum	0,80
Aspergillus flavus	0,78
Aspergillus candidus	0,75
Eurotium amstelodami	0,71
Wallemia sebi	0,69

Adaptado de ADAMS; MOSS, 2008

Farinha de trigo

As bactérias na farinha de trigo incluem os esporos de *Bacillus,* coliformes e alguns poucos membros dos gêneros *Achromobacter, Flavobacterium, Sarcina, Micrococcus, Alcaligenes* e *Serratia.* Esporos fúngicos são principalmente de *Aspergillus* e *Penicilium*, mas também podem ser encontrados dos gêneros *Alternaria, Cladosporium*, entre outros (FRAZIER; WESTHOFF; VANITHA N M, 2014).

O fubá e suas variedades podem conter várias centenas a vários milhares de bactérias e bolores por grama, sendo que as espécies de

Fusarium e *Pencillium* são os fungos dominantes. Os maltes, por sua vez, contêm um grande número de bactérias devido às condições de incubação em um ambiente úmido, geralmente na casa de milhões por grama.

Termo Malte: cevada germinada

Outros maltes: centeio, trigo e aveia

Preservação e conservação

Em termos de saúde pública, a principal preocupação da contaminação de grãos e seus produtos com bolores é devido à possível presença de micotoxinas. Espécies como *Aspergillus flavus* e *A. parasiticus* são produtores comuns de micotoxinas, além de espécies dos gêneros como *Fusaria* e *Penicillia.*

Na verdade, não existem grandes dificuldades em se preservar os cereais e seus produtos devido a Aw que por ser baixa é bastante restritiva e assim o crescimento de microrganismos é prevenido desde que se mantenha o produto seco. O armazenamento é feito em silos ou a granel para evitar a entrada de parasitas, resistir ao fogo e evitar mudanças rápidas em temperatura e, consequentemente, aumentar a umidade. Recomendam-se temperaturas abaixo de 15 °C (de 4,4 °C a 7,2 °C) para os produtos secos. Os produtos de panificação como pães, pãezinhos, bolos, doces, tortas e misturas enlatadas contêm umidade suficiente para estarem sujeitas a deterioração, a menos que métodos conservantes sejam empregados ou a rotatividade é rápida. (FRAZIER; WESTHOFF; VANITHA N M, 2014).

E assim como as demais indústrias alimentícias, uma adequada limpeza e sanitização de equipamentos são essenciais para se evitar a contaminação dos produtos. Equipamentos mal sanitizados podem ser a fonte da deterioração bacteriana de pães (*Rope spoilage*) causada por espécies do gênero *Bacillus* cujos esporos são bastante resistentes ao calor e difíceis de serem eliminados. Os esporos resistentes podem germinar e crescer no produto acabado. Bactérias lácticas podem causar acidez à massa. Produtos da panificação como pães, bolos entre outros devem ser protegidos da contaminação por esporos de bolores. O completo assamento, ou seja, a transição da massa até seu estado final, normalmente destrói todas as células bacterianas, leveduras e os esporos de bolores, mas não os esporos das bactérias *rope*. Produtos não assados ou parcialmente assados normalmente são mantidos nas prateleiras de varejistas por curtos períodos ou sob refrigeração quando mantidos por mais tempo. (FRAZIER; WESTHOFF; VANITHA N M, 2014).

Outros métodos de conservação consistem no uso de preservativos químicos como propionato de sódio e cálcio, diacetato de sódio e sorbatos. O ácido propiônico é suficiente para inibir os bolores deteriorantes comuns em climas temperados, mas não é suficiente para inibir *Aspergillus flavus* o qual mesmo parcialmente inibido seu crescimento ainda é capaz de produzir aflatoxina B1 sob estas condições. Se este produto for usado na alimentação de gado leiteiro, esta aflotoxina poderá ser secretada no leite, tornando-se, portanto, um problema de saúde humana (RAY; BHUNIA, 2014).

Deterioração

Grãos de cereais e farinhas de cereais

Fermentação ácida por bactérias lácticas e coliformes que normalmente estão presentes na superfície da planta e seu crescimento é permitida quando condições de umidade são suficientes. Em seguida a fermentação alcoólica procede quando a acidez é aumentada suficientemente para permitir o crescimento de leveduras e finalmente bolores crescem na superfície. Bactérias acéticas se estiverem presentes podem oxidar o álcool e assim inibir os bolores (FRAZIER; WESTHOFF; VANITHA N M, 2014).

Principais fatores envolvidos na deterioração de grãos armazenados:

- conteúdo microbiano
- níveis de umidade acima de 12-13%
- danos físicos
- temperaturas

A farinha de trigo branca (geralmente branqueada por um agente oxidante, como óxido de nitrogênio, peróxido de benzoíla, cloro) tem reduzido a carga microbiana. Um leve umedecimento da farinha branca pode levar à deterioração por bolores e leveduras. Pode ocorrer a fermentação ácida e alcoólica, oxidação por bactérias acéticas da mesma forma como ocorre nos grãos. Estas alterações ocorrem principalmente na farinha recém-moída do que na farinha armazenada por mais tempo que teve reduzidos os números e os tipos microbianos (FRAZIER; WESTHOFF; VANITHA N M, 2014).

Pão

A fermentação que ocorre na massa do pão e suas alterações promovidas por microrganismos são desejáveis e até mesmo necessárias. Porém, se a fermentação ácida feita por bactérias lácticas e coliformes for muito extensiva (muito tempo permitido) o resultado será uma massa muito azeda. O crescimento excessivo de bactérias proteolíticas durante esse período poderá destruir a capacidade de retenção de gás, que é necessário para produzir o crescimento da massa, e produzir uma massa pegajosa ou grudenta. Contudo, geralmente a massa "grudenta" é resultado de excesso de mistura ou a quebra do glúten (FRAZIER; WESTHOFF; VANITHA N M, 2014).

Presença de Bolores: os bolores são os mais comuns e os mais importantes causadores da deterioração em pães e produtos de panificação. Contudo, sua presença nesses produtos se deve à penetração após o assamento, uma vez que as temperaturas de assamento são suficientes para matar os esporos no e sobre o pão. Eles podem vir do ar durante o resfriamento, da manipulação ou das embalagens. Geralmente o crescimento se inicia nas dobras do pão ou entre as fatias do pão fatiado. O mofo do pão (Fig. 6) (*Rhizopus stolonifer*, anteriormente *R. nigricans)*, morfologicamente apresenta micélio cotonoso branco e pontos negros de esporângios.

Figura 6. *Rhizopus stolonifer.* Morfologicamente apresenta micélio cotonoso. Conhecido como mofo negro do pão.

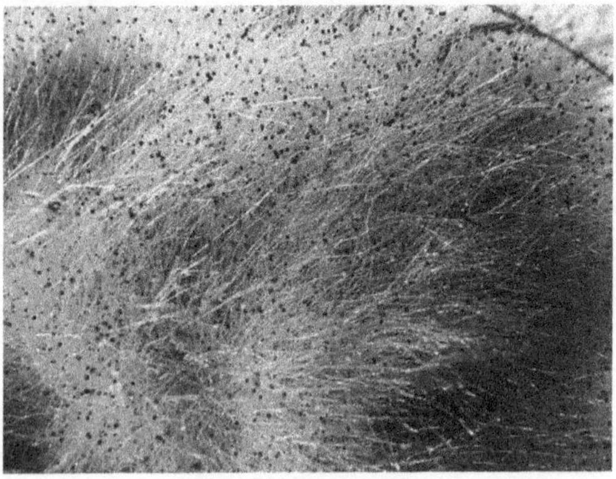

Fonte: Google imagens

Figura 7. Presença de bolores no pão.

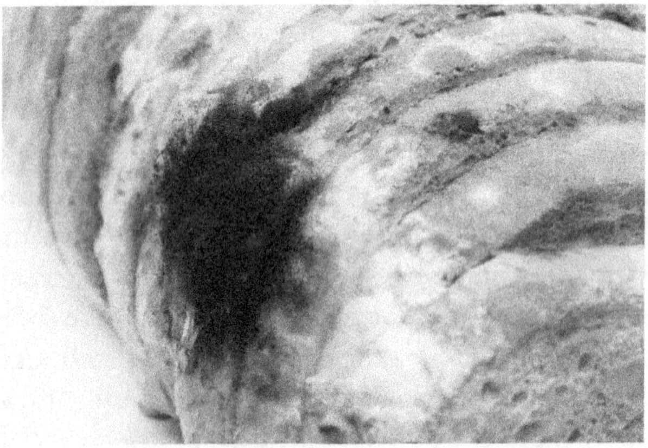

Fonte: https://img.freepik.com/fotos-premium/mofo-preto-e-verde-no-pao-pao-velho_131301-399.jpg?w=740

Outras espécies como *Penicillium expansum*, *P. stoloniferum*, *Aspergillus niger* produzem conídios esverdeados, marrom arroxeado a pretos e pigmentos amarelos que se difundem pelo pão. Espécies de *Mucor* ou *Geotrichum* também podem se desenvolver, além de quaisquer outras espécies de bolores em grande número (Fig. 7) (FRAZIER; WESTHOFF; VANITHA N M, 2014). Os principais fatores de deterioração em pães por bolores são mostrados na Tabela 5.

Tabela 5. Fatores da deterioração por bolores.

	Contaminação após assamento:	**Fatiamento:**	**Embalagem e armazenamento**
	Ar fortemente carregado com esporos	Mais ar é introduzido no pão.	Especialmente se o pão está quente quando embalado
	Longo tempo de resfriamento		Local quente e úmido.
	Considerável ar circulante		

Adaptado de FRAZIER; WESTHOFF; VANITHA N M, 2014

"Ropiness": "*ropiness*" é uma deterioração específica da massa do pão caseiro que é caracterizada por um aumento da viscosidade, com odor a fruta e causada por algumas variantes mucoides de *Bacillus subtilis* ou *B. licheniformis* (anteriormente *B. mesentericus, B. panis*). A fonte dos esporos é a farinha ou o equipamento, os quais sobrevivem ao assamento (a máxima temperatura no centro do pão permanece entre 97 °C e 101° por alguns minutos), germinam e crescem no interior em 1-2 dias se as condições são adequadas. Amilases extracelulares e proteases também são produzidas e destroem a estrutura do pão. As proteases quebram o glúten e as amilases fornecem os açúcares que estimulam a formação da *ropiness*. A área da *ropiness* é amarelada a marrom, macia e pegajosa ao toque. Em um determinado estágio, o material viscoso pode ser estirado em longos fios quando o pão é quebrado e separado. Inicialmente o odor é evidente, de frutas, desagradável, então ocorre a descoloração e finalmente amolecimento do miolo, com viscosidade e pegajosidade (Fig. 8). A alta umidade no interior do pão, lento resfriamento e pH acima de 5 favorece o *ropiness*. Aparentemente essa condição é o resultado do encapsulamento dos bacilos, juntamente com a hidrólise do glúten pelas proteases.

Pães produzidos comercialmente dificilmente apresentam essa alteração devido às medidas preventivas que são tomadas pelos produtores (RAY; BHUNIA, 2014; FRAZIER; WESTHOFF; VANITHA N M, 2014; ADAMS; MOSS, 2008).

Figura 8. Alteração "Ropiness" na massa do pão caseiro causada por esporos bacterianos de espécies *Bacillus* spp.

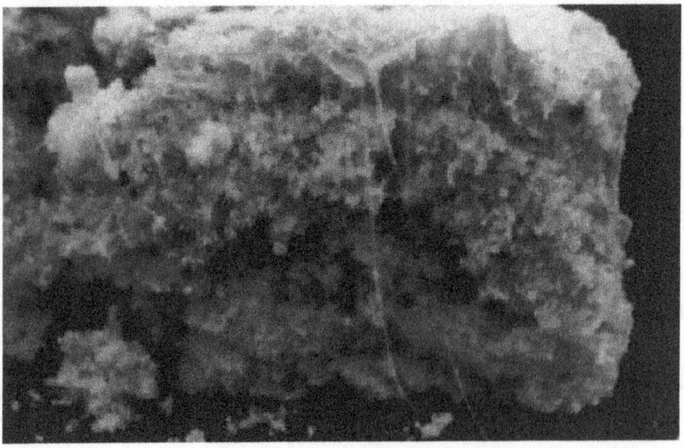

Fonte: JUODEIKIENE *et al.*, 2012

Massas

As massas podem deteriorar antes da secagem devido a práticas de manufatura inadequadas. As massas secas não são propícias ao crescimento microbiano, porém as massas frescas podem ser deterioradas por bactérias, leveduras e bolores. Embalagens anaeróbias e a refrigeração podem prevenir o crescimento de bolores e retardar o crescimento de leveduras e bactérias anaeróbias psicrotróficos/anaeróbias facultativas (RAY; BHUNIA, 2014).

Tortas, Doces e Produtos de panificação

Bolores são a principal causa da deterioração microbiana de bolos, tortas e demais produtos de panificação. Bolos e tortas recheados com creme *custard*, cremes ou molhos podem ser deteriorados por microrganismos vindos de ingredientes que são adicionados após o assamento como glacê, coberturas, nozes e cremes. Geralmente as coberturas e recheios por apresentarem elevada Aw são mais susceptíveis a deterioração bacteriana do que a porção da massa assada. As coberturas (glacês) devido ao alto conteúdo em açúcar são relativamente estáveis, porém podem ser deterioradas por leveduras ou bolores sob armazenamento. Podem permitir o crescimento bacteriano (RAY; BHUNIA, 2014; FRAZIER; WESTHOFF; VANITHA N M, 2014).

PRODUTOS DE ORIGEM VEGETAL

Frutas e vegetais

Apesar de frutas e vegetais possuírem uma Aw elevada, a deterioração de frutas e vegetais é dominada principalmente por fungos (bolores e leveduras) devido ao pH.

A deterioração normalmente acontece durante o armazenamento e transporte. Frutas e vegetais após sua colheita continuam "vivos" (diferentemente dos alimentos de origem animal), pois o processo respiratório continua após sua colheita. As perdas decorrentes da deterioração são denominadas de "doenças do mercado" (FRAZIER; WESTHOFF; VANITHA N M, 2014).

Frutas e vegetais podem passar por diversos processamentos como secagem, congelamento, fermentação, pasteurização ou apertização, ou podem ser simplesmente comercializadas a fresco.

Algumas espécies de bolores apresentam especificidade a determinados grupos, como *Penicillium italicum* (bolor azul) e *P. digitatum* (Bolor verde) que apresentam considerável especificidade por frutos cítricos. *Penicillium expansum* (bolor azul de maça) causa uma podridão mole em maçãs, tipicamente macia e marrom clara, e que apresenta um anel de conidióforos compactados com um enorme número de conidiósporos azuis. A importância do *Penicillium expansum* se deve a sua habilidade em produzir a micotoxina patulin que já foi detectada como contaminante em suco de maçã não fermentado (ADAMS; MOSS, 2008).

Figura 9. *Penicillium italicum (a)*, denominado de bolor azul. *P. digitatum* (b), denominado de bolor verde. Acometem principalmente frutas cítricas como laranja, limão e tangerina.

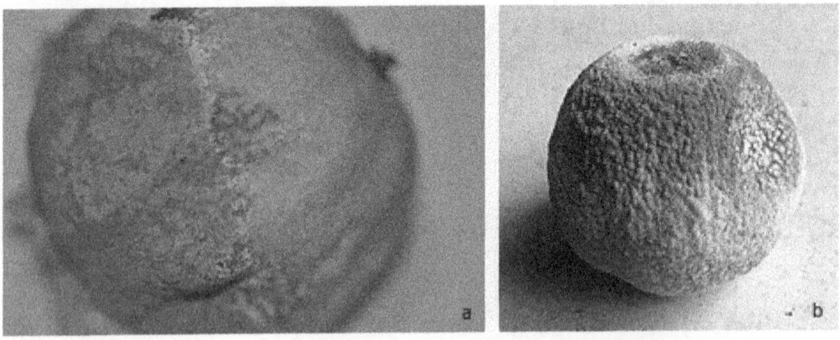

Fonte: https://upload.wikimedia.org/wikipedia/commons/5/5f/Penicillium_italicum_sur_Cl%C3%A9mentine.JPG/ https://upload.wikimedia.org/wikipedia/commons/thumb/4/47/Penicillium_digitatum_107084343.jpg/640px-Penicillium_digitatum_107084343.jpg

Figura 10. Maças contaminadas por *Penicillium expansum*

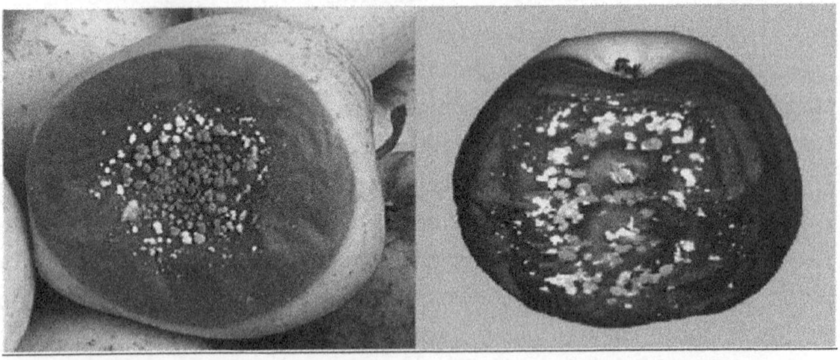

Fonte: https://www.researchgate.net/profile/El-Yassir/publication/315787961/figure/fig1/AS:500263107481600@1496283427932/Apples-contaminated-by-Penicillium-expansum.png

A tabela 6 apresenta algumas doenças comuns em frutas e vegetais causadas por bolores.

Tabela 6. Doenças comuns em vegetais e frutas causadas por fungos.

Bolores	Frutas/vegetais	Características
Ascomiceto venturia inaequalis	Maçãs e peras	pontos negros
Ascomiceto m*onilinia fructigena*	Maçãs e peras	podridão marrom
Bolor cinza *Botrytis cinerea*	Muito comum em frutas e vegetais Morangos Uvas de vinhos	

Fonte: Adaptado de ADAMS; MOSS, 2008

Alterações

Os alimentos de origem vegetal contituem um adequado meio de crescimento microbiano devido as suas próprias características e que é favorecido pela alta Aw, baixa acidez e um Eh relativamente alto.

Os tipos predominantes e mais comuns de deterioração variam de acordo com o tipo de fruta ou vegetal, mas também com a variedade.

A deterioração microbiana pode ser devido a:

1. Organismos patógenos da planta que atuam nos caules, folhas, flores ou raízes da planta, nas frutas ou outras partes usadas como alimentos, como as raízes ou tubérculos.
2. Organismos saprófitos, os quais podem ser invasores secundários após a ação do patógeno, ou podem invadir a fruta/vegetal saudável ou crescer sobre sua superfície.

Adaptado de FRAZIER; WESTHOFF; VANITHA N M, 2014.

Amolecimento do tecido

Os vegetais podem ser mais suscetíveis à invasão por bactérias do que as frutas devido ao pH elevado de seus tecidos, embora haja um grande número de fungos deteriorantes de vegetais armazenados. Geralmente, bactérias pectinolíticas Gram negativas estão envolvidas, como as pertencentes aos gêneros *Pectobacterium*, *Pseudomonas* e *Xanthomonas*. Os agentes deteriorantes mais comuns são oportunistas que ganham acesso ao tecido da planta através de fissuras, danos por insetos ou lesões causadas por patógenos. Os vegetais frescos colhidos possuem naturalmente uma flora na superfície, incluindo um pequeno número de bactérias pectinolíticas. O início e o grau da deterioração dependem das interações entre as alterações fisiológicas nos tecidos após a colheita e as mudanças na atividade microbiana. A colheita por si só ocasiona um estresse fisiológico, principalmente devido à perda de água e murchamento, e as superfícies cortadas podem liberar nutrientes para o crescimento microbiano. (ADAMS; MOSS, 2008).

O amolecimento do tecido se deve à atividade pectinolítica dos microrganismos e como a pectina faz parte da parede celular sua quebra resulta na perda da integridade das células individuais da planta as quais serão mais facilmente invadidas e mortas (ADAMS; MOSS, 2008).

Pectina: polissacarídeo

Componente multifuncional na parede celular dos vegetais

Participando na manutenção da união intercelular, juntamente com a celulose e hemicelulose

Normalmente, a deterioração fúngica de vegetais resulta em áreas amolecidas. As frutas e vegetais ácidos, deficientes de vitamina B, com uma superfície moderadamente seca são os mais frequentemente afetados por bolores. O tipo de alteração é determinada principalmente pela via de entrada. Sendo assim, os danos causados por meios mecânicos, patógenos e manuseio inadequado favorecem a entrada. Certas partes dos vegetais, como raízes, tubérculos e bulbos (cenoura, batata, beterraba) e vegetais rasteiros, como morangos, pepinos e melões, estão em contato direto com o solo e, consequentemente, com os microrganismos ali presentes. Enquanto que vegetais folhosos como alface, aspargo, repolho e brócolis estão mais propensos a fitopatógenos ou a danos causados por pássaros e inseto. (FRANCO; LAWNDGRAF, 2008). A Tabela 7 apresenta algumas alterações microbianas em frutas e vegetais.

Tabela 7. Tipos de Alterações Microbianas em frutas e vegetais.

Tipo de alteração	Características da alteração	Agentes etiológicos envolvidos	Alimentos envolvidos
Podridão mole Bacteriana	Aparência encharcada em água, consistência macia e pastosa, e muitas vezes mau cheiro.	*Erwinia carotovora* (fermentadores da pectina) *Pseudomonas marginalis* *Clostridium* e *Bacillus* spp.	Aspargos, alho, cebola, cenoura alface, salsão, batata, espinafre, repolho, melancia, pepino, brócolis, couve-flor.
Podridão fúngica cinza	Áreas de amolecimento	Antes da colheita: *Botrytis cinerea*	Extremamente versátil: 26 tipos de vegetais.
Antracnose	Manchas nas folhas, frutas ou vagens.	Pós-colheita: *Colletotrichum lindemuthianum,*	Frutas cítricas, mangas, abacates, papaias
Podridão mole *Rhizopus*	Podridão macia e mole	*Rhizopus stolonifer*	Cenoura, Figo, Mamão, Pêssego

Tipo de alteração	Características da alteração	Agentes etiológicos envolvidos	Alimentos envolvidos
Podridão *Alternaria* (mancha de *Alternaria*)	Áreas acinzentadas-amarronzadas no início, tornando-se marrom e enegrecidas posteriormente.	*Alternaria tenuis* (complexo de várias espécies)	Beterraba, manga, alface, tomate, batata
Podridão azul	Manchas azuladas	*Penicillium digitatum*, *Penicillium italicum* e outras espécies.	Frutas cítricas
Podridão de esclerotina (mofo branco)	Amarelecimento, murchamento.	*Sclerotinia sclerotiorum*	Alface, acelga, cenoura, repolho, feijão, ervilhas, soja.
Podridão negra fúngica	Manchas negras	*Aspergillus niger*	Repolho, couve-flor, brócolis e couve (entre outras)

Fonte: adaptado de ADAMS; MOSS, 2008; FRAZIER; WESTHOFF; VANITHA N M, 2014

Contaminação

Frutas e vegetais são sujeitos à contaminação assim que são colocados nas caixas, cestas ou caminhões durante a colheita. Além disso, durante o transporte ao mercado ou à planta processadora, danos mecânicos podem aumentar a suscetibilidade à degradação e ao crescimento de microrganismos. O pré-resfriamento e a refrigeração durante o transporte retardam o crescimento microbiano.

A pré-lavagem de frutas e vegetais pode ser feita através da imersão ou por pulverização. A imersão ou a lavagem por agitação pode distribuir organismos deteriorantes dos alimentos que estão danificados aos que estão inteiros. O processo de lavagem pode trazer umidade suficiente às superfícies que permite o crescimento de microrganismos. A lavagem com detergentes ou soluções desinfetantes como o cloro pode reduzir o número de microrganismos. A separação de frutas e vegetais que estejam danificados ou remover as partes danificadas remove os microrganismos, porém o manuseio adicional pode gerar danos mecânicos e maior suscetibilidade à decomposição. Normalmente quando esses produtos são vendidos no mercado sem processamento não estão sujeitos à contaminação. A contaminação poderá vir quando armazenados em recipientes ou caixas que estejam contaminados, ou através do contato com outros produtos em decomposição, manuseio com vendedores e clientes, ou até mesmo o uso de gelo. A pulverização com água confere um aspecto de fresco a frutas e vegetais, retarda a decomposição, mas também adiciona organismos como psicrotróficos provenientes da água ou gelo e dá uma superfície úmida suficiente para propiciar seu crescimento em armazenamento mais longo (FRAZIER; WESTHOFF; VANITHA N M, 2014).

Preservação

É importante o controle da umidade relativa no armazenamento, pois valores abaixo de 90-95% podem levar à perda de água dos tecidos vegetais ocasionando o murchamento assim como também é essencial evitar a presença de água livre na superfície dos vegetais. A temperatura é importante para prevenir a condensação, pois a presença da água na superfície permite o acesso de bactérias móveis como pseudomonas e *Erwinia pectobacterium* que podem penetrar através de fissuras, lesões e aberturas naturais como estomas (ADAMS; MOSS, 2008).

Estomas: pequenas aberturas ou poros localizados na epiderme da maioria dos órgãos aéreos das plantas.

Processamento

Medidas como higienização adequada da planta, descascamento por vapor, água quente e branqueamento podem reduzir a carga microbiana em frutas e vegetais. A transpiração dos produtos durante o manuseio aumenta os números. Contudo, processos como corte, abrasão mecânica ou descamação, corte ou outros métodos de desintegração podem adicionar contaminantes do equipamento envolvido. Modernos equipamentos de metal de superfícies lisas e sem rachaduras ou aberturas tornam esses tratamentos mais fáceis e evitam a contaminação (FRAZIER; WESTHOFF; VANITHA N M, 2014).

Fontes de Contaminação

As possíveis fontes de contaminação incluem bandejas, lixeiras, tanques, tubulações, calhas, mesas, esteiras e aventais, enchedoras, branqueadores, prensas, telas e filtros. Superfícies de madeira são difíceis de limpar e desinfetar, as superfícies de tecido como nas correias transportadoras são especialmente suscetíveis de serem fontes de contaminação.

Exsudatos e resíduos de frutas e vegetais nos equipamentos promovem o acúmulo de populações microbianas e podem influenciar muito a quantidade de contaminação dos alimentos e o crescimento dos contaminantes. Além da adição de um grande número de organismos desta fonte, há também a probabilidade de que estes organismos estejam em sua fase logarítmica de crescimento e, portanto, capazes de continuar crescendo rapidamente. O branqueamento reduz consideravelmente o conteúdo bacteriano, danifica muitas células sobreviventes e alonga a lag fase. Geralmente a causa de contagens bacterianas muito altas se deve ao crescimento ativo (log fase) de contaminantes do equipamento. O tipo de microrganismo do equipamento depende do produto a ser processado. E se o equipamento é usado ao longo do dia, o microrganismo continua a crescer. Se a higienização e sanitização forem eficientes há uma grande redução microbiana e somente as formas resistentes sobrevivem, ou seja, os esporos bacterianos. Estes esporos poderão aumentar em número se houver condições de crescimento enquanto o equipamento estiver parado, principalmente nas partes que não tenham sido adequadamente limpas (FRAZIER; WESTHOFF; VANITHA N M, 2014).

Métodos de Conservação

Vegetais podem ser desidratados, congelados ou enlatados. Antes do processamento passam pelo branqueamento para inibir suas enzimas e o número de microrganismos é reduzido grandemente, como mencionado anteriormente.

Uso do calor

Pré-tratamento: O branqueamento visa não somente inativar as enzimas e evitar o escurecimento do produto, mas também produzir amaciamento da fibra, facilitar o envase do produto e intensificar cor e sabor do alimento. A técnica consiste em mergulhar os alimentos previamente higienizados em água fervente ou vapor por 2 a 6 minutos, dependendo do tipo de alimento e, imediatamente, mergulhá-los em água gelada (acrescida de cubos de gelo) por igual tempo (CARELLE; CÂNDIDO, 2015).

Desidratação

Organismos do solo e da água estão presentes nos vegetais e frutas quando são colhidos, além da flora natural. O crescimento dos organismos deteriorantes presentes nas partes deterioradas poderá ocorrer antes de chegarem à planta processadora se as condições ambientais o permitirem. Além disso, vegetais empilhados podem aquecer e permitir o crescimento superficial de organismos produtores de limo, de odores desagradáveis e até mesmo os produtores da podridão.

As frutas desidratadas incluem as frutas secas e as frutas em passa. A fruta em passa tem a adição de açúcar comercial durante o processamento, mas a fruta seca não tem adição de açúcar comercial. A desidratação deve ocorrer com a temperatura baixa e por um longo período para conservar a textura macia das frutas. Em seguida, o resfriamento é feito em temperatura ambiente, embaladas e seladas e armazenadas em local seco (CELESTINO; GASTA, 2021).

Frutas e hortaliças ao serem desidratadas podem ser consumidas diretamente, como, por exemplo, figos secos, banana-passa, uva-passa, ou reidratados, como as hortaliças utilizadas em formulações de sopas, ou pós-solúveis como café, produtos achocolatados e leite.

A desidratação pode ser feita de forma natural ou por desidratadores artificiais. Na desidratação natural a matéria-prima é exposta por longos períodos à radiação solar e sob condições climáticas que não são controladas, como temperaturas relativamente altas, ventos com intensidade moderada e baixas umidades relativas. Por ser um processamento muito lento favorece a ocorrência de perdas de produto devido a contaminações de insetos e microrganismos, especialmente se cuidados especiais de manipulação e higiene não forem observados. Por outro lado, a secagem artificial utiliza equipamentos e condicionamento do ar de secagem pelo controle da temperatura, umidade relativa e velocidade do ar de secagem. Nesse método as condições do ar de secagem não dependem das condições climáticas, o que favorece a obtenção de um produto de qualidade superior, e um menor tempo de processamento. Frutas como banana, uva, ameixa, figo, abacaxi, pêssego e manga são muito utilizadas como frutas desidratadas no Brasil (CORNEJO; NOGUEIRA; WILBERG, 2003).

Conservação

O calor destrói leveduras e a maioria das bactérias, mas os esporos bacterianos geralmente sobrevivem. A contagem microbiana de vegetais desidratados normalmente é maior do que a de frutas desidratadas. O efeito letal do calor sobre os vegetais é um pouco menor do que sobre as frutas por serem menos ácidos que estas. Se o processo de desidratação for adequadamente realizado não haverá crescimento microbiano. E durante o armazenamento ocorre um lento decréscimo no número de organismos viáveis, inicialmente mais rápido nos primeiros meses e então mais lento. Contudo, os esporos bacterianos e de bolores, incluindo micrococos, são resistentes à dessecação e sobrevivem melhor que os demais microrganismos e estes constituem em uma grande percentagem dos sobreviventes à medida que o tempo do armazenamento aumenta (FRAZIER; WESTHOFF; VANITHA N M, 2014).

Liofilização

Liofilização ou criosecagem (*freeze-drying*) é um processo de desidratação de produtos em condições de pressão e temperatura onde a água é primeiramente congelada e, em seguida, convertida diretamente em vapor por sublimação, em vez de ser removida da superfície do alimento por evaporação. O sistema de vácuo reduz a pressão para 1 mmHg e que deve permanecer até o fim da secagem. A qualidade de alimentos liofilizados é considerada melhor do que os que são produzidos pela secagem a ar, pois a temperatura do alimento durante o aquecimento é muito menor, ou seja, as partes do alimento ficam ou totalmente hidratadas (ainda que congeladas) ou desidratadas, pois a frente de sublimação se move gradualmente através do alimento. As perdas de nutrientes são mínimas, a reidratação é rápida, e não há perda dos componentes voláteis devido às baixas temperaturas. Dentre os alimentos vegetais que melhor se adaptam à liofilização, incluem o abacaxi, maracujá, morango, banana (exceto a variedade d'água ou nanica), suco de frutas, coco, legumes diversos, cogumelo, milho, alho, cebola, extrato de cafés e também preparações (CELESTINO, 2010; CAMPBELL-PLATT, 2015).

Uso do frio

A manutenção da qualidade de frutas/hortaliças é grandemente influenciada por uma cadeia de frio bem estruturada e organizada, pois ao serem removidas da planta, as frutas/hortaliças estão respirando e transpirando como qualquer ser vivo. Sendo assim sua sobrevivência depende de suas próprias reservas acumuladas no campo. E quanto maior a temperatura, mais rápida é a respiração, consome antes suas reservas e morre mais rápido. Portanto, quanto mais baixa for a temperatura o efeito será o inverso (CANTILANO, 2013).

A maioria dos vegetais é resfriada imediatamente e assim mantidos nessas temperaturas. Pode ser realizado pelo uso de água fria, gelo ou refrigeração ou resfriamento a vácuo. Também pode ser realizado um pré-resfriamento imediatamente após a colheita. O aspecto de fresco de vegetais folhosos como alface, espinafre se dá por borrifamento de água fria e que ajuda na preservação (FRAZIER; WESTHOFF; VANITHA N M, 2014).

O resfriamento tem três finalidades, a saber: Reduzir a atividade biológica do vegetal, retardando o processo de maturação; diminuir a atividade dos microrganismos; e minimizar a perda de água do vegetal. Dentre os fatores que afetam o armazenamento refrigerado, o mais importante é a temperatura, além da umidade relativa e velocidade de circulação do ar. A cadeia do frio não deve ser interrompida, pois uma variação de 1 °C ou 2 °C acima ou abaixo da temperatura recomendada é muito prejudicial para a qualidade da fruta e/ou hortaliça. As temperaturas de armazenamento variam de acordo com o tipo de fruta/hortaliça. Por exemplo, maçã, pera, pêssego, uvas, morango, ameixa, mirtilo, alho, alface, aspargo, cenoura, beterraba, dentre outros são armazenados em torno de 0 ºC a 1 °C. Laranja, bergamota e vagem requerem temperaturas intermediárias entre 3 °C e 8 °C, enquanto banana, mamão, lima, limão, manga, pepino, pimentão, abóbora podem ser armazenadas em temperaturas mais elevadas, entre 10 °C e 14 °C. Como mencionado anteriormente, uma umidade muito baixa durante o armazenamento produz desidratação e o produto sofre um murchamento e se for muito alta a ocorrência de podridões aumenta. A umidade relativa do ar recomendada para a maioria de frutas e hortaliças é de 90-95% (CANTILANO, 2013).

Congelamento

Durante o resfriamento e manipulação antes do congelamento existe a oportunidade para a recontaminação do equipamento e crescimento microbiano, de modo que sob inadequadas condições cerca de 1 milhão ou mais de organismos por grama podem estar presentes no vegetal congelado. De um modo geral o congelamento reduz cerca de 50% no número e tipo de microrganismos originalmente presentes. Durante o armazenamento no estado congelado há uma constante diminuição no número de microrganismos, mas pelo menos alguns sobrevivem da maioria dos tipos de organismos após o período de armazenamento usual. O tipo de bactéria que cresce durante o descongelamento depende da temperatura e do tempo que se passou. As espécies predominantes nos vegetais descongelados são as espécies de *Micrococcus*, especialmente se o tempo de descongelamento for lento. Também são comuns *Achromobacter*, E*nterobacter* spp., espécies de *Flavobacterium* em temperaturas mais altas. Contudo, o manuseio residencial, onde a embalagem congelada é colocada diretamente em água fervente e então cozida, não há oportunidade de crescimento microbiano (FRAZIER; WESTHOFF; VANITHA N M, 2014).

Alterações indesejáveis como escurecimento, deterioração do *flavour* e organismos deteriorantes, especialmente bolores, podem ocorrer às frutas durante sua preparação ao congelamento. A lavagem da fruta remove a maior parte dos microrganismos do solo. Sendo assim uma adequada seleção e corte reduzem muitos dos bolores e leveduras envolvidas na deterioração e com um manuseio adequado haverá pouco crescimento microbiano antes do congelamento. O congelamento reduz o número de microrganismos, mas causa danos aos tecidos da fruta, o que resulta em flacidez e liberação de sumos. Leveduras como *Saccharomyces, Cryptococcus* e bolores como *Aspergillus, Penicillium, Mucor, Rhizopus, Botrytis, Fusarium, Alternaria* já foram relatados como predominantes em frutas congeladas, mas pequenos números de espécies de *Bacillus, Pseudomonas, Achromobacter* sobrevivem ao congelamento e as leveduras tendem a crescer durante o descongelamento (FRAZIER; WESTHOFF; VANITHA N M, 2014).

Sucos Naturais ou Concentrados

Os sucos naturais ou concentrados são obtidos espremendo-se frutas ou vegetais, ou a partir de material macerado ou triturado, obtendo-se o suco junto com a polpa. Seu pH geralmente é baixo devido à presença de ácidos orgânicos, variando desde 2,4 como no suco de limão, por exemplo, até 4,2 para o de tomate. A concentração de açúcar também é variável entre 2 e 17%. O alto teor de água favorece o crescimento de leveduras e bactérias e se houver contato com ar, bolores podem crescer na superfície. As temperaturas de armazenamento (entre 15 e 35 °C), assim como o Eh elevado devido à retirada dos sólidos totais, favorecem o desenvolvimento de leveduras ou bactérias. Contudo, a deficiência em vitamina B não favorece o crescimento bacteriano. A principal alteração nos sucos de frutas frescas armazenadas a temperatura ambiente se deve à fermentação alcoólica por leveduras formadoras de película, bolores que crescem na superfície ou por bactéria acéticas que oxidam o álcool a ácido acético quando estas estão presentes. A fermentação inicialmente é produzida por leveduras selvagens que produzem quantidades moderadas de álcool e quantidades consideráveis de ácidos voláteis. Os odores e sabores desagradáveis são produzidos em temperaturas extremas (15 e 35 °C) e acima de 32-35 °C lactobacilos produzem ácido láctico e alguns compostos voláteis enquanto abaixo de 15 °C ocorre o crescimento principalmente de bolores e leveduras (FRANCO; LAWNDGRAF, 2008). A Tabela 8 apresenta outras alterações microbianas ocorridas em suco de frutas.

Tabela 8. Alterações microbianas ocorridas em suco de frutas e seus agentes deteriorantes.

Alterações	Agentes deteriorantes	Sucos
Fermentação láctica	Bactérias heterofermentadoras: *Lactobacillus brevis* e *Leuconostoc mesenteroides* Bactéria homofermentadoras: *Leuconostoc. delbrueckii* subesp. *lactis*	Maçã e pera
Fermentação dos ácidos orgânicos	Bactérias lácticas *Leuconostoc pasteuniarum*	
Limosidade	*Leuconostoc mesenteroides*	

Fonte: adaptado de FRAZIER; WESTHOFF; VANITHA N M, 2014

Suco congelado: O número de microrganismos no suco congelado de frutas depende das condições da fruta, do processo de lavagem, o método de filtração utilizado e as condições para contaminação e crescimento antes do congelamento. O processo de lavagem tem considerável efeito sobre o número de microrganismos, especialmente o tipo de solução empregada, uma vez que a remoção dos microrganismos sobre a fruta é difícil. Crescimento microbiano pode ocorrer na solução de lavagem, sobre a superfície molhada da fruta lavada, no suco antes do congelamento. E também na planta processadora, a contaminação pode ser proveniente do equipamento. Sabe-se que o congelamento reduz notavelmente os números, mas o açúcar adicionado ou a concentração aumentada do suco tem um efeito protetor contra a destruição microbiana. E embora a diminuição nos números dos organismos durante o armazenamento no estado congelado seja lenta, é mais rápido do que na maioria de alimentos neutros. Os microrganismos predominantes são aqueles provenientes do solo, água, raízes, além da flora naturalmente presente na superfície. Contudo, o uso de frutas que já estejam em processo de decomposição na preparação de suco aumenta os números de coliformes os quais diminuem ao longo do armazenamento no estado congelado (FRAZIER; WESTHOFF; VANITHA N M, 2014).

Vegetais minimamente processados

Hortaliças e frutas minimamente processadas são aquelas que passaram por etapas de lavagem, sanitização, descascamento, cortes e/ou abrasões de diferentes tipos para o preparo de porções prontas para o consumo. Uma vez que estes produtos são consumidos crus e estão prontos para o consumo, a contaminação e o crescimento microbiano em hortaliças minimamente processadas são uma grande preocupação. O crescimento microbiano é facilitado pelas lesões das células das hortaliças durante o processamento. Os microrganismos utilizam os compostos provenientes do rompimento celular para a sua nutrição e, portanto, essas hortaliças e frutas cortadas mostram-se como fontes mais ricas de nutrientes para os microrganismos do que as frutas/hortaliças intactas o que favorece a sobrevivência e o crescimento microbiano. Pelo fato de terem sofrido danos, fisiologicamente se comportam de forma diferente das hortaliças inteiras. E sua rápida deterioração requer especial atenção, pois as técnicas usadas no processamento para diminuir a ocorrência de deterioração não eliminam completamente o crescimento de microrganismos deteriorantes, os quais irão afetar as alterações sensoriais do produto durante sua vida útil. Além disso, o crescimento de agentes patogênicos humanos é possível tornando o produto nocivo à saúde humana. A carga microbiana inicial afeta de forma significativa a qualidade e conservação de vegetais minimamente processados. Os microrganismos patogênicos, que normalmente não estariam presentes, passam a compor a microbiota contaminante decorrente do manuseio a que são submetidos (TRESSELER *et al.*, 2009).

Fatores como temperatura, umidade relativa, composição gasosa da embalagem, composição do produto e pH (próximo da neutralidade) afetam o crescimento microbiano em produtos minimamente processados, especialmente aqueles que são transmitidos por alimentos. A conservação baseia-se na manutenção de baixa temperatura durante o processamento das hortaliças, armazenamento e transporte do produto de modo a controlar as reações metabólicas e senescência dos tecidos e inibir o crescimento microbiano. Para uma redução eficiente dos microrganismos existentes em hortaliças minimamente processadas é necessária uma lavagem eficiente associada à sanitização. O hipoclorito de sódio é o sanitizante recomendado de acordo com a Embrapa. O armazenamento deve ser feito sob refrigeração (5 °C a 8 °C). Para que a qualidade e a segurança das frutas/hortaliças minimamente processadas sejam garantidas, a temperatura adequada deve ser mantida tanto no armazenamento como na distribuição, pois é um dos fatores mais importantes para a manutenção da qualidade e a segurança das hortaliças minimamente processadas, porque ela reduz o desenvolvimento de microrganismos deteriorantes ou dos transmissores de doenças ao homem (GOMES *et al.*, 2005).

As fontes de contaminação podem ser provenientes da água de irrigação e solo, fezes de animais e manuseio durante a colheita e pós-colheita. Na planta processadora, a contaminação pode vir dos equipamentos e utensílios contaminados e pela manipulação do produto desde a pré-limpeza até a embalagem.

As características dos produtos minimamente processados como as propriedades físicas (sem os tecidos da epiderme protetora), propriedades bioquímicas (resposta aos danos/lesões) e o ambiente de manipulação (processamento e armazenamento sob refrigeração) provavelmente influenciam o tipo da microflora deteriorante presente. Por exemplo, frutas como melão, melancia que possuem alto teor de água e nutrientes e pH acima de 4,5 os tornam suscetíveis a muitos microrganismos. E as condições de refrigeração e uma lenta transmissão de oxigênio nas embalagens de biofilme permitem que as bactérias compitam com mais sucesso do que fungos nesses alimentos (SPERBER; DOYLE, 2009).

Muitos tipos de microrganismos podem ser encontrados, incluindo bactérias Gram negativas e Gram positivas, assim como bolores e leveduras. As espécies fluorescentes de *Pseudomonas* são as mais comuns e importantes bactérias deteriorantes, além dos gêneros *Erwinia (Pectobacterium), Enterobacter, Flavobacterium, Xanthomonas* são encontradas com frequência. Algumas pseudomonas produzem fluoresceína que é solúvel em água e que pode ser observada sob luz ultravioleta. Pseudomonas são bacilos Gram negativos e aeróbias estritas e produzem enzimas pectinolíticas que causam podridão mole em vegetais frescos e crescem sob temperaturas de refrigeração, cuja temperatura mínima para crescimento é de 4 °C. *Erwinia* spp. é outro grupo de bactérias deteriorantes Gram negativas associadas com frutas e hortaliças minimamente processadas. Pertencem à família das *Enterobacteriaceae*, são bacilos pequenos e anaeróbios facultativos, cujo ótimo de temperatura é de 30 °C, e causam necrose aos tecidos. *E. carotovora* tem sido o principal organismo deteriorante em vegetais minimamente processados como cenoura. Bactérias lácticas também têm sido associadas a deterioração de frutas e vegetais minimamente processados embalados sob atmosfera modificada com 10% de CO_2 e armazenadas a 7 °C ou acima. Por serem anaeróbios facultativos, crescem na ausência ou na presença de oxigênio. Essas bactérias lácticas já foram encontradas em quase todos os produtos minimamente processados, incluindo mamão, abacaxi, melão, repolho, cenoura e várias misturas de saladas. Outro grupo que causa deterioração de frutas e hortaliças minimamente processados e armazenados sob atmosfera modificada são os fungos, incluindo bolores e leveduras. Leveduras como *Rhodotorula mucilaginosa, R. glutinis, Zygosaccharomyces bailii, Z. bisporus,* e *Z. rouxii* já foram isoladas de frutas e hortaliças minimamente processados. Assim como as leveduras, fungos também já foram relatados em vários tipos de vegetais e frutas frescas como morango, melão e abacaxi (SPERBER; DOYLE, 2009).

ALIMENTOS ENLATADOS

A apertização é um processo térmico aplicado a alimentos acondicionados em embalagens herméticas, como latas ou vidros, resistentes ao calor, a temperaturas que variam de acordo com o alimento, podendo chegar até 130 °C. Esse processo é também denominado de "esterilização comercial", pois não são realmente estéreis. O método foi desenvolvido por Nicolas Appert (1749-1841) para o governo Francês para então evitar a deterioração de alimentos.

A apertização é realizada em autoclaves sob pressão com as temperaturas variando de acordo com o pH e as características específicas do alimento. O tempo também é proporcional à temperatura empregada, no qual altas temperaturas requerem menor tempo (CARELLE; CÂNDIDO, 2015).

Sendo assim, o enlatamento de alimentos pode ser definido como um método de preservação de alimentos que se torna comercialmente estéril pela aplicação do calor, sozinho ou em combinação com pH e/ atividade de água ou outros preservativos químicos. No enlatamento tradicional de alimentos, o processo térmico é aplicado ao produto em um recipiente hermeticamente fechado (SPERBER; DOYLE, 2009).

Microbiologicamente falando, a morte de microrganismos significa que estes estão impossibilitados de se reproduzirem. Sendo assim, o tratamento térmico dos alimentos após o fechamento hermético dos recipientes tem como finalidade evitar atividades microbiológica e enzimática, durante o período de armazenamento e dessa forma evitar sua deterioração.

O calor leva à coagulação proteica e inativação enzimática que determina a destruição dos microrganismos. A eficiência do tratamento térmico na destruição dos microrganismos ou dos seus esporos depende de seu tipo, estado e de certas condições ambientais (GAVA, 1998).

O método é muito empregado em conservas vegetais como milho, ervilhas, cogumelos, palmitos, aspargos; em conservas de frutas, como frutas em calda e geleias; e conservas de carnes e pescados, como atum, sardinha, feijoadas enlatadas, fiambres entre outros.

Os produtos alimentícios são classificados de acordo com sua acidez em:

Pouco ácidos: qualquer alimento (que não as bebidas alcoólicas) com um pH final > 4,6 e Aw > 0,85.

Ácidos: alimentos com pH natural entre 3,7 e 4,6

Muito ácidos: alimentos com pH <3,7

Os alimentos pouco ácidos suportam o crescimento e a produção da toxina pelo *C. botulinum* e, portanto, necessitam um tratamento térmico para inativar os esporos bacterianos desse organismo. Os alimentos ácidos, muito ácidos ou acidificados não requerem o tratamento térmico para inativar os esporos do *C. botulinum*, pois não suportam o crescimento de *C. botulinum* e sua produção da neurotoxina. Contudo, os alimentos de $pH < 4,6$ ou muito ácidos sofrem o tratamento térmico para a destruição de todas as células vegetativas e alguns esporos. Isso é necessário, pois, mesmo que o baixo pH iniba a germinação dos esporos e consequentemente o crescimento do *C. botulinum*, os esporos de algumas bactérias deteriorantes termófilas termodúricas podem germinar e crescer quando o produto for armazenado em altas temperaturas, mesmo que por pouco tempo, o que induz à germinação (SPERBER; DOYLE, 2009; RAY; BHUNIA, 2014).

Tipos de Deterioração

Uma das evidências que o alimento enlatado está deteriorado é o estufamento da lata, provocado pela produção de gás quando os microrganismos crescem na lata. A aparência pode variar desde levemente plana a altamente estufada ou os dois lados estão muito distendidos. Contudo, se a deterioração for causada por um microrganismo não produtor de gás, não há evidência visível da deterioração. A tabela 9 apresenta os principais fatores que contribuem para a deterioração de alimentos enlatados esterilizados comercialmente.

Tabela 9. Fatores que contribuem para a deterioração de alimentos enlatados esterilizados comercialmente.

Fatores relacionados à produção	Produto retido muito tempo antes do processo térmico. Falhas mecânicas ou humana no processo térmico. Falhas no procedimento, fórmula ou ingrediente inapropriado foi substituído que afetou negativamente o processo térmico. Produto processado não foi adequadamente resfriado ou mantido a temperatura elevada.
Fatores relacionados ao processo	Resistência térmica excessiva aos esporos bacterianos contaminantes. Número excessivo dos esporos bacterianos nos ingredientes do produto. Processo térmico inadequado devido ao processo ser impropriamente estabelecido. Um ou mais dos fatores críticos não são atendidos, como, por exemplo: pH do produto, viscosidade, a proporção sólidos/líquidos, tamanho e forma dos sólidos, aglomeração de partículas, temperatura inicial e rotação do recipiente.

Fatores relacionados ao envase	Recipientes ou tampas com defeito. Manuseio descuidado. Altas contagens bacterianas na água de resfriamento. Desinfecção inadequada da água de resfriamento. Equipamentos ou as linhas de produção sujas. Detritos de alimentos na costura ou na vedação da lata.

Fonte: Adaptado de SPERBER; DOYLE, 2009

Causas da deterioração em alimentos termicamente processados

A deterioração de alimentos termicamente processados pode ser de origem biológica ou química, ou ambos. Sendo que a mais importante causa da deterioração de origem química de alimentos enlatados é o estufamento por hidrogênio que ocorre pela pressão do gás hidrogênio liberado pela ação do ácido do alimento no ferro da lata. Alguns fatores favorecem a liberação do hidrogênio como a acidez do alimento, o aumento da temperatura de armazenamento, imperfeições no interior da lata, pobre exaustão (retirada do ar) e a presença de compostos sulfurosos ou fosfóricos solúveis (FRAZIER; WESTHOFF; VANITHA N M, 2014). A Tabela 10 apresenta as principais causas da deterioração biológica nos alimentos enlatados esterilizados comercialmente.

Tabela 10. Causas da Deterioração de origem biológica em alimentos enlatados esterilizados comercializados.

Deterioração incipente	Crescimento de microrganismos a elevadas contagens antes do processamento térmico.
Deterioração pós-processamento ou deterioração por vazamento	Entrada dos microrganismos no produto através de falhas ou vedações/costuras inadequadas.

Processamento inadequado	Crescimento de microrganismos que sobrevivem ao processamento térmico.
Outras causas	Crescimento de microrganismos termofílicos que sobrevivem a altas temperaturas, microrganismos ácido-tolerantes formadores de esporos no produto com pH ≤ 4,6.

Fonte: Adaptado de SPERBER; DOYLE, 2009

Tipos de deterioração em alimentos enlatados

A maioria dos alimentos enlatados esterilizados comercialmente sofre deterioração devido aos esporos bacterianos de organismos termofílicos. A Tabela 11 apresenta as principais deteriorações em alimentos esterilizados comercialmente e suas características causadas por bactérias formadoras de esporos.

Tabela 11. Tipos de deterioração em alimentos enlatados/ envasados e suas características.

Deterioração	Características	Bactérias/ Alimentos
"*Flat sour*"	Lata com as extremidades planas, perda ou não de vácuo durante o armazenamento. Aparência do produto: normal, sabor ácido, aroma alterado e líquido turvo. Detecção: somente métodos culturais.	Termófilas Espécies *Bacillus* spp.: alimentos pouco ácidos, como milho, ervilhas. *B. coagulans*: termófilo facultativo: ácidos, como: tomate ou suco de tomate. *B. stearothermophilus*: somente se o alimento for mantido quente por algum tempo. Não se desenvolve a temperaturas < 43°C.

Deterioração	Características	Bactérias/ Alimentos
Bactérias Termófilas Anaeróbias (TA)	Distensão ou estufamento da lata, podendo chegar a explodir: produção de CO_2 e H_2. Alimento fermentado, ácido, com aroma butírico ou de queijo.	Bactérias anaeróbias não produtoras de H_2S. *Clostridium thermosaccharolyticum.*
Bactérias sulfídricas	Sem alteração visível na lata. Escurecimento do produto: absorção do H_2S produzido. Odor a "ovo podre".	*Desulfoto-maculum nigrificans,* Alimentos pouco ácidos: como milho e ervilhas: indicação de subprocessamento grosseiro.
Bactérias mesófilas formadoras de esporos	Estufamento da lata: tendência de explodir. Produto: parcialmente digerido, pH levemente ácido, odor podre.	Bactérias putrefativas anaeróbias: alimentos pouco ácidos: ervilhas, milho, carnes, peixe, frango. Espécies dos gêneros *Bacillus* e *Clostridium* **Espécies sacarolíticas**: *C. butyricum* e *C. pasteurianum*: fermentadores de açúcar – alimentos ácidos ou medianamente ácidos: produção de CO_2 e H_2. *C. sporogenes, C. putrefaciens,* e *C. botulinum*: proteolíticos/putrefativos.

Deterioração	Características	Bactérias/ Alimentos
		Espécies de *Bacillus* mesófilas: *B. subtilis, B. mesentericus* Esporos destruídos a 100 °C ou menos, porém alguns podem sobreviver. Alimentos pouco ácidos: deterioração ocorre quando o vácuo não é bem realizado. **Espécies de *Bacillus* aeróbias, formadoras de gás:** *B. polymyxa* e *B. macerans*: ervilhas, aspargos, pêssegos: possível entrada devido a falhas no envase.

Fonte: Adaptado de FRAZIER; WESTHOFF; VANITHA N M, 2014; FRANCO; LAWNDGRAF, 2008

Referências bibliográficas

ADAMS, Martin R.; MOSS, Maurice O. **Food Microbiolog**. Third Edit ed. Cambridge: Royal Society of Chemistry, 2008.

BRASIL. Presidência da República. Casa Civil - Subchefia para Assuntos Jurídicos. LEI Nº 8.080, DE 19 DE SETEMBRO DE 1990. Dispõe sobre as condições para a promoção, proteção e recuperação da saúde, a organização e o funcionamento dos serviços correspondentes e dá outras providências. Disponível em: https://conselho.saude.gov.br/web_confmundial/docs/l8080.pdf. Acesso em: 25/05/2023.

BRASIL. Ministério de Saúde. Portaria nº 326, de 30 de julho de 1997. Regulamento técnico sobre as condições higiênico-sanitárias e de boas práticas de fabricação para estabelecimentos produtores/industrializadores de alimentos. Disponível em: https://bvsms.saude.gov.br/bvs/saudelegis/svs1/1997/prt0326_30_07_1997.html. Acesso em 21/04/2023.

BRASIL. Ministério da Saúde. Agência Nacional de Vigilância Sanitária. Resolução RDC nº 275, de 21 de outubro de 2002. Dispõe sobre o Regulamento Técnico de Procedimentos Operacionais Padronizados aplicados aos Estabelecimentos Produtores/Industrializadores de Alimentos e a Lista de Verificação das Boas Práticas de Fabricação em Estabelecimentos Produtores/Industrializadores de Alimentos. Disponível em: http://bvsms.saude.gov.br/bvs/saudelegis/anvisa/2002/.

BRASIL. Ministério da Saúde. Agência Nacional de Vigilância Sanitária. Resolução n° 216, de 15 de setembro de 2004. Dispõe sobre Regulamento Técnico de Boas Práticas para Serviços de Alimentação. Disponivrl em: https://bvsms.saude.gov.br/bvs/saudelegis/anvisa/2004/res0216_15_09_2004.html. Acesso em 20/04/2023.

BRASIL. Ministério da Agricultura, Pecuária e Abastecimento/Secretaria de Defesa Agropecuária. Instrução Normativa nº **92, de 18 de setembro**

de 2020. Dispõe Sobre a Identidade e os Requisitos de Qualidade do Charque, da Carne Salgada Curada Dessecada, do Miúdo Salgado Dessecado e do Miúdo Salgado Curado Dessecado. disponível em: https://www.in.gov.br/en/web/dou/-/instrucao-normativa-n-92-de-18-de-setembro-de-2020-278692460. Acesso em 26/05/2023.

CAMPBELL-PLATT, Geoffrey. **Ciência e Tecnologia de Alimentos.** 1ª ed. Santana de Parnaíba:Editora Manole, 2015.

CANTILANO, Fernando. **Resfriamento na conservação das frutas e hortaliças**. 2013. Disponível em: https://www.paginarural.com.br/artigo.

CARELLE, Ana C.; CÂNDIDO, Cynthia C. **Tecnologia dos Alimentos - Principais Etapas da Cadeia Produtiva**. 1ª edição ed. São Paulo: Editora Saraiva, 2015.

CELESTINO, Sonia Maria Costa. Princípios de secagem de alimentos. Planaltina, DF: Embrapa Cerrados, p. 51, 2010.

CORNEJO, Felix Emilio Prado; NOGUEIRA, Regina Isabel; WILBERG, Viktor Christian. Secagem como **Métodos de Conservação de Frutas.** Rio de Janeiro: Embrapa Agroindústria de Alimentos, p. 1-22, 2003. Disponível: http://www.infoteca.cnptia.embrapa.br/infoteca/handle/doc/415605.

CRIBB, André; SEIXAS FILHO, José; MELO, Silvia. **Manual tecnico de manipulação e conservação de pescado**. Rio de Janeiro: Embrapa Agroindústria de Alimentos, 2018.

FRANCO, Maria Luiza Rodrigues de Souza; RODRIGUES, Maria Luiza; VIEGAS, Elisabete Maria Macedo; KRONKA, Sérgio Nascimento; VIDOTTI, Rose Meire; ASSANO, Marcelo; GASPARINO, Eliane. Effects of hot and cold smoking processes on organoleptic properties, yield and composition of matrinxa fillet. **Revista Brasileira de Zootecnia**, v. 39, n. 4, p. 695-700, 2010. DOI: 10.1590/s1516-35982010000400001.

FERREIRA, M. W.; SILVA, V. K.; BRESSAN, M. C.; FARIA, P. B.; VIEIRA, J. O.; ODA, S. H. I. Pescados processados: Maior vida de prateleira e maior valor agregado. Boletim de extensão rural. Universidade Federal de Lavras – Minas Gerais, 2002.

FORSYTHE, Stephen J. **Microbiologia da Segurança dos Alimentos**. segunda ed. Porto Alegre: Artmed, 2013.

FRANCO, Bernadete D. de Melo; LAWNDGRAF, Marisa. **Microbiologia dos alimentos**. São Paulo: Atheneu, 2008.

FRAZIER, William C.; WESTHOFF, Dennis C.; VANITHA N M. **Food Microbiology**. fifth ed. New Delh: McGraw Hill Education (India) Private Limited, 2014.

GAVA, Altanir Jaime. **Princípios de Tecnologia de Alimentos**. 8ª ed. São Paulo: Livraria obel S.A., 1998.

GOMES, Carlos Alexandre Oliveira; ALVAREGA, ANDRÉ LUIS BONNET; FREIRE JUNIOR, MURILLO; CENCI, SÉRGIO AGOSTINHO. **Hortaliças minimamente processadas**.Rio de Janeiro: Embrapa, 2005.

JONES, D. R.; THARRINGTON, J. B.; CURTIS, P. A.; ANDERSON, K. E.; KEENER, K. M.; JONES, F. T. Effects of cryogenic cooling of shell eggs on egg quality. **Poultry Science**, v. 81, n. 5, p. 727-733, 2002. DOI: 10.1093/ps/81.5.727.

JUODEIKIENE, Grazina; BARTKIENE, Elena; VISKELIS, Pranas; URBONAVICIENE, Dalia; EIDUKONYTE, Dalia; BOBINAS, Ceslovas. Fermentation Processes Using Lactic Acid Bacteria Producing Bacteriocins for Preservation and Improving Functional Properties of Food Products. **Advances in Applied Biotechnology**, May, 2012. DOI: 10.5772/30692.

LIMA, A. F. ALVES, A. L. (org.). **Psicultura de água doce: multiplicando conhecimentos**. p. 401-421. Brasilia, DF: Embrapa, 2013. disponivel em http://www.infoteca.cnptia.embrapa.br/infoteca/handle/doc/1083562. Acesso em 24/04/2023.

MIRANDA, Eduardo Henrique Walter; AMANDA LIMA ALBUQUERCQUE; PETRA, Nathalia Rodrigues de Athayde. **Guia para manipulação de ovos com segurança em pequenas produções.** Rio de Janeiro: Embrapa Agroindústria de Alimentos, 2021. Disponivel em: http://www.infoteca.cnptia.embrapa.br/infoteca/handle/doc/1136417. Acesso em 24/04/23.

NESPOLO, Cássia R.; OLIVEIRA, Fernanda A. De; PINTO, Flávia S. T.; OLIVERA, Florencia Cladera. **Práticas em tecnologia de alimentos**. 1ª edição ed. Porto Alegre: ARTMED® EDITORA S.A., 2015.

RAY, Bibe; BHUNIA, Arun. **Fundamental Food Microbiology**. FIFTH EDIT ed. Boca Raton: CRC Press Taylor & Francis Group, 2014.

SAENGPHOL, Ekkarach; PIRAK, Tantawan. Hoary basil seed mucilage as fat replacer and its effect on quality characteristics of chicken meat model. **Agriculture and Natural Resources**, v. 52, n. 4, p. 382–387, 2018. DOI: 10.1016/j.anres.2018.06.001. Disponível em: https://doi.org/10.1016/j.anres.2018.06.001.

SPERBER, William H.; DOYLE, Michael P. **Compendium of the Microbiological Spoilage of Foods and Beverages**. New York: Springer Science+Business Medi, 2009. DOI: 10.1007/978-1-4419-0826-1_13.

TAHERGORABI, Reza; BEAMER, Sarah K.; MATAK, Kristen E.; JACZYNSKI, Jacek. Effect of isoelectric solubilization/precipitation and titanium dioxide on whitening and texture of proteins recovered from dark chicken-meat processing by-products. **Lwt**, *[S. l.]*, v. 44, n. 4, p. 896–903, 2011. DOI: 10.1016/j.lwt.2010.10.018. Disponível em: http://dx.doi.org/10.1016/j.lwt.2010.10.018.

TORTORA, Gerard J.; FUNKE, Berdell R.; CASE, Christine L. **Microbiologia**. 12 ª ed. Porto Alegre: Artmed, 2017.

TRESSELER, J.; FIGUEIREDO, E.; FIGUEIREDO, R.; MACHADO, T.; DELFINO, C.; SOUSA, P. Avaliação da qualidade microbiológica de hortaliças minimamente processadas Microbiological quality evaluation minimally processed vegetables. **Ciência e Agrotecnologia**, v. 33, p. 1722–1727, 2009.

TRIBUZI, Giustino; VENTURA DE SOUZA, Robson; MATARAZZO SUPLICY, Felipe; FERNANDO DINIZ PETCOV, Henrry. Formas alternativas de processamento e comercialização de moluscos bivalves. **Agropecuária Catarinense**, v. 33, n. 3, p. 25–28, 2020. DOI: 10.52945/rac.v33i3.495.

VACLAVIK, Vickie A.; CHRISTIAN, Elizabeth W. **Essentials of Food Science**. 4th Editio ed. New York: Springer International Publishing, 2014.

CAPÍTULO 7:

ALIMENTOS SEGUROS: CRITÉRIOS MICROBIOLÓGICOS PARA A AVALIAÇÃO DA QUALIDADE EM ALIMENTOS

Quando falamos em alimentos seguros, devemos pensar naquele alimento que quando consumido não irá causar danos à saúde por apresentar qualidade física, biológica e nutricional.

Os alimentos se contaminados por microrganismos poderão causar doenças ao serem consumidos, como visto no capítulo 5, ou provocar sua deterioração (capítulo 6). A segurança dos alimentos envolve desde a determinação dos critérios microbiológicos e os planos de amostragens, o estabelecimento de sistemas de controle no processamento de alimentos como o Sistema HACCP e a implantação das Boas Práticas de Fabricação (BPF).

As avaliações microbiológicas de alimentos são procedimentos que fazem parte do controle sanitário e da qualidade do produto cujo objetivo é assegurar que o consumidor receba um alimento de qualidade. Quando se pensa microbiologicamente na qualidade de um alimento, deve-se levar em conta sua segurança, ou seja, o alimento não deve conter níveis de patógenos ou toxinas que venham a causar doença quando se consome esse alimento. Deve-se considerar também sua aceitabilidade e a vida de prateleira e isso significa que esse alimento não contém um número significativo de microrganismos de modo a deteriorar e promover alterações organolépticas. E finalmente, este alimento deve apresentar uma qualidade consistente tanto quanto à sua segurança e vida de prateleira.

De acordo com a Comissão Internacional de Especificações Microbiológicas (ICMSF – International Commission on Microbiological Specifications for Foods) as análises microbiológicas podem ser aplicadas na gestão da segurança e da qualidade de alimentos de várias maneiras. Órgãos de fiscalização governamentais podem utilizar a análise de patógenos e indicadores para inspeção ou avaliação de lotes a fim de verificar sua aceitação comercial ou a entrada no país, por exemplo. A indústria alimentícia se utiliza de análises microbiológicas para verificar a aceitação dos lotes, no desenvolvimento de novos produtos, controle de processos em programas de Hazard Analysis Critical Control Point (HACCP) e de Boas Práticas de Higiene/ Boas Práticas de Fabricação (BPF). Os critérios microbiológicos podem ser utilizados em todas as etapas da cadeia de fornecimento de alimentos, desde a produção no campo e na água até o processamento e a comercialização.

As análises microbiológicas utilizadas na avaliação da segurança e qualidade dos alimentos devem ser selecionadas e aplicadas tendo-se conhecimento de suas limitações, seus benefícios e os objetivos pretendidos. Muitas vezes, outras avaliações são mais rápidas e eficientes que as análises microbiológicas para assegurar a segurança dos alimentos. Ainda, de acordo com o ICMSF os programas como as Boas Práticas de Agricultura, Boas Práticas de Higiene, Boas Práticas de Fabricação, entre outros, e programas de HACCP são as estratégias mais eficientes para a segurança do alimento.

O tema deste capítulo é a segurança dos alimentos sob o ponto de vista microbiológico abrangendo os critérios microbiológicos que devem ser atendidos para garantir a segurança e a qualidade microbiológica de alimentos, os planos de amostragens e as análises microbiológicas. Brevemente será abordado a legislação brasileira e o papel da ANVISA na fiscalização na área alimentícia.

Palavras-chave: alimento seguro, critérios microbiológicos, análises microbiológicas

Figura 1. Relação entre os alimentos e os microrganismos.

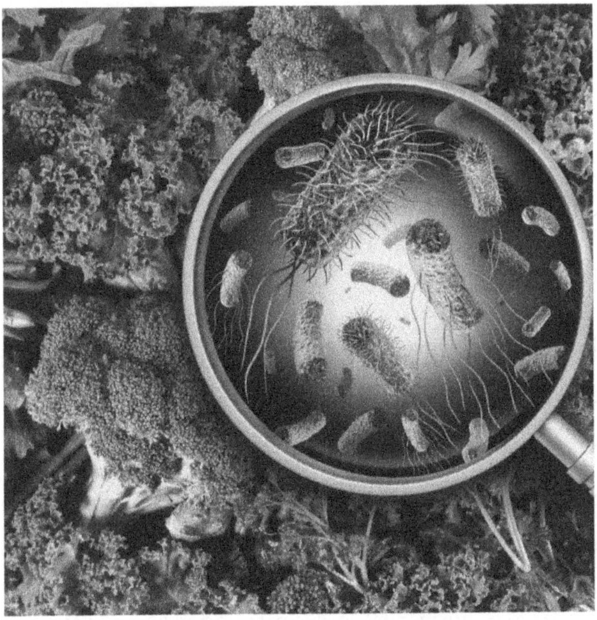

Fonte: Google imagens

Veja o Mapa do capítulo

- **ANÁLISES MICROBIOLÓGICAS: PRINCÍPIOS E DEFINIÇÕES**
  Amostragem: procedimentos
  Seleção de limites e planos de amostragem
  Critérios Microbiológicos: Microrganismos indicadores e patogênicos
- **ANÁLISES MICROBIOLÓGICAS**
  Homogeneização e retirada da unidade analítica.

- **TÉCNICAS DE CULTIVO: MÉTODOS QUANTITATIVOS**
  Semeadura em meios sólidos em placas de Petri
  Técnicas para inoculação de cultura microbiana: técnicas de semeadura
- **TÉCNICAS DE CULTIVO: MÉTODOS NÃO QUANTITATIVOS**
  Semeadura em meios sólidos em placas de Petri
  Detecção da presença/ausência de microrganismos
  Confirmação: Testes bioquímicos para identificação de bactérias
- **SISTEMAS DE CONTROLE NO PROCESSAMENTO DE ALIMENTOS**
  Os 7 princípios do HACCP
- **AGÊNCIAS DE FISCALIZAÇÃO E CONTROLE**
  Legislação Brasileira
- **ÁREAS DE ATUAÇÃO DA VIGILÂNCIA SANITÁRIA**
- **BOAS PRÁTICAS DE FABRICAÇÃO – BPF**

ANÁLISES MICROBIOLÓGICAS: PRINCÍPIOS E DEFINIÇÕES

A avaliação da qualidade microbiológica de um produto fornece informações que permite fazer uma avaliação quanto às condições de processamento, vida útil e quanto ao risco à saúde da população (FRANCO; LAWNDGRAF, 2008). De acordo com o ICMSF (2015) as análises microbiológicas podem ser agrupadas basicamente em 4 categorias:

- para determinar a segurança.
- para determinar o atendimento das Boas Práticas de Higiene (BPH).
- para determinar se um alimento ou ingrediente é adequado para um objetivo em particular.
- para prever a estabilidade de um produto.

As análises microbiológicas também podem ser utilizadas nas investigações epidemiológicas, nos casos de responsabilidade legal, comércio e identificação da origem potencial do problema.

De acordo com os resultados das análises microbiológicas, uma decisão é tomada em relação à aceitação ou não do produto. E para que seja possível essa tomada de decisão baseada nos dados microbiológicos, limites devem ser estabelecidos de forma a diferenciar produtos ou processos aceitáveis dos não aceitáveis. Mas para o estabelecimento desses limites, planos de amostragem e dos métodos de análise devem ser seguidos de modo a gerar os dados. Os limites microbiológicos que incluem os métodos e o plano de amostragem são denominados "critérios microbiológicos". Os critérios microbiológicos devem especificar o número de unidades amostrais a serem coletadas, o método de análise a ser empregado e o número de unidades analíticas que devem apresentar conformidade com os limites (ICMSF, 2015).

Os critérios microbiológicos são definidos de modo que os resultados obtidos nas análises permitam um julgamento correto do produto, ou seja, se será aceitável ou não e para isso estes critérios devem ser estabelecidos de forma muito clara (ICMSF, 2015).

- Os critérios microbiológicos visam garantir que:
- Os alimentos sejam aceitáveis do ponto de vista da saúde pública;
- Os alimentos sejam de qualidade satisfatória, ou seja, que consistam de matéria original de boa qualidade, não deteriorada ou que se torne deteriorada durante seu processamento, empacotamento, armazenamento, manipulação e comercialização;
- os alimentos sejam aceitáveis do ponto de vista estético: ou seja, foi evitada a introdução de material fecal, partes de vermes, pus, micélio de mofos, entre outros;
- Os alimentos mantenham a qualidade que se espera.

Adaptado: FRAZIER; WESTHOFF; VANITHA N M, 2014.

Contudo, muitas são as dificuldades em se estabelecer e aplicar padrões microbiológicos em alimentos. A amostragem para os testes, por exemplo, é um problema devido à falta de homogeneidade nos alimentos. Os padrões geralmente baseiam-se nos números totais de organismos, números de organismos indicadores ou a presença/ausência de patógenos.

O critério microbiológico define a aceitabilidade do produto ou o lote do alimento, baseado na ausência, ou número de microrganismos incluindo parasitas e/ou a quantidade de toxinas/metabólitos por unidade de massa, volume, área ou lote (FAO, 1997).

O ICMSF (1986) define os seguintes critérios microbiológicos:

1. Padrão microbiológico é um critério especificado por lei ou regulamentação, sendo um requerimento legal que os alimentos devem seguir e executado pela agência reguladora do país.
2. Especificação microbiológica é um critério microbiológico aplicado na comercialização, é uma condição contratual de aceitação aplicada por um comprador para definir a qualidade microbiológica de um produto ou ingrediente. A falha do fornecedor em atender esse critério resulta na rejeição do lote.
3. Guia microbiológico é usado para monitorar a aceitabilidade microbiológica do produto ou processo, é um documento de informação e não regulatório.

Além disso, O ICMSF (1986) também sugere que o critério microbiológico deve conter o seguinte:

1. Declaração de qual alimento o critério se aplica. Os alimentos diferem em sua origem, composição e processamento, apresentam diferentes habitats microbiológicos e, portanto, possuem diferentes problemas em termos de deterioração e saúde pública.
2. Declaração dos microrganismos ou toxinas de importância que devem atender tanto os aspectos de saúde quanto deterioração.
3. Detalhes dos métodos analíticos usados para a detecção e quantificação dos microrganismos/toxinas.
4. O número e tamanho das amostras a serem tomadas do lote do alimento ou o ponto de uma linha de processamento.
5. Os limites microbiológicos apropriados para o produto e o número de resultados das amostras que devem estar em conformidade com estes limites para que o produto seja aceitável (n, c, m e M: seção Planos de amostragem).

Amostragem: procedimentos

A amostra a ser analisada deve ser coletada de forma individual e assepticamente utilizando-se de medidas sanitárias adequadas para prevenir qualquer contaminação e em quantidades suficientes que permitam a repetição das análises de acordo com a determinação da legislação. A legislação brasileira através da IN 60 (BRASIL, 2019) e complementada pela IN 161 (BRASIL, 2022) estabelece as listas de padrões microbiológicos para alimentos.

Deve-se também evitar sua manipulação para evitar o crescimento ou morte dos microrganismos. Se a amostra está congelada, esta deve ser mantida congelada até que seja analisada. As amostras devem ser devidamente identificadas com data, tempo, natureza da amostra, tipos de análises a serem conduzidas e a pessoa que a coletou. O transporte até o laboratório também deve ser sob condições adequadas para evitar a contaminação microbiana, crescimento ou morte. O laboratório que realizar as análises deve examinar as condições nas quais a amostra se encontra como temperatura, aparência e as informações referentes à amostragem e o horário do recebimento das amostras. Se as condições são adequadas, a amostra deve ser testada o quanto antes. Métodos padrões e de referência devem ser usados para a preparação da amostra e os procedimentos de examinação para microrganismos específicos ou grupo de microrganismos. As porções das amostras não utilizadas devem ser guardadas até que os resultados estejam disponíveis. Em certas situações, por exemplo, em surtos alimentares, as amostras terão que ser mantidas preservadas por um tempo considerável. Os resultados devem ser registrados imediatamente e mantidos por considerável tempo (RAY; BHUNIA, 2014).

Seleção de limites e planos de amostragem

De acordo com o *Codex Alimentarius* (Comissão do Codex Alimentarius), os seguintes itens devem compor um critério microbiológico (FRANCO; LAWNDGRAF, 2008):

I – Plano de amostragem – número de unidades a serem analisadas e o tamanho de cada unidade.

II – Definição de quais microrganismos devem ser analisados (indicadores, patogênicos etc.).

III – Metodologia analítica usada.

IV – Estabelecimento de padrões e especificações que irão definir se o produto será aprovado ou reprovado.

Planos de amostragem

Os planos por amostragem não assumem a distribuição dos microrganismos no alimento, pois o objetivo é julgar o produto quanto à aprovação ou rejeição do lote/produto e não fornece qualquer forma direta de controle de qualidade. E o rigor dos planos de amostragem cresce com o aumento da gravidade do perigo.

Os seguintes termos são usados, de acordo com o ICMSF (2015):

n = número de unidades analíticas a serem analisadas

c = número máximo tolerado de unidades analíticas com resultados marginais, mas aceitáveis (isto é, entre m e M)

m = concentração que faz a separação entre qualidade ou segurança boa e qualidade marginalmente aceitável

M = concentração que faz a separação entre qualidade marginalmente aceitável e segurança e qualidade inaceitáveis

A figura 2 apresenta o Rigor do Plano em relação ao grau de risco e condições de uso. Para os microrganismos de utilidade, indicadores e perigos moderados são recomendados os limites (m e M) e são expressos por grama e geralmente são utilizados métodos quantitativos (casos 1-9). Nesses casos (1-9) o critério c admite que, em virtude da variação estatística, podem ocasionalmente ocorrer resultados acima de m. A especificação do limite máximo M ajuda a prevenir que um produto que excede muito os indicadores de qualidade e segurança seja aceito sem que ocorra investigação ou alguma ação. Para os perigos sérios e severos, c= 0 (casos 10-15), a população máxima aceitável é m=M. Nesses casos, os resultados das análises são fortemente influenciados pelo tamanho da amostra porque os resultados são geralmente reportados como presente (positivo) ou ausente (negativo) na amostra analisada. A unidade analítica para cada amostra é 25 g.

Figura 2. Rigor do Plano em relação ao grau de risco e condições de uso.

Grau de preocupação	Exemplos	Condições em que o alimento poderá ser manipulado ou consumido após a amostragem		
		Risco diminui	Risco não se altera	Risco pode aumentar
Utilidade: contaminação geral, vida de prateleira reduzida, deterioração incipiente	Contagem total de aeróbios, leveduras e bolores	Caso 1 $n = 5, c = 3$	Caso 2 $n = 5, c = 2$	Caso 3 $n = 5, c = 1$
Indicador: perigo baixo, indireto	*Enterobacteriaceae*, *Escherichia coli* genérica	Caso 4 $n = 5, c = 3$	Caso 5 $n = 5, c = 2$	Caso 6 $n = 5, c = 1$
Perigo moderado: geralmente não fatal, sem sequelas, geralmente de curta duração, sintomas autolimitantes, pode causar desconforto grave	*S. aureus*, *B. cereus*, *C. perfringens*, *V. parahaemolyticus*	Caso 7 $n = 5, c = 2$	Caso 8 $n = 5, c = 1$	Caso 9 $n = 10, c = 1$
Perigo grave: Incapacitante, mas geralmente não fatal, raras sequelas, duração moderada	*Salmonella*, *L. monocytogenes*	Caso 10 $n = 5, c = 0$	Caso 11 $n = 10, c = 0$	Caso 12 $n = 20, c = 0$
Perigo severo: para a população em geral ou em alimentos destinados a populações suscetíveis, podendo ser letal ou causar sequelas crônicas ou enfermidade de longa duração	Para a população em geral: *E. coli* O157:H7, neurotoxina de *C. botulinum*; Para populações suscetíveis: *Salmonella*, *Chronobacter* spp, *L. monocytogenes*	Caso 13 $n = 15, c = 0$	Caso 14 $n = 30, c = 0$	Caso 15 $n = 60, c = 0$

Fonte: ICMSF, 2015

As análises microbiológicas ajudam a garantir a segurança e estabilidade dos alimentos produzidos quando usadas adequadamente e em combinação com controles de processos validados. Contudo, os planos de amostragem apresentam limitações estatísticas, especialmente quando o perigo apresenta um risco inaceitável em baixas concentrações e tem prevalência baixa e variável e dessa forma a análise microbiológica por si só pode dar uma falsa sensação de segurança. Isso se deve ao fato que os microrganismos não estão uniformemente distribuídos nos alimentos e, assim, a análise pode falhar na detecção dos microrganismos presentes em uma partida de alimentos quando a amostra analisada deriva de uma porção aceitável da partida. Também se deve considerar que são vários os fatores que determinam a segurança dos alimentos. Além disso, medidas adequadas, preventivas e proativas devem ser aplicadas a toda a cadeia do alimento (produção primária, ingredientes, durante o processamento e no ambiente de processamento) para que se obtenha a segurança dos alimentos e não somente através da análise microbiológica por si só, pois a análise de produto final isoladamente é reativa e lida apenas com as consequências, e não com as causas dos problemas (ICMSF, 2015).

Unidades analíticas

Normalmente os métodos de enriquecimento são recomendados para perigos sérios e severos, para aumentar a probabilidade de detectar a contaminação. Os métodos de enriquecimento baseiam-se na multiplicação até um nível que pode ser detectado pelo meio de enriquecimento e o nível de detecção pode variar de acordo com o método analítico utilizado. Cada unidade analítica de 25 g deve ser coletada individualmente.

Classificação dos microrganismos de acordo com o risco

O ICMSF classifica os microrganismos em cinco categorias de acordo com o risco que oferecem (ICMSF, 2018; FRANCO; LAWNDGRAF, 2008):

- Microrganismos sem risco direto à saúde: são microrganismos com capacidade limitada de causar alterações no alimento, sem serem patogênicos. Ex. bactérias aeróbias mesófilas e fungos.
- Microrganismos com risco indireto à saúde do consumidor. São indicadores das condições higiênicas sanitárias. Não são patogênicos, porém podem indicar a presença de outros microrganismos prejudiciais à saúde como os patógenos *Salmonella* sp., *Shigella, Staphylococcus aureus*, entre outros.
- Microrganismos com risco direto à saúde do consumidor. Nesta categoria estão todos os patógenos de interesse em alimentos.

Esta última categoria, por sua vez, os microrganismos são classificados de acordo com a gravidade da patologia que causam e do tamanho dos surtos provocados:

1. Risco direto, moderado e difusão limitada: normalmente as doenças são brandas e transmitidas por um único alimento. Contaminações cruzadas podem acontecer e assim ocorrer a transferência para outros alimentos.
2. Risco direto, moderado e difusão extensa: microrganismos potencialmente patogênicos. As doenças são mais graves e as doses infectantes são mais baixas. A difusão entre os alimentos ocorre mais facilmente. Ex.: *Salmonella typhimurium, E. coli* patogênicas, *Shigella, Vibrio parahaemolyticus*, estreptococos beta hemolíticos.
3. Risco direto e grave: microrganismos altamente patogênicos que não devem estar presentes em nenhum alimento. Ex.: *Clostridium botulinum, Salmonella typhi, Salmonella paratyphi* A e B, *Salmonella cholerasus, Shigella dysenteriae* tipo 1, *Vibrio cholerae. Clostridium perfringens* tipo C e vírus da hepatite infecciosa.

Planos de amostragem (ICMSF, 2018)

Os planos de três classes são menos rigorosos que os de duas classes e devem ser empregados quando o risco à saúde é relativamente baixo, nos Casos 1 a 9 (Fig. 1). Planos de duas classes com $c = 0$ são utilizados em situações em que o risco à saúde é significativo, sendo necessário um controle mais rigoroso como nos Casos 10 a 15 (Fig. 2).

Plano de Atributos de Duas Classes

No Plano de Atributos de Duas classes a unidade analisada será aceitável ou inaceitável.

E é definido por 3 números:

N = número de unidades de amostra a serem testadas

m = número acima do qual a amostra é considerada defeituosa. Este número não aparece quando se emprega o esquema de ausência/ presença.

c =o número máximo permitido de unidade de amostras que podem exceder o número **m** antes que seja rejeitado.

Quando n = 5 (número de amostras) e c = 0 o critério é ausência nas cinco amostras analisadas. É o caso de patógenos como *Salmonella* sp., *Listeria* sp. com ausência em 25 g do produto. Se houver uma unidade, das cinco analisadas, todo o lote é rejeitado.

Plano de Atributos de Três Classes

No plano de Atributos de 3 classes, as amostras são divididas em 3 classes:

Aceitável, marginalmente aceito e inaceitável. Este plano aplica-se somente para as análises quantitativas.

E é definido por 4 números:

n – número de amostras retiradas de um lote.

M – Contagem se excedida por qualquer das amostras leva à rejeição do lote. Ou seja, é o limite superior.

m – Contagem que separa boa qualidade da qualidade marginal cujas amostras analisadas não devem exceder. Amostras que apresentam este valor são de qualidade marginal.

c – número máximo de amostras testadas que podem estar entre a categoria marginalmente aceita antes que o lote seja rejeitado. Ou seja, entre m e M.

Resultados entre m e M são considerados de qualidade marginal.

Como exemplo, se n=5 e c=2, na análise de coliformes termotolerantes significa que das 5 amostras testadas, somente duas podem apresentar qualidade marginal.

Os padrões microbiológicos para cada categoria de alimento (n, c, m e M) são estipulados na legislação brasileira (Portaria 451, 1997; (RDC 12, 2001; RDC 331, 2019; IN 60, 2019; IN 161, 2022).

A ANVISA apresenta em um documento instrutivo, não regulatório, esclarecimentos e informações sobre os padrões microbiológicos de alimentos com o objetivo de fornecer esclarecimentos sobre os requisitos microbiológicos aplicáveis aos alimentos, estabelecidos pelas Resoluções da Diretoria Colegiada (RDC) e Instruções Normativas (IN) (BRASIL, 2021).

Critérios Microbiológicos: Microrganismos indicadores e patogênicos

Os microrganismos indicadores são aqueles usados como indicadores indiretos de perigo à saúde, pois embora não sejam perigosos, eles podem indicar a presença de microrganismos patógenos. Os indicadores são úteis, por exemplo, na verificação da limpeza e desinfecção. Em outras situações, como em um laboratório de uma planta processadora de alimentos talvez seja preferível testar a presença de indicadores e não a presença de algum patógeno específico, por exemplo, como *Salmonella* ou *Lysteria* devido ao risco de introduzir estes organismos na planta processadora. Indicadores também são úteis na verificação se houve falha nos processos. Elevados números de bactérias mesófilas formadoras de esporos em alimentos enlatados de baixa acidez pode indicar falhas no processamento térmico se comprovadamente não há vazamento na lata. Da mesma forma, a presença de coliformes ou enterobactérias em alimentos adequadamente pasteurizados indicam recontaminação após o tratamento térmico. A presença de *E. coli* em água indica contaminação fecal e a presença de *S. aureus* em alimentos cozidos pode indicar contaminação de humanos através do nariz e pele. E devido a relação não ser uniforme entre o indicador e o patógeno, o nível de preocupação é moderado e os planos de amostragem para os organismos indicadores aplicados não são muito restritivos (ICSMF, 2018).

Patógenos:

Em certas ocasiões a verificação de patógenos ajuda a garantir a segurança do alimento, como:

- Amostragens rotineiras quando há indicação da efetividade na proteção ao consumidor.

- Verificação das Boas Práticas de Fabricação (BPF) e do sistema HACCP quando um adequado indicador não está disponível.
- Amostragem de investigação, como, por exemplo, em surtos de toxinfecções alimentares quando a investigação epidemiológica aponta para um determinado lote de alimento como a causa do surto, ou em outras situações com suspeitas da presença de patógeno ou metabolitos tóxicos.

Adaptado: ICSMF, 2018

Em relação aos fatores que afetam os riscos associados aos patógenos algumas considerações devem ser feitas. Por exemplo, em surtos de febre tifoide, cólera e infecção por hepatite A os frutos do mar normalmente estão implicados. Já as salmoneloses, alimentos de origem animal como as carnes e frangos são os veículos mais comumente identificados. Por outro lado, presuntos ou sobremesas, tortas com recheios de creme são frequentemente implicados em intoxicações estafilocócica. O botulismo embora atualmente seja uma intoxicação que não aconteça frequentemente, está associado a conservas feitas em casa. O leite cru está associado à campilobacteriose, brucelose, salmonelose e infecção por *E. coli* enterohemorrágica. Carne bovina mal cozida pode ser o veículo da enterohemorrágica *E. coli* O157:H7 (ICSMF, 2018).

São muito diversos os reservatórios dos patógenos microbianos como os reservatórios animais, humanos e ambientais. A composição do alimento, a presença de outra microbiota e as condições ambientais têm grande influência sobre os patógenos no alimento. Por exemplo, no meio ambiente rural, organismos como *Salmonella* spp., *Campylobacter* spp., *L. monocytogenes, Yersinia enterocolitica, E. coli* patogênica, *C. perfringens* e *S. aureus* estão amplamente distribuídos. Muitos outros alimentos, além dos de origem animal, têm sido implicados, como hortaliças e frutas. Além disso, o homem é reservatório de certos patógenos de origem alimentar os quais podem persistir por semanas ou meses no estado portador como *S. Typhi, Shigella* spp., hepatite tipo A. Certos alimentos que são consumidos crus como as ostras apresentam maior risco que outros alimentos devido à possível contaminação durante sua produção e captura, pois podem ser contaminados por norovírus ou *Vibrio vulnificus.* Enquanto os alimentos prontos para consumo podem ser recontaminados por *L. monocytogenes* que pode crescer durante a subsequente refrigeração a não ser que haja algum aditivo químico que iniba seu crescimento (ICSMF, 2018).

Em relação aos aspectos clínicos, certos patógenos causam severas infecções, como o botulismo alimentar cujo agente etiológico, o *C. botulinum*, produz neurotoxinas que promovem efeitos neurológicos em pessoas saudáveis e a letalidade pode exceder 50% dos casos, embora atualmente sejam raros os casos de botulismo alimentar. Outros patógenos devido a seus fatores de virulência como *S. typhi, S. dysenteriae I, V. cholerae,* certas cepas de *S. typhimurium,* enterohemorrágica *E. coli,* e *C. perfringens* podem causar severas doenças e até mesmo a morte. *L. monocytogenes* afeta principalmente os susceptíveis, como gestantes, neonatos, idosos e indivíduos imunossuprimidos e entre estes pacientes a taxa de mortalidade pode chegar a 25% (ICSMF, 2018).

Perigo Microbiológico de acordo com o Risco

O termo perigo microbiológico é definido de acordo com ICMSF (2018) como aquele associado com as toxinfecções cujos agentes etiológicos são patógenos bacterianos e, portanto, limitados às preocupações microbiológicas. Estes agentes etiológicos incluem os patógenos bacterianos, suas toxinas ou metabólitos tóxicos, vírus, parasitas e fungos toxigênicos. Os riscos associados aos perigos microbiológicos variam muito desde sintomas leves de curta duração a severos sintomas, inclusive de risco à vida.

Classificação dos perigos Microbiológicos de acordo com o Risco (ICMSF, 2018)

Perigos Moderados

Os perigos moderados raramente apresentam risco à vida, não resultam em sequelas, normalmente são de curta duração e geralmente causam sintomas que são autolimitantes, mas podem resultar em severos desconfortos. Alguns microrganismos podem ser severos perigos a específicas populações e perigos mais leves para a população em geral. Em gestantes, por exemplo, *L. monocytogenes* pode causar abortos e/ou natimortos, em imunossuprimidos pode levar à morte, mas na população em geral causa sintomas semelhantes à gripe, diarreia de curta duração ou mesmo não apresentar sintomas.

Perigos sérios: incapacitantes, mas não fatais

Estes perigos causam uma doença de moderada duração e normalmente não causam sequelas, como *C. jejuni* e outras campilobactérias termofílicas estão na categoria de perigo moderado, porém algumas cepas de *C. jejuni* causam severas doenças como a Síndrome de Guillain-Barré em pessoas susceptíveis.

Perigos Severos: riscos de vida

Estes perigos microbiológicos podem resultar em sequelas crônicas ou os efeitos podem ser de longa duração e podem afetar a população em geral ou específicas populações com alto risco. Os principais fatores que envolvem o desenvolvimento de doenças em populações de alto risco incluem a susceptibilidade específica do hospedeiro a certas infecções, como, por exemplo, a listeriose em gestantes, práticas culturais como o consumo de alimentos potencialmente perigosos, alimentos crus, por exemplo, ou influências geográficas.

Análise microbiológica de alimentos

As análises microbiológicas são necessárias para determinar a qualidade do alimento, seja através da determinação da vida de prateleira ou vida útil do produto, seu consumo seguro ou se está de acordo com os critérios microbiológicos estabelecidos para esse alimento.

A qualidade microbiológica pode ser determinada através da contagem de mesófilos aeróbios viáveis que é apenas uma indicação geral e ampla da qualidade microbiológica do alimento, mas não é viável para produtos fermentados, pois estes contêm um grande número de organismos como consequência da preparação destes alimentos (ADAMS; MOSS, 2008). Para estes alimentos, como iogurte e kefir, a legislação brasileira estabelece a contagem de coliformes termotolerantes e Estafilococos coagulase positiva (BRASIL, 2022).

As análises microbiológicas irão determinar os agentes causadores da deterioração ou os patógenos envolvidos em algum surto alimentar. A metodologia requer o isolamento e a identificação do patógeno em questão e envolve meios de cultura de enriquecimento com o objetivo de favorecer o crescimento, pois o patógeno normalmente está em pequenos números e, ao mesmo tempo, inibe o crescimento de outros organismos que possam estar associados. E por último então, a confirmação é feita através de testes bioquímicos.

Os métodos de referência oficiais ou de padrão ouro são aqueles utilizados para a detecção dos microrganismos, bem como dos seus metabólitos, para os diferentes tipos de amostras.

De acordo com a ANVISA (IN 60; BRASIL, 2021) os métodos analíticos utilizados pelos laboratórios na avaliação microbiológica de alimentos devem ser aqueles que constam nos compêndios ou referências oficiais, a saber:

International Organization for Standardization (ISO)

Official Methods of Analysis of AOAC International

Compendium of Methods for the Microbiological Examination of Foods (APHA), Standard Methods for the Examination of Dairy Products (APHA)

Standard Methods for Examination of Water and Wastewater (APHA), Bacteriological Analytical Manual (BAM/FDA)

Farmacopeia Brasileira ou Farmacopeia Americana, de acordo com sua aplicação (art. 10 da Resolução RDC nº 331/2019).

Contudo, a ANVISA também possibilita a utilização de métodos alternativos desde que validados por estudos comparativos intra e interlaboratoriais, que certifiquem que os resultados obtidos com o seu uso sejam equivalentes aos das metodologias descritas nos compêndios ou referências oficiais, ou quando os métodos alternativos sejam certificados por organismos independentes, de acordo com o protocolo estabelecido na norma ISO 16140 ou outros protocolos similares aceitos internacionalmente (BRASIL, 2021).

Análises microbiológicas: procedimentos

Os procedimentos para as análises microbiológicas dos alimentos envolvem três etapas, a saber: homogeneização e retirada da unidade analítica, preparação da diluição seriada e a inoculação nos meios de cultura.

Todos os procedimentos no laboratório de microbiologia envolvem técnicas assépticas, desde a preparação da amostra, sua homogeneização e inoculação nos meios de cultura. a área de trabalho deve estar limpa e desinfectada, evitar correntes de ar. As superfícies de trabalhos devem ser desinfectadas com um desinfetante adequado, como o álcool 70%.

Assegurar-se de que todo o material necessário esteja disponível na bancada de trabalho. Proceder à lavagem das mãos antes de iniciar os trabalhos.

Caso não seja possível trabalhar no interior de capela de fluxo laminar vertical, trabalhar na região próxima à chama de um bico de Bunsen que, em bom funcionamento, deve ter a chama azulada. O uso da capela de fluxo laminar vertical previne a contaminação da amostra pelo ambiente e do ambiente e do analista pela amostra.

Todo material a ser utilizado deve ser previamente esterilizado, inclusive instrumentos e utensílios utilizados na abertura das embalagens e retirada das unidades analíticas como tesouras, pinças, facas, espátulas, entre outros. Estes utensílios também podem ser submersos em álcool a 70% e flambados.

Homogeneização e retirada da unidade analítica

A quantidade de material retirado da amostra para ser utilizado na realização de um ou mais ensaios é denominado de unidade analítica. O número de unidades analíticas que devem ser retiradas e a quantidade de material em cada unidade analítica dependem do número e tipos de ensaios que serão realizados na mesma amostra (SILVA *et al.*, 2017). A Tabela 1 apresenta os principais ensaios de ausência/presença e os ensaios gerais de quantificação na análise de alimentos.

Antes da realização dos ensaios, as embalagens das amostras devem ser desinfectadas com álcool 70% ou outro desinfetante adequado, as unidades analíticas pesadas de forma asséptica próxima ao bico de Bunsen e homogeneizadas. A homogeneização normalmente é feita em um *stomacher*, equipamento homogeneizador de amostras, as quais são acondicionadas em sacos plásticos estéreis de modo a tornar as amostras uniformes e sem aglomerados através de movimentos vigorosos de compressão e relaxamento.

Tabela 1. Principais ensaios de ausência/presença e os ensaios gerais de quantificação na análise de alimentos.

Ensaios de Ausência/Presença	Ensaios gerais de quantificação
Salmonella	Contagem total de aeróbios mesófilos ou psicotrópicos
Listeria monocytogenes	Contagem de bolores e leveduras
Yersinia enterocolitica	Contagem de bactérias lácticas
Campylobacter, *Cronobacter*,	Contagem de enterococos e enterobactérias
Escherichia coli O157:H7	Contagem de coliformes totais/ termotolerantes/*E. coli*
Vibrio cholerae, *Vibrio parahaemolyticus* e *Vibrio vulnificus*	Contagem de *S. aureus*, *B. cereus*, *C. perfringens* e *Pseudomonas*

Fonte: Adaptado de SILVA *et al.*, 2017

Técnicas de cultivo: métodos quantitativos

Semeadura em meios sólidos em placas de Petri

Método convencional padrão: método quantitativo

O método convencional padrão é o método mais usado para a determinação de células viáveis ou Unidades Formadoras de Colônia (UFC) em um produto alimentício na rotina laboratorial. A diluição seriada decimal é utilizada para se obter placas com um número de colônias contáveis, pois não se sabe exatamente o número dos organismos presentes naquela amostra (ADAMS; MOSS, 2008).

Figura 3. Esquema da diluição seriada a partir de uma solução estoque.

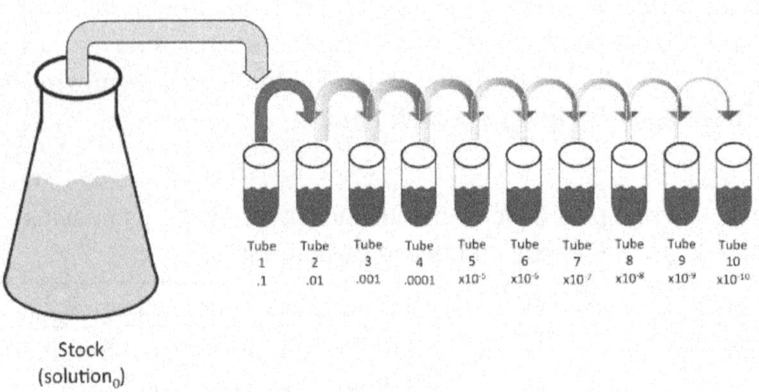

Fonte: https://www.jove.com/files/ftp_upload/10507/10507fig1.jpg

Figura 4. Diluição decimal seriada e Método das diluições em placas.

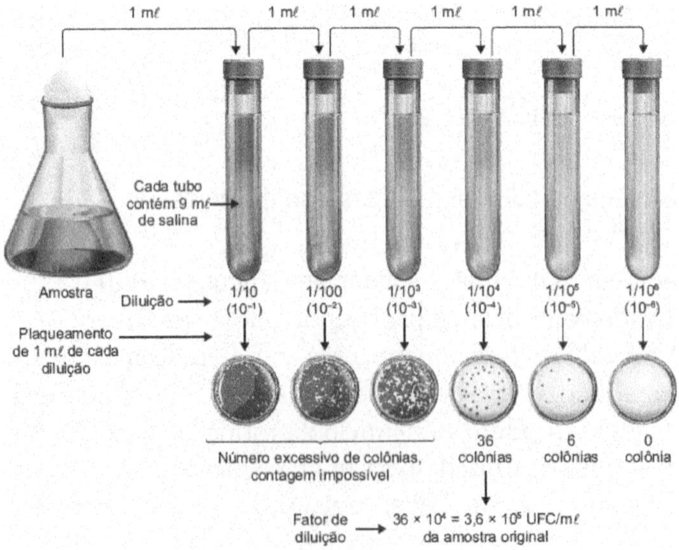

Fonte: VERMELHO *et al.*, 2019.

A partir de uma solução estoque onde a amostra é homogeneizada com a solução diluente procede-se à diluição decimal seriada, conforme mostrado nas figuras 3 e 4. Quando a amostra não é líquida, a amostra (geralmente 10 ou 25g) é pesada e homogeneizada com a solução diluente (normalmente água peptonada) através da adição de 9x (90 ou 225 ml) que será então considerada a diluição 10^{-1}. A partir desta diluição 10^{-1} procede-se às diluições seguintes através da retirada de 1 ml e adição em tubos contendo 9 ml da solução diluente, obtendo-se as diluições -2, -3, -4 e assim por diante, quantas vezes for necessário. Dessa forma, de cada 1 ml retirado para inoculação em meio de cultura haverá 0,1 g da amostra. O resultado obtido encontrado na amostra deve ser multiplicado pela diluição analisada, ou seja, pelo fator de diluição. A diluição seriada permite, portanto, a contagem de microrganismos em determinada amostra e integra o protocolo para a inoculação de culturas microbianas em meio de cultura.

Técnicas para inoculação de cultura microbiana: técnicas de semeadura

Após as diluições seriadas, a amostra será inoculada em meios de cultura. Para a inoculação de culturas microbianas os seguintes métodos são muito utilizados em microbiologia:

- Método de espalhamento em profundidade (*Pour Plate*)
- Método de espalhamento com alça de Drigalsky

1. Método de espalhamento em profundidade (*Pour Plate*)

Esse método é utilizado para espalhar a cultura de microrganismos em placas contendo ágar nutriente liquefeito. Uma alíquota de 1 ml de uma suspensão bacteriana (a diluição seriada previamente realizada) a cada 20 ml do meio de cultura fundido e resfriado, com posterior homogeneização com movimentos circulares (em 8).

Figura 5. Método de espalhamento em Profundidade ou *Pour Plate*.

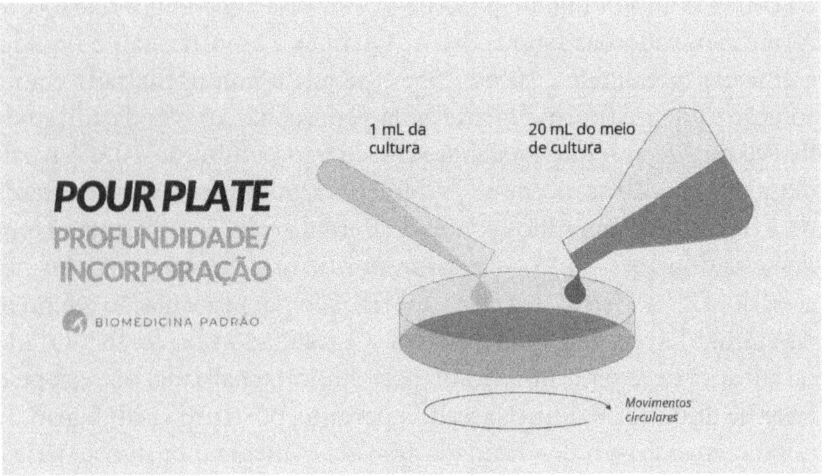

Fonte: Google imagens

A contagem das placas de Petri pode ser feita manualmente ou automatizada em contadores automáticos de colônias. Normalmente é feita em placas que contenham entre 30 e 300 colônias, pois a contagem que totaliza menos de 30 é definida como muito pouca enquanto acima de 300 a contagem é muito numerosa para que se possa fazer a contagem. Sendo assim escolhe-se qual diluição seriada será contada e a média de duas placas separadas é multiplicada pelo fator de diluição e produz o resultado UFC/ml ou UFC/g (Fig. 5).

2. Método de espalhamento com alça de Drigalsky ou de superfície

O espalhamento com alça de Drigalsky é utilizado para espalhar a cultura microbiana superficialmente em placas de Petri contendo o meio de cultura sólido. Consiste na inoculação de uma alíquota 0,1 ml em placa de Petri contendo o meio sólido. O espalhamento com a alça de Drigalsky deve ser realizado através de movimentos circulares de modo a cobrir toda a superfície da placa (Fig. 6). A contagem deve ser multiplicada pela diluição utilizada e por mais 10 vezes, pois somente 0,1 ml da diluição foi utilizada. Se for inoculada 0,1ml da diluição -1, esta deve ser considerada como diluição -2 e o resultado deve ser multiplicado por 100. E assim por diante para as demais diluições.

Figura 6. Método de Semeadura por espalhamento ou superfície.

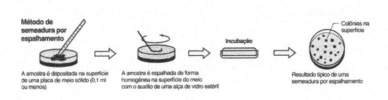

Fonte: Google imagens

Figura 7. Técnicas de inoculação das suspensões microbianas para contagem e isolamento de microrganismos: Método de espalhamento em superfície (A). B. Método de espalhamento em profundidade *(Pour plate)* (B).

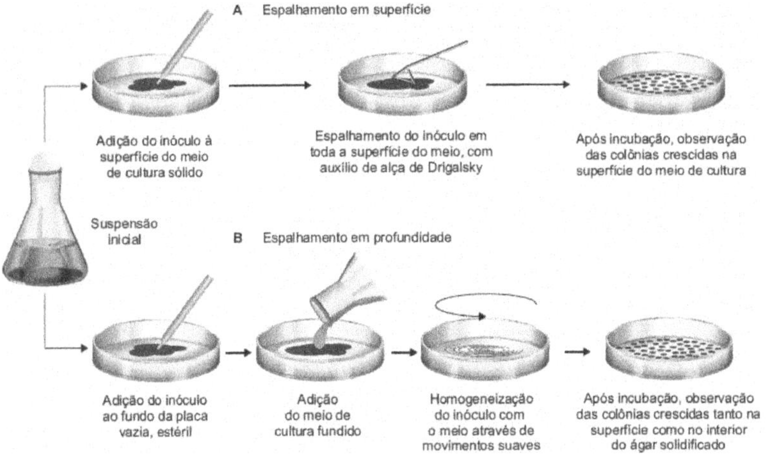

Fonte: VERMELHO *et al.*, 2019.

Número Mais Provável (NMP)

A técnica de NMP baseia-se na inoculação em triplicatas de tubos de ensaio contendo meio de cultura líquido com três diferentes tamanhos de amostra ou diluições do material a ser analisado. Séries de 3 ou 5 tubos com diferentes tamanhos de amostras (0,1, 1,0 e 10 g) ou diluições são utilizados. Os tubos considerados positivos são aqueles que após a inoculação em temperatura e tempo apropriado observa-se o crescimento microbiano (ADAMS; MOSS, 2008). Baseia-se no princípio de que ao se subdividir as amostras em alíquotas, algumas delas irão conter microrganismos e outras não, dependendo da quantidade dos microrganismos na amostra. Os resultados assim obtidos são referenciados em uma tabela na qual através da probabilidade estatística é possível estimar a densidade original dos microrganismos na amostra (SILVA *et al.*, 2017). Essa técnica é muito utilizada na determinação de coliformes termotolerantes e *E. coli* em água e alimentos.

A técnica do NMP (Fig. 8) permite a enumeração de diferentes grupos ou espécies de microrganismos, variando-se o meio de cultura e as condições de incubação. A contagem de coliformes totais, coliformes termotolerantes e *E. coli* em água e alimentos são suas principais aplicações. Também podem ser utilizadas quando a contaminação esperada na amostra está abaixo do limite de detecção do plaqueamento ou quando partículas do alimento interferem na contagem em placas ou quando se pretende adaptar métodos qualitativos para quantitativos, como a contagem de *Salmonella, Listeria monocytogenes* e outros microrganismos tradicionalmente analisados por métodos de presença/ausência (SILVA *et al.*, 2017).

A amostra deve ser homogeneizada e as diluições preparadas como previamente descrito.

Figura 8. Método do Número Mais provável (NMP).

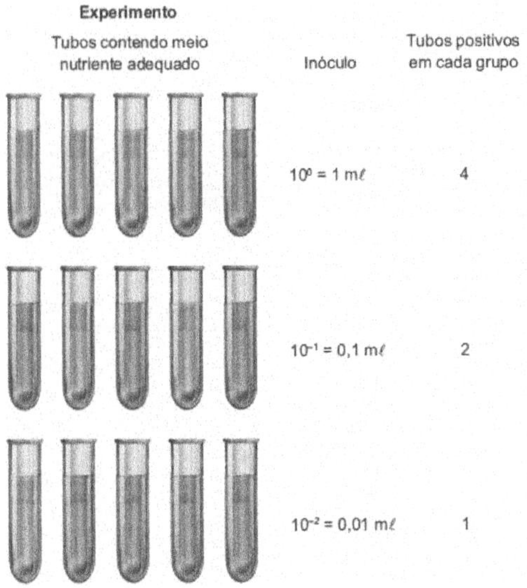

Tabela estatística do NMP (parcial)

Tubos positivos em cada grupo	NMP/100 mℓ
4-0-0	13
4-0-1	17
4-1-0	17
4-1-1	21
4-2-0	22
4-2-1	26
4-3-0	27
4-3-1	33
4-4-0	34
5-0-0	23
5-0-1	30

Fonte: VERMELHO *et al.*, 2019

Técnicas de cultivo: métodos não quantitativos

Semeadura em meios sólidos em placas de Petri

Método de espalhamento por estrias, esgotamento ou *Spread plate*:

Com o auxílio de uma alça bacteriológica o material é espalhado, fazendo-se estrias sucessivas até o esgotamento do material. Após cada estriamento a alça deve ser flambada para reduzir gradualmente o número de microrganismos em cada nova região e assim produzindo colônias únicas, uma vez que o objetivo é obter o isolamento da bactéria existente na amostra. A semeadura poderá ser realizada em um sentido ou em vários, como mostrado na figura 9.

Figura 9. Método de espalhamento por estrias.

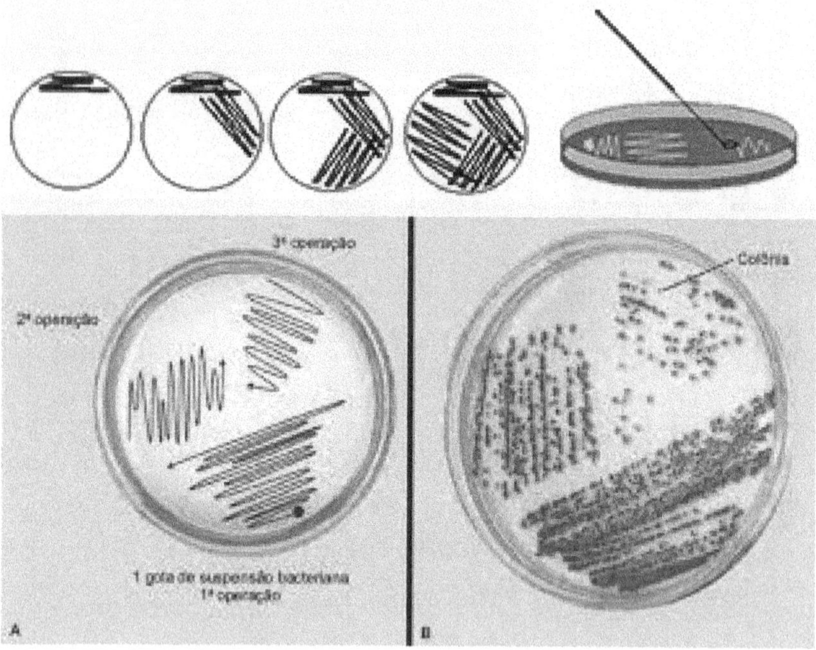

Fonte: Google imagens

Técnicas de cultivo: semeadura em meios sólidos em Tubo de Ensaio

A semeadura em tubos de ensaio contendo meio sólido pode ser feito por:

Esgotamento de alça: essa técnica é utilizada com o objetivo de se obter crescimento bacteriano e/ou para verificar as propriedades bioquímicas da bactéria. A semeadura poderá ser feita da base do meio para a extremidade do mesmo através do estriamento ou poderá ser realizada da base para a extremidade do meio, de forma uniforme.

Em Picada: a técnica em picada é utilizada para que se possam observar funções metabólicas microbianas que são submetidas à análise microbiológica (Fig. 10).

Figura 10. Semeadura em tubos de ensaio contendo meio sólido.

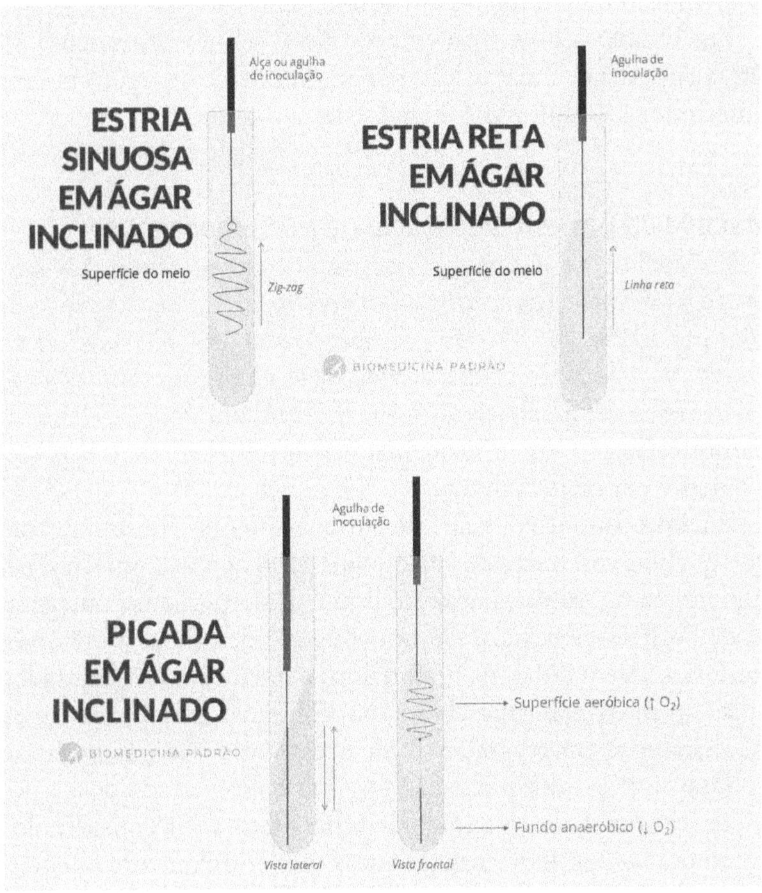

Fonte: Google imagens

Semeadura em meios líquidos

A semeadura em meio líquido consiste na adição de microrganismos através da alça ou agulha de platina e tem como principal objetivo verificar as propriedades bioquímicas através de testes microbiológicos. Ou poderá ser utilizada para o favorecimento do crescimento bacteriano em meios que possibilitem o enriquecimento.

Semeadura em meios semissólidos

A semeadura em meio semissólido pode ser feita:

Em Picada: o objetivo dessa técnica é verificar as funções metabólicas ou características físicas, como motilidade de alguns microrganismos que são submetidos à análise microbiológica.

Detecção da presença/ausência de microrganismos

Na análise de alimentos, muitos patógenos como *Salmonella, Listeria monocytogenes, Yersinia enterocolitica, Campylobacter, Escherichia coli* O157:H7, *Vibrio cholerae, Vibrio parahaemolyticus* e *Vibrio vulnificus* são detectados através de sua ausência ou presença, ou seja, os testes são qualitativos. As técnicas microbiológicas básicas são o enriquecimento em um ou mais caldos específicos e o posterior isolamento em meios sólidos.

Enriquecimento: a etapa de enriquecimento é muito crítica nos testes qualitativos, pois a população dos patógenos nas amostras é normalmente baixa, muito abaixo do limite de detecção da contagem em placas. Por isso é essencial elevar o número de células a quantidades detectáveis. Além disso, na maioria dos alimentos industrializados, as células do microrganismo alvo estão injuriadas pelo processamento, e necessitam serem reparadas. Para a reativação das vias metabólicas responsáveis pela multiplicação é necessário um período de tempo em condições ótimas de crescimento. Outro fato a ser considerado é a microbiota competidora nas amostras que normalmente se encontra em número muito maior do que o microrganismo alvo, e por isso deve-se inibir o crescimento dessa população, para que o alvo tenha oportunidade de se multiplicar (SILVA *et al.*, 2017).

Pré-enriquecimento: na fase de pré-enriquecimento as células injuriadas são reparadas, porém não oferece condições demasiadas para a microbiota competidora. Normalmente os caldos de pré-enriquecimento são não seletivos ou moderadamente seletivos. O pH do meio deve estar na faixa ótima de crescimento do alvo. Se houver a inoculação de produtos ácidos, o pH deve ser ajustado para retornar ao ótimo, caso haja alteração. A temperatura de incubação deve estar na faixa ótima, mas o tempo de incubação apenas o suficiente para a reparação das injúrias. A multiplicação das células injuriadas nessa fase de reparação é mínima, mas se a incubação for prolongada além do necessário, a população competidora pode aumentar demasiadamente, e dessa forma dificultar ou impedir a posterior detecção do alvo (SILVA *et al.*, 2017).

Enriquecimento seletivo: O enriquecimento seletivo é feito através da utilização de agentes seletivos e/ou condições restritivas para a microbiota competidora presente nas amostras que é inibida e assim favorecendo a multiplicação do microrganismo alvo. As condições restritivas para a microbiota competidora podem ser o pH do meio de cultura, a temperatura e/ou atmosfera de incubação, a adição de antibióticos e a adição de compostos químicos como verde brilhante, selenito de sódio, sais biliares, telurito de potássio, lauril sulfato de sódio. Em termos de composição nutricional do meio, esta deve ser ótima e, preferencialmente conter nutrientes utilizados pelo alvo, como, por exemplo, certas fontes de carbono não comuns como D-manose, sorbitol, citrato de sódio. Contudo, eventualmente, algumas cepas do alvo podem ser sensíveis, pois nem sempre os caldos de enriquecimento seletivo conseguem um balanceamento ideal entre a necessidade de inibir os competidores sem inibir o microrganismo alvo. (SILVA *et al.*, 2017). Nesse caso, são necessários dois meios seletivos, pois algumas cepas do alvo podem ser sensíveis às condições seletivas presentes. No ensaio para determinação de *Salmonella*, por exemplo, são utilizados dois meios seletivos de enriquecimento.

Isolamento em meios sólidos (plaqueamento diferencial): O objetivo do isolamento em meios sólidos é a obtenção de culturas puras as quais serão utilizadas nos testes de confirmação da identidade. Normalmente os meios de isolamento são seletivos e diferenciais, para suprimir parte da microbiota competidora e distinguir o alvo da remanescente. Os agentes seletivos usados em meios sólidos são os mesmos usados nos meios líquidos de enriquecimento, enquanto os agentes diferenciais mais usados são os indicadores de pH, que possibilita diferenciar os microrganismos que produzem dos que não produzem ácido ou base durante o crescimento. Os indicadores de pH (mudam de cor em determinadas faixas de pH) mais utilizados em meios de cultura são o vermelho de fenol e o púrpura de bromocresol. Para a diferenciação entre os microrganismos que produzem H_2S no metabolismo de aminoácido sulfurados dos que não produzem, os indicadores de sulfeto de hidrogênio são bastante usados, Os indicadores de H_2S são compostos de ferro como o citrato férrico, citrato férrico amoniacal ou o sulfato férrico. O sulfeto de ferro formado é um composto preto e solúvel que se difunde e provoca o escurecimento do meio de cultura. Outros agentes diferenciais podem ser usados, como a gema de ovo que é utilizada para diferenciar os microrganismos que produzem enzimas lipolíticas dos que não produzem. A esculina é usada para diferenciar os microrganismos que hidrolisam dos que não hidrolisam esse composto. O sangue também utilizado para diferenciar os microrganismos que produzem dos que não produzem hemólise (SILVA *et al.*, 2017). Algumas cepas poderão ser sensíveis a estes agentes seletivos, dessa forma, é recomendada a utilização de dois meios de cultura, como no caso da determinação de *Salmonella,* onde são utilizados dois ou até mesmo três meios de cultura.

Confirmação: Testes bioquímicos para identificação de bactérias

Os testes bioquímicos são técnicas ou metodologias que quando combinadas com outras características obtidas por microscopia (colorações simples, diferenciais ou estruturais), ou através da observação das colônias obtidas em meios de cultura possibilitam a determinação com precisão a bactéria com que se está trabalhando e/ou pesquisando.

Os testes bioquímicos ou provas bioquímicas servem como prova definitiva na identificação das bactérias isoladas, pois as propriedades metabólicas são únicas para cada espécie visto que os microrganismos apresentam tipos diferentes de vias metabólicas para obtenção de energia (fermentação, respiração ou ambos). Além disso, os microrganismos podem possuir enzimas específicas utilizadas no processo de metabolização dos diferentes substratos contidos nos meios de cultivo. Os testes bioquímicos permitem a caracterização de, até mesmo, bactérias com alto padrão de similaridade (VERMELHO *et al.*, 2019).

Para a confirmação da identidade da cultura isolada, as características mais usadas são as morfológicas, as bioquímicas e as sorológicas, conforme mostrado na Tabela 2:

Tabela 2. Principais características usadas nos testes de confirmação.

	Características
Morfológicas	Forma das células (cocos, bastonetes retos, bastonetes curvos, helicoidais) Arranjo das células (isoladas, em pares, em tétrades, em cadeias, em cachos, em filamentos) Coloração de Gram Motilidade Formação de esporos.
Sorológicas	Presença dos antígenos somáticos "O" da parede celular e dos antígenos flagelares "H".
Bioquímicas	Dependem do microrganismo alvo

Fonte: Adaptado de VERMELHO *et al.*, 2019

Teste do vermelho de metila (VM) e Teste de Voges-Proskauer (VP): O teste VM tem por objetivo identificar se a bactéria é capaz de produzir ácidos estáveis como produtos finais da fermentação mista da glicose e o teste VP o objetivo é identificar organismos capazes de produzir acetoína a partir da degradação da glicose através da via butilenoglicólica. O meio VM/VP (vermelho de metila/Voges-Proskauer) inclui peptona, glicose e tampão fosfato e é utilizado para testar a utilização das vias metabólicas:

- A via de fermentação ácida mista para metabolizar o ácido pirúvico, produzindo outros ácidos como o láctico, o acético e o fórmico.
- E a via butilenoglicólica utilizada por algumas bactérias entéricas para produzir compostos neutros ao final da metabolização do piruvato.

Os organismos capazes de produzir grande quantidade de ácidos estáveis após a metabolização da glicose levam a uma diminuição drástica do pH do meio. A fermentação da glicose pelas bactérias pode resultar em diferentes produtos finais de fermentação, sendo o tipo de metabolismo fermentativo uma característica das espécies. Com a fermentação mista, o pH do meio cai para menos de 4,5 que supera a capacidade tamponante do tampão fosfato presente que pode ser detectada adicionando-se à cultura algumas gotas de solução de vermelho de metila, um indicador de pH com ponto de viragem abaixo de 4,5. No teste de VP, na fermentação butilenoglicólica, o produto final é precedido por um precursor intermediário, a acetoína (acetilmetilcarbinol), convertida em butilenoglicol pela ação da diacetil redutase. E através da adição dos reagentes Barrit para o teste de VP a acetoína pode ser detectada. A solução alcoólica 5% de α-naftol, adicionada primeiramente atua como catalisador para a reação com o reagente seguinte, uma solução concentrada de hidróxido de potássio ou sódio. O segundo atua como agente oxidante para a oxidação da acetoína a diacetil, este por sua vez reage com os núcleos guanidina da peptona do meio, formando um produto de condensação avermelhado que, à medida que é formado, combina-se com o α-naftol, acelerando a reação e intensificando a cor. A leitura do teste deve ser feita de 2 a 5 dias, pois muitos microrganismos produzem ácidos em um período de 18 a 24 horas, mas continuam a catabolizá-los até compostos mais neutros (Fig. 11). (VERMELHO *et al.*, 2019; SILVA *et al.*, 2017)

Figura 11. Resultado do teste do Vermelho de Metila (VM). Tubo à esquerda: VM negativo. Tubo à direita: VM positivo.

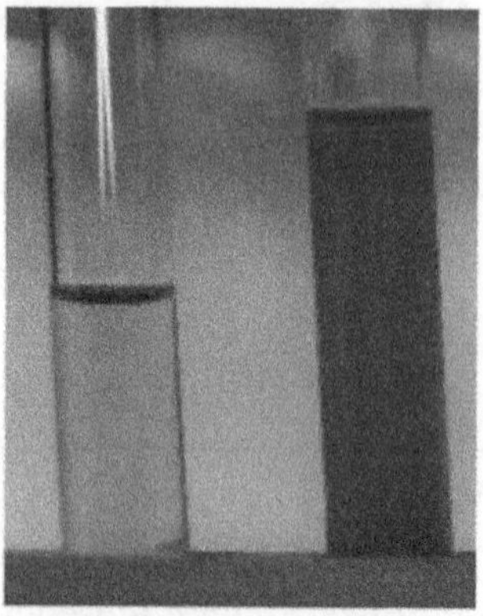

Fonte: Google imagens

Figura 12: Resultado do teste de Voges-Proskauer (VP). Tubo à esquerda: VP negativo. Tubo à direita: VP positivo.

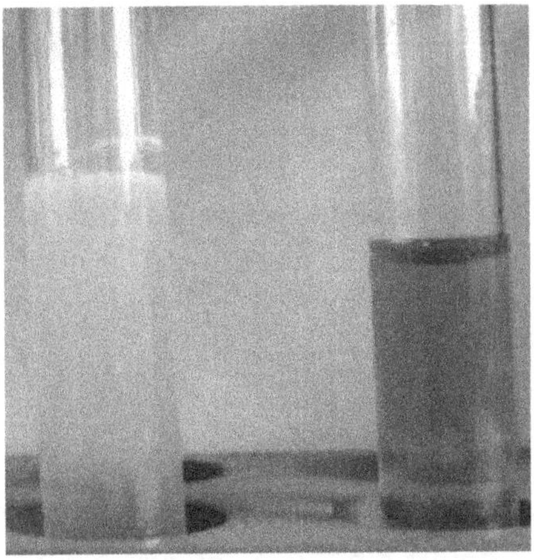

Fonte: Google imagens

Teste do indol: O teste do indol é a porção "I" dos quatro testes conhecidos como IMViC (Indol, vermelho de Metila, Voges-Proskauer e Citrato). Utilizado para caracterizar e/ou identificar bactérias entéricas, que são capazes de produzir indol a partir do aminoácido triptofano por meio da ação da enzima triptofanase, complexo enzimático que desamina o triptofano resultando em indol, ácido pirúvico, amônia e energia. O teste de indol consiste na reação química que ocorre entre o indol liberado no meio de cultura com o aldeído presente no reagente de Kovacs (p-dimetilamino benzaldeído) cujos resultados são produtos de condensação coloridos. Esses compostos, de cor vermelho-violeta, ficam concentrados na fase alcoólica do reagente, formando um anel na superfície do meio de cultura líquido (Fig. 12) (VERMELHO *et al.*, 2019).

Teste de oxidação/fermentação (O/F): Diferenciar bactérias de acordo com a capacidade de oxidar ou fermentar açúcares específicos, ou seja, verificar o tipo de metabolismo de carboidratos utilizado pela bactéria ou a não utilização de carboidratos. São dois os processos pelos quais a bactéria pode se utilizar dos carboidratos: oxidativo (respiração celular) e o fermentativo. A respiração celular é o processo aeróbio que é utilizado pela maioria das bactérias e só acontece na presença de oxigênio como aceptor final de elétrons. As bactérias que se utilizam apenas do metabolismo oxidativo dependente do oxigênio são chamadas de aeróbias estritas, uma vez que seu crescimento só ocorre na presença de O_2. Na respiração anaeróbia, algumas espécies são capazes de crescer substituindo o oxigênio por compostos inorgânicos como o nitrato e o sulfato. A fermentação é um processo anaeróbio e não depende da disponibilidade de oxigênio. As bactérias facultativas são aquelas que utilizam tanto o metabolismo oxidativo quanto o fermentativo, pois podem crescer tanto na presença quanto na ausência de O_2 (Fig. 13) (VERMELHO *et al.*, 2019; SILVA *et al.*, 2017).

Figura 13. Teste de oxidação-fermentação (O/F) de carboidratos. I (inerte): não houve a hidrólise do carboidrato utilizado em nenhuma das condições (aeróbica ou anaeróbica); A (aeróbico) e AF (anaeróbico) facultativo. *Óleo mineral colocado na superfície no meio, para impedir contato com o oxigênio, simulando condição de anaerobiose.

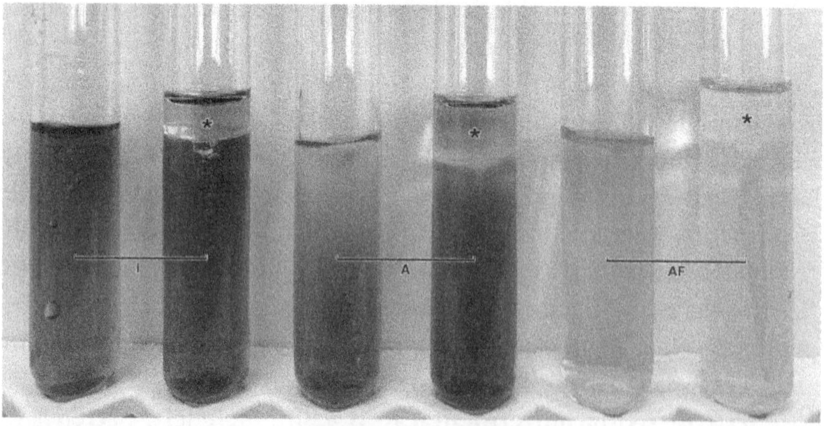

Fonte: SILVA *et al.*, 2017

Teste de redução de nitrato: capacidade de redução do nitrato a nitrito ou a gás nitrogênio livre. Esse processo geralmente é anaeróbio cujo produto final varia em função da espécie bacteriana. Dois processos metabólicos reduzem o nitrato, a respiração anaeróbica e denitrificação. Na respiração anaeróbica, o organismo usa o nitrato com o aceptor final de elétrons na cadeia respiratória, produzindo nitrito, amônia, nitrogênio molecular, óxido nítrico ou outro composto nitrogenado reduzido, dependendo da espécie. Na denitrificação o nitrato é reduzido completamente a gás nitrogênio (via nitrito ou óxido nitroso) e dependendo das condições ambientais os produtos da redução podem ser utilizados ou não no metabolismo das bactérias e quando não utilizados são excretados para o meio de cultura, onde podem ser detectados. O teste se baseia exatamente na capacidade do microrganismo de reduzir o nitrato que é adicionado em excesso no meio de cultura. O nitrato será reduzido a nitrito se o microrganismo possuir a enzima nitrato redutase, esta irá reduzir o nitrato a nitrito. Ácido nitroso também é formado o qual reage com o ácido sulfanílico (reagente I), formando o ácido sulfanílico diazotado, e este por sua vez reage com a α-naftilamina (reagente II) para formar o composto p-sulfobenzeno-azo-α-naftilamina, que possui uma cor vermelho-intensa que denota resultado positivo para o teste. O teste é negativo quando há ausência de coloração no meio, após a adição dos reagentes reveladores (Fig. 14).

Figura 14. Resultados para o teste de redução de nitrato. Tubo A: controle não inoculado. Tubo B: resultado negativo sem alteração da cor. Tubo C: teste positivo com alteração da cor para o vermelho.

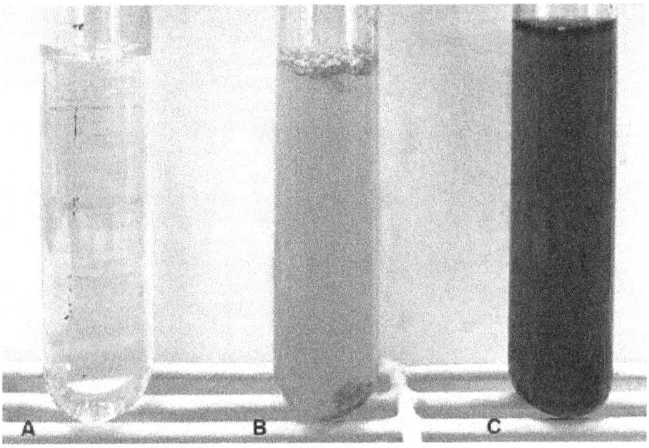

Fonte: VERMELHO *et al.*, 2019

Teste da catalase: A catalase é uma enzima que a maioria das bactérias aeróbicas possui e sua ação consiste na decomposição do peróxido de hidrogênio em água e oxigênio. Tem por objetivo identificar organismos que produzem a enzima catalase, pois algumas bactérias produzem peróxido de hidrogênio durante metabolismo de carboidratos. Muito utilizado para distinguir membros da família *Micrococcaceae* e da família *Streptococcaceae*, além de auxiliar a identificação das espécies de *Mycobacterium*. O peróxido de hidrogênio é tóxico e pode provocar a morte das células se não for rapidamente decomposto. As enzimas classificadas hidroperoxidases, que incluem a peroxidase e a catalase realizam a decomposição desse material. A maioria das bactérias aeróbias e anaeróbias facultativas que contém citocromo também apresentam catalase. A maioria das bactérias anaeróbias, como *Clostridium* sp, por exemplo, possuem peroxidase em lugar da catalase. As bactérias que não apresentam catalase ou peroxidase não são capazes de decompor o peróxido de hidrogênio, tendo seu crescimento inibido pelo acúmulo desse produto do seu próprio metabolismo (SILVA *et al.*, 2017; VERMELHO *et al.*, 2019). A produção da catalase se constitui em um fator de virulência de bactérias, pois protege as bactérias dos ataques com superoxidantes produzidos como defesa pelos leucócitos. As bactérias podem ser catalase positiva ou negativa, enquanto leveduras sempre serão catalase positiva, pois sempre irão liberar o gás oxigênio na presença do peróxido de oxigênio (água oxigenada). Mas as bactérias lácticas nunca irão liberar gás oxigênio na presença do peróxido de oxigênio. O teste pode ser realizado em lâmina ou em tubos (Fig. 15).

Figura 15. Teste da catalase. Tubo A: negativo, sem a formação de bolhas. Tubo B: positivo com a formação de bolhas indicando a presença da enzima catalase.

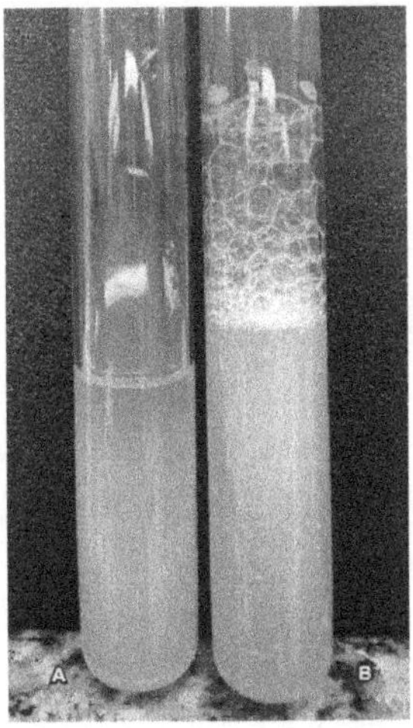

Fonte: SILVA *et al.*, 2017

Teste de oxidase: A enzima citocromo C é uma das oxidases que participam do processo oxidativo de respiração celular. O sistema de transporte de elétrons é a etapa final da respiração celular de bactérias aeróbias e anaeróbias facultativas. Esse sistema é uma sequência de reações de óxido redução, em que elétrons são transferidos de um substrato para outro, com a produção de energia. O aceptor final de elétrons, o oxigênio, se oxida para manter o sistema funcionando, o qual recebe os elétrons transportados pelos substratos anteriores. As citocromo oxidases são as enzimas responsáveis pelo transporte dos elétrons e que estão presentes em todas as bactérias que utilizam o metabolismo respiratório. O tipo e o número de citocromo oxidases presentes na cadeia de transporte de elétrons de diferentes bactérias é uma característica das espécies, utilizada como caráter de identificação. O teste de oxidase detecta especificamente a citocromo C oxidase. O reagente utilizado é sempre um agente redutor artificial que atua como aceptor final dos elétrons transferidos pela citocromo oxidase C, cuja característica é a mudança de cor ao passar do estado reduzido para o oxidado, de forma que, ao receber os elétrons, oxidam-se, provocando uma reação colorida visível (SILVA *et al.*, 2017).

Presença de descarboxilases ou teste de descarboxilações: detectar a habilidade de um organismo descarboxilar um aminoácido (em geral lisina, ornitina ou arginina) para formar uma amina, resultando em alcalinização do meio no qual o organismo se desenvolve. Utilizado para diferenciar organismos da família *Enterobacteriaceae.* As enzimas de descarboxilação são específicas para cada aminoácido e são passíveis de descarboxilação apenas os aminoácidos que apresentam pelo menos um grupo químico ativo, além dos grupos amina e carboxila. A descarboxilação representa uma característica útil na diferenciação e a disponibilidade de uma ou mais descarboxilases varia entre as espécies. São enzimas induzíveis que são produzidas pelas bactérias apenas na presença dos respectivos aminoácidos e em condições ácidas e as mais utilizadas em testes de identificação são a arginina, lisina e ornitina descarboxilases. A partir da lisina são produzidos anaerobicamente cadaverina e CO_2 e partir da ornitina são produzidos putrescina e CO_2 (SILVA *et al.*, 2017). A figura 16 mostra o teste de descarboxilação da lisina. Com o crescimento bacteriano ocorre a fermentação da glicose e acidificação do meio e viragem do indicador de pH mudando o meio de púrpura a amarelo. Se o organismo possuir a enzima lisina descarboxilase, ocorre a liberação de CO_2 e a descarboxilação da lisina, com a produção de um composto alcalino, a cadaverina, a qual neutraliza os ácidos formados na fermentação da glicose. Com a viragem do indicador de pH, o meio muda de amarelo e volta a ser púrpura.

Figura 16. Resultado do teste de Descarboxilação da lisina. Tubo à direita (púrpura) teste positivo com a descarboxilação da lisina. Tubo à esquerda (amarelo) teste negativo.

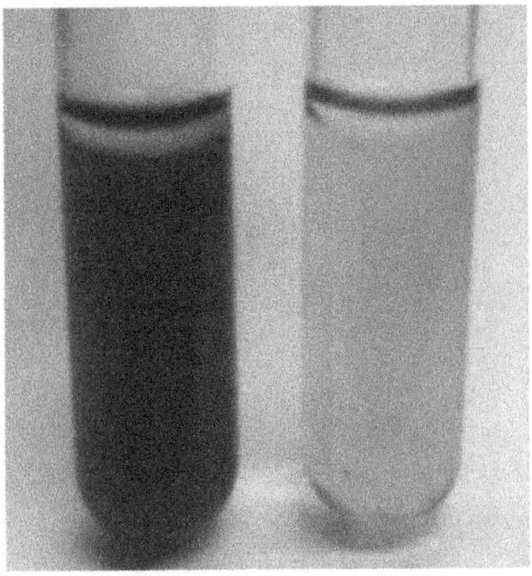

Fonte: VERMELHO *et al.*, 2019

Teste da urease: determinar se um microrganismo é capaz de hidrolisar ureia em duas moléculas de amônia (NH3) por ação da enzima urease, enzima do grupo das amidases que catalisam a hidrólise de amidas como a ureia, uma diamida do ácido carbônico ou carbamida. A hidrólise de cada molécula de ureia resulta em duas moléculas de amônia, que elevam o pH do meio de cultura e podem ser detectadas pelo vermelho de fenol, um indicador de pH com ponto de viragem em pH 8,4 (Fig. 17) (VERMELHO *et al.*, 2019; SILVA *et al.*, 2017).

Figura 17. Resultado do teste da urease. Tubo 1: positivo para degradação da ureia. Tubo 2: resultado negativo.

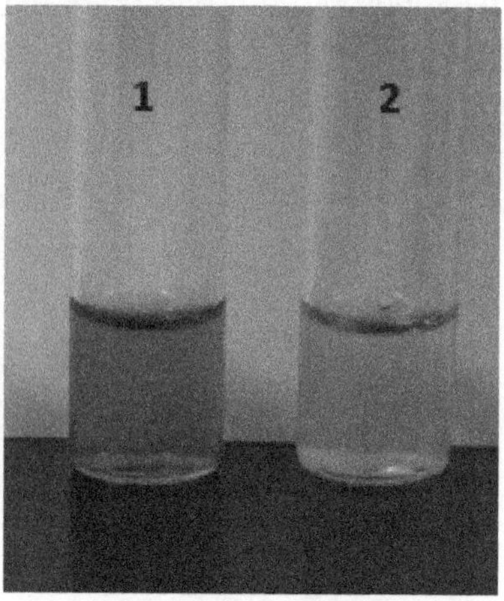

Fonte: Google imagens

Teste de H2S, indol e motilidade (SIM)

O meio SIM é um meio diferencial que testa três parâmetros diferentes, a saber: Produção de H_2S (S), Produção de indol (I) e motilidade (M), daí seu nome SIM (Fig. 18 a 21).

Produção de H_2S (gás sulfídrico ou sulfeto de hidrogênio): determinar se ocorre a liberação de ácido sulfídrico (H_2S) gasoso, promovida pela metabolização bacteriana de aminoácidos que contêm enxofre em sua estrutura. Útil na diferenciação de membros positivos da família *Enterobacteriaceae*, especificamente dos gêneros *Salmonella, Francisella e Proteus*, dos membros negativos como *Morganella morganii* e *Providencia rettgeri*, além de outras bactérias como *Escherichia coli* e *Shigella flexneri*. Durante o processo de putrefação ou durante a redução do tiossulfato no processo de anaerobiose o enxofre é reduzido e o gás sulfídrico é produzido, evidenciado pelo enegrecimento do meio. A enzima dessulfurase age nos processos de putrefação, onde aminoácidos contendo enxofre como a cisteína, por exemplo, sofrem degradação gerando ácido pirúvico, amônia e H_2S como produtos finais de reação. Produtos tóxicos para a célula, como a amônia e o sulfeto de hidrogênio são excretados, e o ácido pirúvico que é um intermediário do ciclo de Krebs é mantido no interior da célula para a produção de energia. Nos processos de respiração anaeróbica, o enxofre inorgânico (neste caso, proveniente do tiossulfato adicionado ao meio) torna-se o aceptor final do elétron na cadeia transportadora de elétrons. Quando presente no meio, a cisteína será hidrolisada pela dessulfurase, ou o tiossulfato presente no meio sofre redução levando à produção de sulfeto de hidrogênio (ou gás sulfídrico). Este por sua vez combina-se com o sulfato ferroso para formar sulfeto de ferro (FeS), evidenciado pelo enegrecimento do meio. Se houver qualquer escurecimento do meio, isto indica a produção de H_2S e é considerado como resultado positivo (SILVA *et al.*, 2017).

Teste de indol: como explicado anteriormente, o indol (composto volátil) é resultado da ação bacteriana enzimática da triptofanase sobre o triptofano. O procedimento do teste consiste na inoculação do meio de cultura SIM contendo excesso de triptofano. Após a incubação, colocar 0,5 ml do reagente de Kovacs ou o reativo de Ehrlich (solução aquosa ou alcoólica de p-dimetil aminobenzaldeído, respectivamente) através da parede interna do tubo. O teste é positivo com a formação de um anel de cor rósea formado devido à complexação do indol com o aldeído, em meio ácido dentro de, no máximo, 5 minutos. E considerado negativo se qualquer outra cor for formada, como a original do meio ou marrom.

Teste da motilidade: Determinar a capacidade de um microrganismo produzir gelatinases que são exoenzimas hidrolíticas e digerem e liquefazem a gelatina. Os aminoácidos produzidos na reação são facilmente utilizados para o fornecimento de energia como formação de material constitutivo do microrganismo. Indiretamente indica a produção de flagelos. O teste indica motilidade positiva quando há deslocamento da linha de inoculação com turvação do meio. Quando não há turvação do meio o teste é considerado negativo indicando a não motilidade por ficarem restritos ao local da inoculação.

Figura 18. Resultado do Teste de Motilidade: Tubo A: Resultado negativo para motilidade. Tubo B: resultado positivo para motilidade.

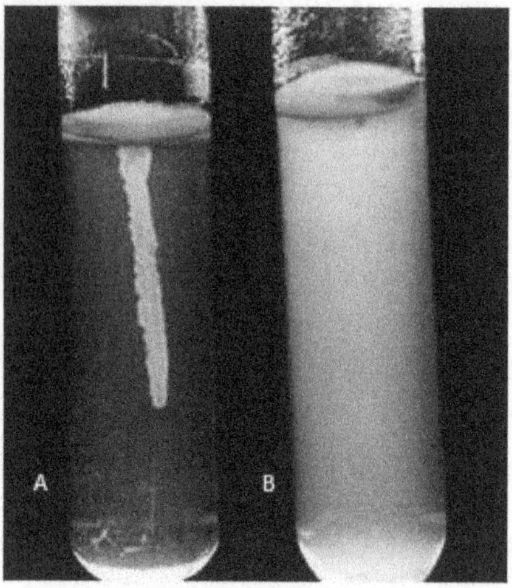

Fonte: Google imagens

Figura 19. Resultado do teste para produção H_2S. O tubo enegrecido é considerado positivo para a produção de H_2S.

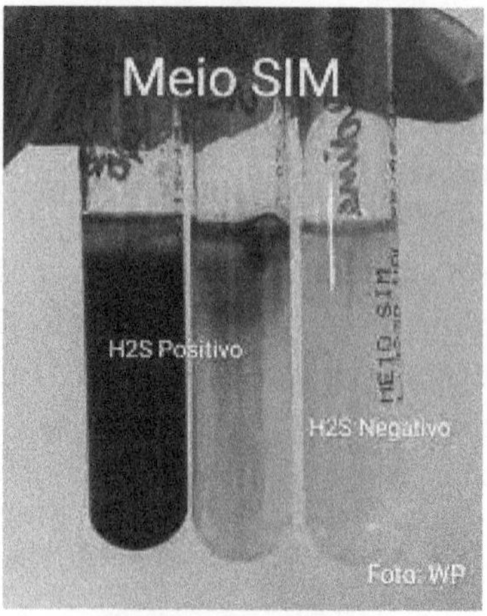

Fonte: Google imagens

Figura 20. Resultado para a redução de enxofre no meio SIM. No tubo A: controle não inoculado. Tubo B: teste negativo para H_2S. Tubo C: teste positivo para H_2S.

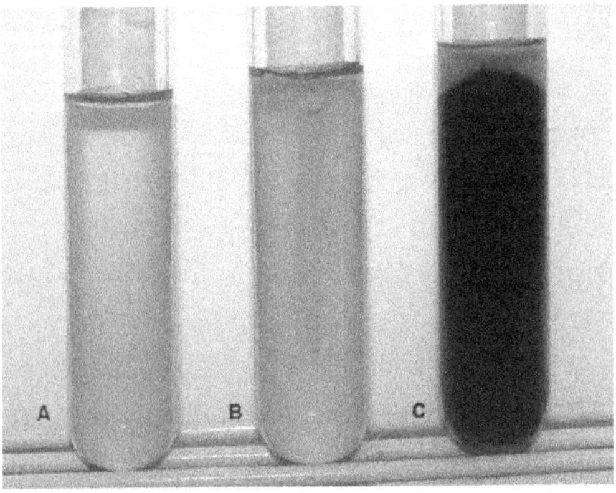

Fonte: SILVA *et al.*, 2017

Figura 21. Resultados do Teste de motilidade no meio SIM. Tubo A: controle não inoculado. Tubo B: Resultado de motilidade negativo (crescimento restrito à área de inoculação). Tubo C: teste de motilidade positivo (turvação completa do meio, indicando crescimento além da região do inóculo).

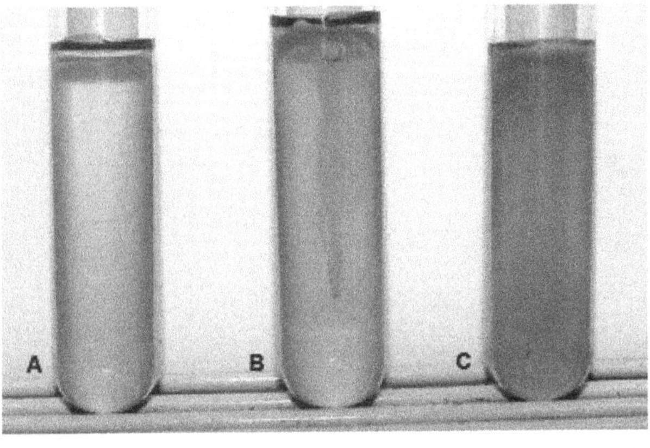

Fonte: SILVA *et al.*, 2017

Teste de hidrólise do amido: Diferenciar bactérias capazes de hidrolisar o amido por meio da ação da enzima amilase. Especialmente útil na diferenciação de espécies dos gêneros *Corynebacterium, Clostridium, Bacillus, Bacteroides, Fusobacterium* e membros do grupo estreptococos D. (VERMELHO *et al.*, 2019).

O amido apresenta duas formas principais, a amilose que é a forma linear e a amilopectina, a forma ramificada e as duas formas são unidas por ligações do tipo acetal 1,4-α-glicosídica. E por possuir uma estrutura muito grande não atravessa a membrana celular bacteriana e necessitando, portanto, ser reduzido a pequenos fragmentos ou mesmo moléculas individuais de glicose para que possam funcionar como substratos energéticos à célula bacteriana. As enzimas celulares bacterianas α-amilase e oligo-1,6-glicosidase hidrolisam o amido através da quebra das ligações glicosídicas entre as subunidades de açúcar, mas outras enzimas, como as enzimas da via glicolítica são necessárias para que todo o processo metabólico aconteça até a geração de ATP. O teste de hidrólise de amido possui um meio ágar simples que contém extrato de carne e peptona, para promover o crescimento, e amido solúvel, que deve ser disposto em placas de Petri, as quais, após a solidificação do meio, são utilizadas para a prova (VERMELHO *et al.*, 2019).

A figura 22 apresenta os resultados para o teste de hidrólise do amido. Os organismos que secretam as enzimas α-amilase e oligo-1,6-glicosidase crescem no meio rico em amido. A hidrólise do amido é evidenciada pela zona clara ao redor do crescimento que surge após a adição de uma solução de iodo em sua superfície. O iodo reage com o amido e produz uma coloração azul-violácea evidenciando assim sua utilização como fonte de energia.

Fig. 22. Resultado para o teste de Hidrólise do amido. Teste positivo evidenciado pela zona mais clara.

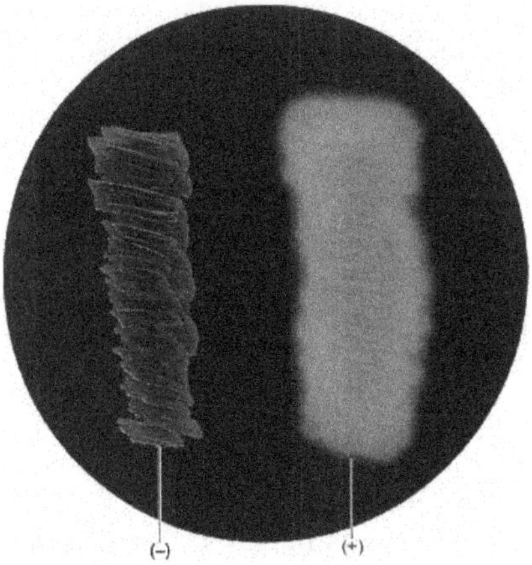

Fonte: VERMELHO *et al.*, 2019.

SISTEMAS DE CONTROLE NO PROCESSAMENTO DE ALIMENTOS

HACCP – Hazard Analysis and Critical Control Point ou APPCC (Sistema de Análise de Perigos e Pontos Críticos de Controle) é um sistema de controle sobre a segurança do alimento mediante a análise e controle dos riscos biológicos, químicos e físicos em todas as etapas, desde a produção da matéria-prima até a fabricação, distribuição e consumo. Foi desenvolvido nos EUA na década de 1960 no início do programa espacial visando a segurança dos alimentos consumidos pelos astronautas.

O HACCP envolve a identificação de ingredientes e produtos que poderão ter um pronunciado efeito na segurança do alimento. A identificação dos pontos críticos no processamento envolve a identificação e o controle dos parâmetros do processamento cuja perda de controle resulta em um risco inaceitável ao consumidor. Portanto, o HACCP é um sistema de controle de processo com o objetivo de identificar e prevenir os perigos microbiológicos assim como outros perigos na produção do alimento. Estão incluídas as ações necessárias para prevenir os problemas antes que eles ocorram e corrigir os desvios assim que eles são detectados (FRAZIER; WESTHOFF; VANITHA N M, 2014).

No Brasil, a implementação do Sistema APPCC é compulsória para os fabricantes de alimentos e regulamentada na Portaria 1.428 de 1993 do Ministério da Saúde e Portaria 46/1998 do Ministério da Agricultura Pecuária e Abastecimento-MAPA).

Baseia-se na prevenção, eliminação ou redução dos perigos em todas as etapas da cadeia produtiva mediante a aplicação de sete princípios básicos (FRAZIER; WESTHOFF; VANITHA N M, 2014; ADAMS; MOSS, 2008).

Os 7 princípios do HACCP:

1. Identificar e avaliar os perigos (Análise de |Perigos);
2. Determinar os pontos críticos de controle;
3. Estabelecer os limites críticos;
4. Estabelecer os procedimentos de monitoramento (controle dos Pontos críticos);
5. Estabelecer as ações corretivas a serem adotadas;
6. Estabelecer os procedimentos de verificação;
7. Estabelecer os procedimentos de registro.

Princípio 1: Análise de Perigos

A análise de perigos irá determinar quais perigos são uma ameaça real à segurança dos consumidores do produto. Esta análise avalia os riscos associados em cada etapa do processamento e descreve possíveis medidas de controle. Os perigos sejam eles de origem biológica, química ou física são condições que oferecem um risco inaceitável ao consumidor. A melhor maneira sistemática de conduzir a análise de perigos é através de um fluxograma onde os significantes perigos são associados com cada etapa específica do processamento que deve ser listada no fluxograma (ADAMS; MOSS, 2008; FRAZIER; WESTHOFF; VANITHA N M, 2014) e deve identificar o seguinte:

Ingredientes crus ou que contenham microrganismos ou metabólitos de relevância, a probabilidade de ocorrência desses perigos e a severidade de seus efeitos adversos à saúde;

- O potencial de contaminação em diferentes estágios no processamento;
- Produtos ou intermediários cujas características físicas ou químicas permitam crescimento microbiano e/ou sobrevivência ou a produção e persistência de metabólitos tóxicos;
- Medidas que controlem os perigos como as etapas do processo que sejam letais ou bacteriostáticas.

Adaptado: ADAMS; MOSS, 2008.

Princípio 2: Identificação dos Pontos de Controle Crítico (PCC)

O Ponto de Controle Crítico (PCC) é aquela etapa na qual o controle deve ser aplicado e é essencial para prevenir ou eliminar o perigo ou reduzi-lo em um nível aceitável. A perda do controle em um PCC pode resultar em um risco inaceitável ao consumidor ou ao produto. Por exemplo, um material cru pode ser um PCC se conter um perigo microbiológico e o subsequente processamento, assim como um consumo correto não irá garantir seu controle. Processamentos específicos, como cozimento, resfriamento, congelamento e algumas características da formulação podem ser PCC, além do próprio *layout* da planta processadora, procedimentos de limpeza e desinfecção, a higiene dos trabalhadores (FRAZIER; WESTHOFF; VANITHA N M, 2014; ADAMS; MOSS, 2008).

•

Princípio 3: Estabelecimento dos limites críticos

Cada medida de controle associada com um PCC deve estar associada com um limite crítico (ou critério) que separa o parâmetro aceitável do não aceitável. O limite crítico é o valor máximo ou mínimo no qual um perigo físico, biológico ou químico deve ser controlado naquele PCC para prevenir, eliminar ou reduzir o perigo em um nível aceitável. Para cada PCC identificado, critérios devem ser especificados que indicam que o processo está sob controle naquele ponto. Geralmente são parâmetros físicos como temperatura/tempo, umidade, quantidade do produto na embalagem. Ou parâmetros químicos como pH em produtos fermentados ou acidificados, Aw em alimentos de conteúdo de umidade intermediária ou concentração de sal. Informação sensorial como textura, aparência ou odor também devem ser incluídos como critérios. Outros critérios como a correta etiquetagem do produto com instruções de uso e manipulação, ou a rotação adequada de armazenamento também estão incluídos. (FRAZIER; WESTHOFF; VANITHA N M, 2014; ADAMS; MOSS, 2008).

Princípio 4: Estabelecimento de um sistema de monitoramento

Monitoramento consiste na medição esquematizada ou observação em um PCC para averiguar se a etapa está sob controle, isto é, dentro do limite crítico especificado no Princípio 3. O monitoramento é uma sequência planejada de medições ou observações para assegurar que o produto ou processo está sob controle. Permite averiguar as tendências antes que a perda do controle aconteça e ajustamentos podem ser feitos. Os procedimentos de monitoramento devem, se possível, ser contínuos e fornecer medidas em tempo real do status de um PCC. Se o monitoramento contínuo não é possível, então deve ser em uma frequência suficiente para garantir a detecção do desvio do limite crítico, e estes limites devem levar em conta os erros envolvidos na amostragem periódica (FRAZIER; WESTHOFF; VANITHA N M, 2014; ADAMS; MOSS, 2008).

Princípio 5: Estabelecer procedimento para ações corretivas a serem adotadas

Procedimentos para ações corretivas devem ser adotadas quando o monitoramento em um PCC indica um desvio de um limite crítico. Além de medidas para restaurar o processo, também deve ser indicado o que será feito com o produto enquanto o PCC estava fora de controle. As ações corretivas visam garantir que nenhum produto prejudicial à saúde ou adulterado, como resultado do desvio, entre no comércio. O HACCP destina-se a prevenir desvio de produtos ou processos. Contudo, se houver perda do controle, etapas definidas para descarte do produto e correção do processo devem ser definidas (FRAZIER; WESTHOFF; VANITHA N M, 2014; ADAMS; MOSS, 2008).

Princípio 6: Estabelecer os procedimentos de verificação

Procedimentos de verificação devem ser estabelecidos para confirmar a efetividade do plano HACCP. Tais procedimentos incluem auditoria do plano HACCP para revisar os desvios e o descarte de produtos, amostragem aleatória e verificação para validar todo o plano. Ou seja, estes procedimentos que devem ser executados regularmente visam verificar que as medidas referidas nos princípios de 1 a 5 funcionam de forma eficaz. A regulamentação do HACCP requer que todas as plantas processadoras mantenham certos documentos, incluindo a análise de perigos e o Plano HACCP escrito, assim como documentos de registro, o monitoramento dos pontos de controle críticos, limites críticos, atividades de verificação e o manejo dos desvios do processo. Portanto, todos os registros gerados durante o monitoramento de cada PCC e anotações das ações corretivas tomadas. A verificação é essencial do controle de qualidade baseado no HACCP e é usada tanto quando o sistema é primeiramente introduzido e para revisar um sistema já implantado. Informação suplementar obtida nas operações normais do sistema e pode incluir os testes microbiológicos. Para verificar se os critérios ou limites críticos aplicados aos PCCs normalmente requer testes microbiológicos e outros testes. Uma importante característica do HACCP é a especificidade para instalações de produção individuais. Assim, por exemplo, diferenças de *layout*, equipamentos e/ou ingredientes entre plantas que produzem o mesmo produto pode significar que diferentes PCCs são identificados. Da mesma forma, pequenas mudanças em qualquer aspecto do mesmo processo de produção podem identificar novos PCCs, deficiências nos critérios já estabelecidos ou procedimentos de monitoramento (FRAZIER; WESTHOFF; VANITHA N M, 2014; ADAMS; MOSS, 2008).

Princípio 7: Estabelecer os procedimentos de registro

A validação garante que o plano ou o projeto foram cumpridos e são bem-sucedidos em garantir a produção de produtos seguros. As plantas processadoras são requeridas a validar seus próprios planos HACCP. A verificação garante que o plano HACCP é adequado, que está funcionando como planejado. Os procedimentos de verificação podem incluir a revisão dos planos HACCP, registro dos PCCs, limites críticos e análises e amostragem microbiológica.

As atividades de verificação incluem:

- Revisão do sistema HACCP e seus registros;
- Observação de operações nos PCCs;
- Fazer perguntar aos trabalhadores, especialmente aqueles que monitoram os PCCs;
- Verificações rotineiras dos procedimentos de monitoramento e equipamentos;
- Revisão dos desvios de limites críticos, manuseio e disposição de produtos não conformes;
- Auditoria interna do sistema HACCP;
- Auditoria externa do sistema HACCP;
- Amostragem microbiológica de superfícies em contato com o produto e do produto;
- Avaliação oficial do produto.

Adaptado: FRAZIER; WESTHOFF; VANITHA N M, 2014.

AGÊNCIAS DE FISCALIZAÇÃO E CONTROLE

Legislação Brasileira

Em 1961 foi criado o Código Nacional de Saúde (1961) que atribui ao Ministério da Saúde a atuação na regulação de alimentos, estabelecimentos industriais e comerciais. Em 1969 foi editado o Decreto-Lei nº 986/69 que estabeleceu as normas básicas para alimentos, recebendo influência do *Codex Alimentarius internacional* (BRASIL, 2011).

Em 1976 foi criada a Secretaria Nacional de Vigilância Sanitária com a missão de "promover ou elaborar, controlar a aplicação e fiscalizar o cumprimento de normas e padrões de interesse sanitário relativo a portos, aeroportos, fronteiras, produtos médico-farmacêuticos, bebidas, alimentos e outros produtos ou bens, respeitadas as legislações pertinentes, bem como efetuar o controle sanitário das condições do exercício profissional relacionado com a saúde". A nova secretaria confere maior ênfase nas ações de controle da qualidade dos produtos de interesse da saúde como alimentos, cosméticos, saneantes domissanitários e medicamentos.

A Lei nº 8.080 de 1990 dispõe sobre as condições para a promoção, proteção e recuperação da saúde, a organização e o funcionamento dos serviços correspondentes e dá outras providências. Ou seja, regula as ações e serviços de saúde, executados isolados ou conjuntamente, em caráter permanente ou eventual, por pessoas naturais ou jurídicas de direito público ou privado (BRASIL, 1990).

Agência Nacional de Vigilância Sanitária (ANVISA) foi criada pela Lei nº 9.782, de 26 de janeiro 1999. A ANVISA está presente em todo o território nacional por meio das coordenações de portos, aeroportos, fronteiras e recintos alfandegados. Sua finalidade institucional é promover a proteção da saúde da população, por intermédio do controle sanitário da produção e consumo de produtos e serviços submetidos à vigilância sanitária, inclusive dos ambientes, dos processos, dos insumos e das tecnologias a eles relacionados, bem como o controle de portos, aeroportos, fronteiras e recintos alfandegados (BRASIL, 1999).

Competências Regulatórias

As seguintes competências regulatórias são estabelecidas pela Lei nº 9.782, de 1999:

- definir as diretrizes estratégicas da Agência;
- propor ao Ministro de Estado da Saúde as políticas e diretrizes governamentais destinadas a permitir à Agência o cumprimento de seus objetivos;
- editar normas sobre matérias de competência da Agência, que devem ser acompanhadas de justificativas técnicas e, sempre que possível, de estudos de impacto econômico e técnico no setor regulado e de impacto na saúde pública, dispensada essa exigência nos casos de grave risco à saúde pública;
- cumprir e fazer cumprir as normas relativas à vigilância sanitária;
- elaborar e divulgar relatórios periódicos sobre suas atividades;
- julgar, em grau de recurso, as decisões da Agência, mediante provocação dos interessados;

- encaminhar os demonstrativos contábeis da Agência aos órgãos competentes;
- elaborar, aprovar e promulgar o regimento interno, definir a área de atuação das unidades organizacionais e a estrutura executiva da Agência.

ÁREAS DE ATUAÇÃO DA VIGILÂNCIA SANITÁRIA

A Vigilância Sanitária atua em 3 grandes grupos (BRASIL, 2011):

- Produtos: alimentos, medicamentos, cosméticos, saneantes e outros de interesse da saúde.
- Serviços de saúde e de interesse à saúde.
- Ambientes, incluído o do trabalho.

O controle sanitário de alimentos e bebidas é competência tanto do setor da Saúde como do setor da Agricultura. O controle sanitário e o registro dos produtos alimentícios industrializados, com exceção daqueles de origem animal, e o controle das águas de consumo humano é competência do setor da saúde, cujos órgãos de controle são reconhecidos como vigilância sanitária. Quanto às águas minerais, a competência é compartilhada com o setor de Minas e Energia (BRASIL, 2011).

Os órgãos da agricultura fiscalizam as etapas iniciais da produção de alimentos, como o cultivo, a criação e de animais ou a pesca, controle de bebidas e a classificação de vegetais. O controle das etapas de processamento e distribuição dos alimentos é uma competência compartilhada entre órgãos da agricultura e saúde, que se dividem de acordo com o tipo de produto.

O controle sanitário de alimentos é uma atribuição do Sistema Único de Saúde (SUS), exercida por meio de um subsistema específico conhecido como Sistema Nacional de Vigilância Sanitária (SNVS). O SNVS é composto pela ANVISA, que é o ente federal deste subsistema, e os órgãos de vigilâncias sanitárias estaduais e municipais.

A ANVISA tem a atribuição de coordenar as atividades exercidas pelos demais entes do SNVS e desempenha um papel protagonista na função de regulamentação. O controle da entrada dos produtos importados, o registro de alimentos e a avaliação de risco e eficácia também são atividades típicas da ANVISA.

Os órgãos estaduais ou municipais de vigilância sanitária têm por competência o licenciamento e a fiscalização dos estabelecimentos que atuam na área de alimentos os quais são organizados de acordo com a complexidade da atividade e a capacidade instalada. Outras atividades como comunicação de riscos, a vigilância de eventos adversos, o monitoramento e o recolhimento de produtos também fazem parte do rol de atribuições compartilhadas entre os entes do SNVS, que são exercidas de forma coordenada, observado o escopo de atuação de cada parte.

A atuação da Vigilância Sanitária no controle sanitário dos alimentos ocorre por meio de ações em todas as etapas da cadeia de produção de alimentos, tais como: inspeção de indústrias ou unidades de produção, manipulação e comercialização de alimentos; concessão de licenças de funcionamento, de registro de produtos ou dispensa de registro, monitoramento da qualidade de produto – coleta, avaliação e análise laboratorial, quando necessária, com objetivo de verificar sua conformidade e orientação aos produtores e manipuladores de alimentos. As características do próprio produto devem ser consideradas, em função do risco que podem acarretar para a saúde, quando da formulação de um programa (BRASIL, 2011).

As atividades de registro, inspeção, fiscalização e controle de riscos são coordenadas, supervisionadas e controladas pela ANVISA. A ANVISA também é responsável por estabelecer normas e padrões de qualidade e identidade a serem observados. O objetivo é garantir a segurança e a qualidade de alimentos, incluindo bebidas, águas envasadas, ingredientes, matérias-primas, aditivos alimentares e coadjuvantes de tecnologia, materiais em contato com alimentos, contaminantes, resíduos de medicamentos veterinários, rotulagem e inovações tecnológicas em produtos da área de alimentos.

A Vigilância Sanitária também é responsável pela investigação dos surtos de toxinfecção alimentar, a qual normalmente é realizada de forma conjunta com os serviços de vigilância epidemiológica e os laboratórios de saúde pública.

BOAS PRÁTICAS DE FABRICAÇÃO – BPF

Os fabricantes de alimento são os responsáveis em garantir a qualidade e segurança dos alimentos. E para isso devem cumprir as boas práticas de fabricação, estabelecer controles de processos e obedecer às regras de composição, limites de contaminantes e de rotulagem.

O Manual de Boas Práticas de Fabricação (BPF) de alimentos é um documento exclusivo e intransferível de empresa, pois deve retratar a realidade da empresa. Para sua elaboração devem ser respeitados os requisitos estabelecidos pela Portaria SVS/MS nº 326, de 30 de julho de 1997 e Resolução – RDC ANVISA nº 275, de 21 de outubro de 2002 (BRASIL, 1997; BRASIL, 2002). A RDC nº 275 dispõe sobre o Regulamento Técnico de Procedimentos Operacionais Padronizados aplicados aos Estabelecimentos Produtores/Industrializadores de Alimentos e a Lista de Verificação das Boas Práticas de Fabricação em Estabelecimentos Produtores/Industrializadores de Alimentos. A RDC nº 275 é complementar à Portaria SVS/MS nº 326/97. Estabelece o controle contínuo das BPF e os POPs, e promove a harmonização das ações de inspeção sanitária por meio de instrumento genérico de verificação das BPF.

A RDC nº 216 de 15 de setembro de 2004 dispõe sobre Regulamento Técnico de Boas Práticas para Serviços de Alimentação. Os serviços de alimentação devem dispor de Manual de BPF e POPs, documentos acessíveis aos funcionários envolvidos e disponíveis à autoridade sanitária, quando requerido (BRASIL, 2004).

O BPF deve retratar o funcionamento do estabelecimento e nele devem ser descritos os requisitos essenciais de higiene, e todos os procedimentos que devem ser adotados por todos os trabalhadores de modo a assegurar a qualidade, integridade e inocuidade dos produtos.

Manual de Boas Práticas de Fabricação: documento que descreve o trabalho executado no estabelecimento e a forma correta de fazê-lo.

Com a aplicação rotineira do Manual de Boas Práticas de Fabricação, o estabelecimento estará adequado às normas vigentes no país, os processos industriais estarão padronizados, perdas ou descartes são reduzidos, está garantida a segurança do alimento para o consumo humano. Sua aplicação e documentação é obrigatória para todos os estabelecimentos ou empresas do ramo alimentício e para o ramo de cosméticos e farmacêutico.

Manual BPF: estabelece os princípios de higiene aplicáveis em todas as etapas do processamento até os pontos de venda.

A RDC nº 216/2004 estabelece que no mínimo 8 requisitos devem constar no Manual:

1. Requisitos higiênico-sanitários dos edifícios
2. Manutenção e higienização das instalações, equipamentos e utensílios
3. Controle da água de abastecimento
4. Controle integrado de vetores e pragas urbanas
5. Capacitação profissional
6. Controle da higiene e saúde dos manipuladores
7. Manejo de resíduos
8. Controle e garantia de qualidade do alimento preparado

O Manual BPF deve ser um documento de qualidade e cumprido na íntegra. A RDC 216/2004 também estabelece que o Manual tenha em anexo os Procedimentos Operacionais Padronizados (POPs), que também são obrigatórios pelas normas vigentes. Os POPs são os procedimentos escritos de forma objetiva e sequencial para a realização das atividades rotineiras e específicas da produção de alimentos.

Os seguintes procedimentos devem ser descritos em POPs:

- Higienização das instalações, equipamentos, móveis e utensílios;
- Controle da potabilidade da água;
- Higiene e saúde dos manipuladores;
- Manejo dos resíduos;

- Manutenção preventiva e calibração dos equipamentos;
- Controle integrado de vetores e pragas urbanas;
- Seleção de matérias-primas, ingredientes e embalagens;
- Programa de recolhimento de alimentos (*recall*).

Referências bibliográficas

ADAMS, Martin R.; MOSS, Maurice O. **Food Microbiology**. Third Edit ed. Cambridge: Royal Society of Chemistry, 2008. a.

ADAMS, Martin R.; MOSS, Maurice O. **Food Microbiology**. Cambridge: The Royal Society of Chemistry, 2008. b.

FRAZIER, William C.; WESTHOFF, Dennis C.; VANITHA N M. **Food Microbiology**. fifth ed. New Delh: McGraw Hill Education (India) Private Limited, 2014.

ICMSF. **Microorganisms in Foods 2 Sampling for Microbiological Analysis: Principles and Specific Applications**. 2nd. ed. Toronto: University of Toronto Press., 1986. Disponível em: https://www.icmsf.org/publications/books/.

ICMSF. **Utilização de Dados para Avaliação do Controle de Processo e Aceitação de Produto**. 1ª ed. São Paulo: Blucher, 2015.

ICSMF. **Microorganisms in foods 7: Microbiological testing in food safety management, second edition**. 2nd. ed. Springer, 2018. DOI: 10.1007/978-3-319-68460-4. Disponível em: https://www.icmsf.org/publications/books/.

RAY, Bibe; BHUNIA, Arun. **Fundamental Food Microbiology**. FIFTH EDIT ed. Boca Raton: CRC Press Taylor & Francis Group, 2014.

SILVA, Neusely Da; JUNQUEIRA, Valéria Christina Amstalden; TANIWAKI, Marta Hiromi; RENATO ABEILAR ROMEIRO GOMES, Renato Abeilar Romeiro; OKAZAKI, Margarete Midori; IAMANAKA, Beatriz Thie. **Manual de Métodos de Análise Microbiológica de Alimentos e água**. 6 ª ed. São Paulo: Blucher, 2017.

VERMELHO, Alane Beatriz; PEREIRA, Antônio; COELHO, Rosalie; THAÏS SOUTO-PADRÓN. **Práticas de Microbiologia**. 2ª ed.: Guanabara Koogan, 2019.

BRASIL. Presidência da República. Casa Civil – Subchefia para Assuntos Jurídicos. LEI nº 8.080, DE 19 DE SETEMBRO DE 1990. Dispõe sobre as condições para a promoção, proteção e recuperação da saúde, a organização e o funcionamento dos serviços correspondentes e dá outras providências. Disponível em: https://conselho.saude.gov.br/web_confmundial/docs/l8080.pdf. Acesso em: 25/05/2023.

BRASIL. Ministério de Saúde. Portaria nº 326, de 30 de julho de 1997. Regulamento técnico sobre as condições higiênico-sanitárias e de boas práticas de fabricação para estabelecimentos produtores/industrializadores de alimentos. Disponível em: https://bvsms.saude.gov.br/bvs/saudelegis/svs1/1997/prt0326_30_07_1997.html. Acesso em 21/04/2023.

BRASIL. Ministério da Saúde. Portaria MA – 46, de 10/02/1998. Instituir o sistema de análise de perigos e pontos críticos de controle – APPCC a ser implantado, gradativamente nas indústrias de produtos de origem animal sob o regime do Serviço de Inspeção Federal – SIF, de acordo com o manual genérico de procedimentos.

BRASIL, Lei nº 9.782, de 26 de janeiro de 1999 – define o Sistema Nacional de Vigilância Sanitária, cria a Agência Nacional de Vigilância Sanitária, e dá outras providências. Diário Oficial da República Federativa do Brasil, Brasília, DF, 27 de janeiro de 1999.

BRASIL. Ministério de Saúde. Agência Nacional de Vigilância Sanitária Regulamento Técnico sobre Padrões Microbiológicos para Alimentos. Resolução – RDC nº 12, de 02 de janeiro de 2001. Disponível em: https://bvsms.saude.gov.br/bvs/saudelegis/anvisa/2001/res0012_02_01_2001.html. Acesso em: 24 out. 2022.

BRASIL. Ministério de Saúde. Agência Nacional de Vigilância Sanitária. Resolução RDC nº 275, de 21 de outubro de 2002. Dispõe sobre o Regulamento Técnico de Procedimentos Operacionais Padronizados aplicados aos Estabelecimentos Produtores/Industrializadores de Alimentos e a Lista de

Verificação das Boas Práticas de Fabricação em Estabelecimentos Produtores/Industrializadores de Alimentos.

BRASIL. Ministério da Saúde. Agência Nacional de Vigilância Sanitária. RESOLUÇÃO nº 216, de 15 de setembro de 2004. Dispõe sobre Regulamento Técnico de Boas Práticas para Serviços de Alimentação. Disponivrl em: https://bvsms.saude.gov.br/bvs/saudelegis/anvisa/2004/res0216_15_09_2004.html. Acesso em 20/04/2023.

BRASIL. Conselho Nacional de Secretários de Saúde. Vigilância Em Saúde. Parte 2 Coleção Para Entender a Gestão do SUS. 1ª. ed. Brasília: CONASS, 2011. v. 06. 113 p.

BRASIL. Ministério da Saúde – MS. Agência Nacional de Vigilância Sanitária – ANVISA. Regulamento Sobre os Novos Padrões Microbiológicos. Resolução – RDC nº 331, de 23 de dezembro de 2019a. Disponível em: https://www.in.gov.br/en/web/dou/-/resolucao-rdc-n-331-de-23-de-dezembro-de-2019-235332272. Acesso em: 25 out. 2022.

BRASIL. Ministério da Saúde – MS. Agência Nacional de Vigilância Sanitária – ANVISA. Instrução normativa n° 60, de 23 de dezembro de 2019b. Estabelece as listas de padrões microbiológicos para alimentos.

BRASIL. Padrões Microbiológicos. Agência Nacional de Vigilância Sanitária – Anvisa. GERÊNCIA-GERAL DE ALIMENTOS Gerência de Avaliação de Risco e Eficácia de Alimentos. 4ª edição, p. 77, 2021.

BRASIL. Ministério da Saúde – MS. Agência Nacional de Vigilância Sanitária – ANVISA. Instrução Normativa nº 161, de 1º de julho de 2022. Estabelece as listas de padrões microbiológicos para alimentos.

FAO. Organização das Nações Unidas para a Alimentação e a Agricultura (FAO). Principles for the establishment and application of microbiological criteria for foods. disponível em: https://www.fao.org/3/Y1579E/y1579e04.htm. Acesso em 20/04/2023.